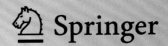

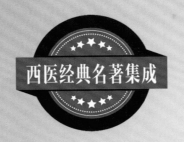

西医经典名著集成

军事创伤——肌肉骨骼损伤

MUSCULOSKELETAL
INJURIES IN THE MILITARY

主编　[美]肯尼斯·L.卡梅隆　[美]布雷特·D.欧文斯
主译　乔　林　王克利　李春宝
主审　杨　俊　张树明

U0250256

Kenneth L. Cameron
Brett D. Owens *Editors*

湖南科学技术出版社
·长沙·

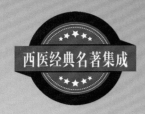

军事创伤——肌肉骨骼损伤

编译委员会

主　　审　　杨　俊　　中国人民解放军火箭军特色医学中心
　　　　　　张树明　　中国人民解放军火箭军特色医学中心骨科

主　　译　　乔　林　　中国人民解放军火箭军特色医学中心骨科
　　　　　　王克利　　中国人民解放军火箭军特色医学中心骨科
　　　　　　李春宝　　解放军总医院骨科医学部全军军事训练伤防治与研究中心

副 主 译　　朱泽兴　　中国人民解放军火箭军特色医学中心骨科
　　　　　　王晓宇　　中国人民解放军火箭军特色医学中心骨科
　　　　　　刘春生　　中国人民解放军火箭军特色医学中心骨科
　　　　　　周　密　　中国人民解放军火箭军特色医学中心骨科
　　　　　　朱方正　　中国人民解放军火箭军特色医学中心骨科

译 者 名 单（按章节顺序）

　　　　　　乔　林　　中国人民解放军火箭军特色医学中心骨科
　　　　　　王克利　　中国人民解放军火箭军特色医学中心骨科
　　　　　　李春宝　　解放军总医院骨科医学部全军军事训练伤防治与研究中心
　　　　　　刘春生　　中国人民解放军火箭军特色医学中心骨科
　　　　　　黄　鹏　　解放军总医院骨科医学部全军军事训练伤防治与研究中心
　　　　　　徐建强　　中国人民解放军火箭军特色医学中心骨科
　　　　　　李绍光　　解放军总医院骨科医学部全军军事训练伤防治与研究中心
　　　　　　刘复州　　中国人民解放军火箭军特色医学中心骨科
　　　　　　张立宁　　解放军总医院骨科医学部全军军事训练伤防治与研究中心
　　　　　　杨　勇　　中国人民解放军火箭军特色医学中心骨科
　　　　　　罗小波　　解放军总医院骨科医学部全军军事训练伤防治与研究中心
　　　　　　刘　昆　　中国人民解放军火箭军特色医学中心骨科
　　　　　　李唐波　　中国人民解放军火箭军特色医学中心骨科
　　　　　　朱方正　　中国人民解放军火箭军特色医学中心骨科
　　　　　　李海鹏　　解放军总医院骨科医学部全军军事训练伤防治与研究中心
　　　　　　宋迪煜　　中国人民解放军火箭军特色医学中心骨科
　　　　　　季欣然　　解放军总医院骨科医学部全军军事训练伤防治与研究中心
　　　　　　郝　岩　　中国人民解放军火箭军特色医学中心骨科

译 者 名 单（按章节顺序）

王　龙　　解放军总医院骨科医学部全军军事训练伤防治与研究中心

王晓宇　　中国人民解放军火箭军特色医学中心骨科

朱泽兴　　中国人民解放军火箭军特色医学中心骨科

王　铖　　解放军总医院骨科医学部全军军事训练伤防治与研究中心

李　超　　解放军总医院骨科医学部全军军事训练伤防治与研究中心

傅　捷　　中国人民解放军火箭军特色医学中心骨科

孟　浩　　解放军总医院骨科医学部全军军事训练伤防治与研究中心

周　密　　中国人民解放军火箭军特色医学中心骨科

焦小航　　中国人民解放军火箭军特色医学中心骨科

杨　迪　　解放军总医院骨科医学部全军军事训练伤防治与研究中心

陈福文　　中国人民解放军火箭军特色医学中心骨科

蔡月娥　　中国人民解放军火箭军特色医学中心骨科

冯晓玲　　中国人民解放军火箭军特色医学中心骨科

王　婧　　中国人民解放军火箭军特色医学中心骨科

孙嘉锴　　中国人民解放军火箭军特色医学中心骨科

袁　静　　中国人民解放军火箭军特色医学中心骨科

樊丽洁　　中国人民解放军火箭军特色医学中心感染控制科

刘　畅　　中国人民解放军火箭军特色医学中心骨科

刘　冰　　中国人民解放军火箭军特色医学中心疾病预防控制科

张秋红　　中国人民解放军火箭军特色医学中心骨科

感谢我的家人和同事们，是他们鼓励、支持我完成了这本书，谨以此书献给他们。也献给我们的军人和他们的家人，他们为国家做出了如此多的牺牲，他们理应得到最好的循证伤害预防策略和尖端的医疗保健，以治疗这一高危人群中常见的肌肉骨骼损伤与疾病。

肯尼斯·L.卡梅隆

我很感激我家人的支持，是他们让这本书成为可能。我感谢我的母亲，她教会了我善良，激励了我去关心他人。我感谢那些我有幸能够照顾的士兵，我从他们身上学到了很多。

布雷特·D.欧文斯

序　言

　　……士兵，超越大众，祈盼和平，因为他们必须要经历和承受战争带来的最深的伤害与伤疤。
　　　　　　　　　　　　　　　　　　　　　　　　——道格拉斯·麦克阿瑟将军

　　200多万名陆、海、空军和海军陆战队员参与了美国历史上持续时间最长的冲突，我们交战了13年多，存活率高得惊人，截肢率相对较低。我有幸在这场战争中担任8年美国陆军卫生部长的骨科顾问（咨询），并为三位卫生部长服务。履职期间，我认识了布雷特·D. 欧文斯医生和肯尼斯·L. 卡梅隆医生。在我任职初期，欧文斯完成了运动医学培训，并即将在外科研究所完成战伤流行病学的研究，他随后发表的开创先河的著作获得了超过500多次引用，是所有战伤外科文献中引用次数最多的，并且直接引起了公众和医学界对我们战士因肌肉骨骼残障而面临的巨大负担的关注。卡梅隆是美国西点军校 John A. Feagin Jr. 运动医学奖学金的骨科研究主任，也是一名研究如何优化人体功能的狂热科学家。欧文斯医生和卡梅隆医生，做了一系列独立的研究，旨在更好地了解这些损伤的本质，以及如何进行预防。他们一起研究了战斗、非战斗以及训练相关损伤，在这本新书中，他们展示了在过去15年里，美国在治疗和预防残障方面积累的军事经验。

　　我很荣幸地向大家介绍这些学者，他们是受人尊敬、技术娴熟的临床医生，致力于最佳诊治与预防，也是运动和战创伤领域的世界知名科学家。本书讨论了导致肌肉骨骼系统高发病率的因素，并兼顾了各个方面；同时引领军事相关损伤的新晋学者按系统和局部进行身体，然后概述预防和减少我们的军人受伤的系统方法。我相信，本书将激励人们进一步研究当代志愿服兵役的军人们所面临的最大和最久问题的原因和解决办法。

　　本文由外科医生、康复专家及以实践为主要工作的临床医生等具有不同视角的临床科学家深思熟虑撰写而成。截肢也许是近年来冲突、非战斗损伤以及高水平运动（如"战术运动员"的关节损伤）带来的最令人难忘的人道成本，给部队战斗力造成了更大的损失。此外，也许是年轻一代久坐不动的产物，新兵训练伤更加常见，而这完全可以预防。在应力性骨折和过度使用综合征的相关章节强调了这种流行病的重要性，及其与地方运动医学机构的直接关系。

本书引人入胜，按人体区域讨论了治疗方法、预防策略的缺陷以及导致战斗力丧失的损伤类型。所有撰稿人均为专业外科医生，受过专业培训，曾在临床实践、战斗环境和学术中心中服务，并在各自领域拥有广泛的专业知识。

最后，由于本书不仅有望作出实际贡献，还可能在政策制定和数据驱动的基金方面产生影响力，最后一节将上述"战斗减员因素"纳入到若干预防、缓解和管理战略中。国家卫生政策日益侧重于对人群健康以及前途未卜的全志愿战斗部队进行严格审查。本文所提出的概念和观点，是从前线引出的对军事医学的直接思考。对所有努力理解我们军队中出现的肌肉骨骼损伤及其重要性的读者来说，对负责预防和减轻我们的战士在保家卫国中所作出牺牲的思想领袖来说，本书都是必读书籍。

詹姆斯·R. 菲克

医学博士

美国陆军上校（退休）

约翰霍普金斯

医院骨外科

罗伯特·A. 鲁宾逊

教授兼主任

前　言

　　肌肉骨骼伤病是美国军人特有的问题。在 2000 年，前美国陆军卫生部长詹姆斯·皮克将美军中肌肉骨骼损伤问题称为一种"隐性流行病"。今天，随着美军从中东两条战线上长达 10 多年的战争中转型，新的数据表明，这种流行病正在逐渐显现。严重的战斗创伤，以及在部署期间的非战斗损伤，给我们的退伍老兵带来了长期残疾和生活质量下降。此外，在年轻现役军人中，训练和运动相关的外伤率也已经很高。

　　在本书中，我们构建了一个由军队和地方临床医生以及研究人员组成的综合性写作团队，主要目标是进一步阐明这种"隐蔽的"流行病。我们的目标是利用迄今为止能找到的最优数据，就现役军人中常见的肌肉骨骼伤病的流行病学编写权威的教科书。显然，有些领域仍然缺乏高质量的研究和支持数据，我们已经在这些案例中征求了专家意见。本书的一些基本章节讲述了部队人群的战斗、非战斗、运动和军体训练相关损伤，以及常见外伤模式的解剖分析，在最后一部分，概述了如何将公共卫生模型应用于研究和解决军队中的常见伤病，为了给这一独特的高危人群制定有效的损伤预防策略并付诸实施，我们还制订了一个框架。我们最终希望能促成讨论和研究，并形成可在现实环境中实施的有效干预措施，以帮助那些无私献身为国家服务的人群减轻肌肉骨骼伤病的影响。

目　　录

第一篇
军队中的肌肉骨骼损伤谱

第一章　　军队中肌肉骨骼损伤的负担

介　　绍

肌肉骨骼损伤在军队中很普遍。鉴于该群体比一般群体年轻且运动量大，所以这种现象不足为奇。因此，处理肌肉骨骼问题是军事医学最重要的内容之一，有效的预防和治疗方法可以显著改善作战部队的战备状态。皮克（Peake）在 2000 年，即长达 10 多年的伊拉克和阿富汗战争之前就强调指出，外伤其实是"隐性流行病"[1]。

迄今为止，大多数研究军队外伤的文献，关注点都集中在如何对作战行动导致的复杂伤情进行外科处理。但是，此类外伤（尽管颇具破坏性，也很重要）仅仅是冰山一角（见图 1-1）。

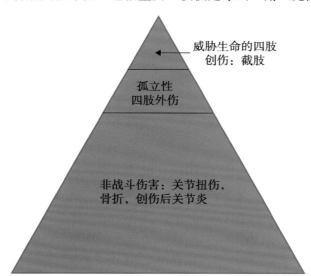

威胁生命的四肢
创伤：截肢

孤立性
四肢外伤

非战斗伤害：关节扭伤，
骨折，创伤后关节炎

图 1-1　肌肉骨骼损伤"冰山"。"山尖"包括迄今为止受到媒体、研究人员和资助方最为关注的严重损伤和截肢。在冰山"底座"，伤情可能不太严重，也不太受人关注，但伤病负担更大

在这些毁损性创伤（比旧时代要少很多）之下，是真正的肌肉骨骼伤病的冰山，其在部队战备和评定残疾方面影响巨大。这本书可帮助您全面了解军人肌肉骨骼损伤和功能障碍。

战斗和"非战斗"外伤

上一个十年，美国军方将大部分时间忙于两次旷日持久的战争——在伊拉克的伊拉克自由行动（OIF）和阿富汗的持久自由行动（OEF）（译者注：即伊拉克战争和阿富汗战争）。这两场战争加在一起造成了成千上万人的伤亡，是越南战争以来数量最多的战斗伤亡。在上述战争初期，传闻部队中肌肉骨骼系统战伤负担很重；后来对联合战区创伤登记处（JTTR）的数据进行大规模研究证实了这一问题[2,3]。四肢战伤不仅占全部外伤的 54%，而且成本效用分析发现，肌肉骨骼损伤的花费占全部住院治疗费用的 65%，以及全部伤残费用的 64%，并占所有再住院的 64%[4,5]。本书的第二章对军队中战斗

相关肌肉骨骼损伤的负担进行了更详细的描述。

有一项 JTTR 数据库的追踪研究，对某战斗旅（BCT）在伊拉克部署 15 个月后进行大规模前瞻性队列研究，可以从单支部队角度全面了解死亡率和受伤风险[6]。尽管所得的战伤数据与 JTTR 的先前研究一致[7]，但该研究还可以对非战斗损伤进行准确评估，此类损伤发生于部署地，但并非是因直接接触敌人造成的。在以前的战争中，疾病与非战斗损伤（DNBI）对军事医疗体系造成的负担，与真正的战伤相当甚至更大。与以前的战争类似，非战斗损伤导致的战区医疗后送比战伤要多得多。不仅如此，肌肉骨骼伤病在非战斗损伤和医疗后送中所占的数量和比例最大。肌肉骨骼损伤在 DNBI 伤残中占 50％，其中有 43％ 的 DNBI 伤残者需要后送[8]。此外，许多军人患有非急性的肌肉骨骼损伤，在战区要接受保守治疗，最终在作战任务后需要手术[8,9]。非战斗损伤造成的前十字韧带损伤和首次肩关节脱位发生率比平民大众高近 5 倍，与未执行任务军人的发病率接近[10]，这说明战场环境下日常训练颇为严格。本书第三章详细介绍了部署期间非战斗肌肉骨骼伤病的影响。

军人急性创伤性关节损伤

如上所述，战斗造成的军人肌肉骨骼系统伤病和非战斗损伤，均造成了沉重的负担。非战斗肌肉骨骼伤病不仅对部署到伊拉克和阿富汗战士的战备形成最大威胁，也给整个军队带来了沉重负担。肌肉骨骼损伤在部队中很普遍，在和平时期和作战行动中，都是军人面临的最严重的公共卫生问题。肌肉骨骼伤病也是部队战备的最大威胁[11]。在正常的和平时期活动中发生的上述伤害，已成为一系列研究的重点，目的是更好地记录肌肉骨骼伤病的负担，并协助统筹和制定预防策略。

过去十年，人们利用国防医学监视系统的数据，进行了一系列基于人群的流行病学研究，系统地评估了现役军人的肌肉骨骼伤病所造成的负担[10,12-29]。最初，研究重点是急性创伤性关节损伤，此类损伤常导致严重缺勤、残疾且需要外科手术干预。除了与上述伤病相关的人口统计学和职业风险因素外，研究还记录了现役军人中几种特定的肌肉骨骼损伤的发生率。这些数据对于确定部队伤病谱并找出某些外伤风险最高的人群至关重要，并且有助于将高危人群作为防伤干预措施的目标。

部队中见到的大多数肌肉骨骼损伤是关节扭伤和肌肉拉伤，受伤方式与运动员中观察到的相似[30]。膝关节前十字韧带损伤的发病率比普通人群高一个数量级[10]。踝关节扭伤[20] 和肩关节不稳[22] 也显示出相似的发病率。这些重要关节扭伤对士兵的战备状态有重大影响，通常会导致复发性扭伤综合征，对关节软骨和关节稳定性造成有害影响。部队这类高危人群关节扭伤的发病率较高，亟需对其进行研究，以找出预防措施和最佳治疗方式[31]。上述问题可导致创伤后骨关节炎（OA），因此应当利用监测系统，研究部队中关节损伤的后果[32]。

军人的退行性关节疾病

在动物和人体研究均有大量证据显示，在创伤性关节损伤与继发的退变性关节疾病和骨关节炎之间存在相关性。由于军人关节损伤的发生率较高，并且该人群中职业训练和军体训练要求高，因此人们使用国防医学监视系统和 JTTR 的数据进行了类似的研究，以调查现役军人骨关节炎的发生率和负担。这些报告发现，在各年龄段军人中，骨关节炎的发病率均明显较高，并且随着年龄的增长，军人与普通人群之间的差距也越来越大[13]。

另一项研究调查了现役军人髋关节骨关节炎的发生率[17]。总发病率为每年 100 000 人发生 35 例，其中男性为每年 100 000 人 32 例，女性为每年 100 000 人 54 例。髋部骨关节炎的发生率低于先前文献的报道，可能是因为大多数已发表的骨关节炎发生率研究所关注的人群年龄远大于此研究。此研究在相对年轻和健康的人群中观察到的髋骨关节炎的发病率令人不安，并且与一般人群相比，骨关节炎的总发病率引起了人们对服兵役后负重关节的骨关节炎问题的担忧。

Cross 等人[33] 回顾了军人体格鉴定委员会的伤残退伍记录，指出骨科或肌肉骨骼损伤是本研究队列中的大多数长期残疾的原因。他们还报告说，退行性关节炎是该人群因伤残退出现役的主要原因，并且在影响方面（如频率×平均致残百分比）是第三大重要因素。创伤后骨关节炎的高发病率令人震惊，许多军人在急性创伤后的几年内发展为骨关节炎。未来，该人群的长期负担，如医疗保健费用和伤残调整生命年等，都很沉重，需要齐心协力改善这些退伍军人的医疗和生活质量。

流行病学的解剖特征

在军中服役有许多特点。但有一个方面无可争议……这些人年轻而爱运动。他们的活动水平与其他运动人群相似，还增加了作战训练和实际战斗，这被称为极限接触运动。从休闲运动和体能训练到实际战伤，肌肉骨骼损伤对所有运动影响都很大。一方面有运动需求，另一方面这些损伤发生率又较高，这两者使得肌肉骨骼损伤的处理会对部队战备、战斗力保持和伤残产生巨大影响。所有这些因素共同影响了部队骨骼肌肉损伤的流行病学研究。独特的军事环境也非常适合进行流行病学工作和治疗-结果研究，以评估各种治疗策略对常见骨骼肌肉损伤的相对有效性，还应评估有望对特征相似的军队和平民人群产生巨大影响的预防策略。

可以通过多种角度观察肌肉骨骼损伤流行病学的"解剖"。一种观点是详细说明在军事活动的每个阶段中，肌肉骨骼损伤的负担极值。本章对此类文献进行了概述，本书后面四章提供了更多详细信息。所涵盖的领域包括战伤，并对与执勤有关的非战斗外伤和肌肉骨骼疾病进行了评估。有一章是关于运动和锻炼相关损伤的，该章详细介绍了保持一支有战斗力的部队可能造成的损伤后果，甚至包括和平时期。最后，有关初始入门训练或基础训练外伤的章节使本部分内容更完整，因为在这种训练环境中导致肌肉骨骼损伤的因素特点突出，有助于深入了解军队的许多运动训练和体能工作。

描述军人肌肉骨骼损伤流行病"解剖学"的另一个方向，是详细说明各个身体部位的外伤负担……这是真正的解剖学观点。采用这种方法时，我们能够按解剖区域深入了解对军人影响最大且最为明显的肌肉骨骼伤病类型。因此，后续七个章节按各个身体部位撰写，重点是部队中肌肉骨骼伤病负担最重的身体部位。这些作者都是军事骨科手术界的"名人"，每位专家都有自己的外伤研究方向，范围涵盖从战场到国内的军事医疗中心。

最后一篇从公共卫生角度讲述了研究和预防军队肌肉骨骼损伤的未来方向。共有三章，作者希望能引起讨论，并能整合高风险军人群体的一级和二级预防技术。我们打算着重强调公共卫生模型在预防军事肌肉骨骼损伤中的应用，并回顾其在防伤方面取得的一些成功，同时也阐明了在军队环境中成功实施可能存在的障碍，并提供了能克服这些障碍的策略。军队中的骨骼肌肉损伤负担令人生畏，不过，这也可以视为在高风险人群中了解骨骼肌肉伤病的巨大机会。成功的一级和二级预防策略会受到部队欢迎，并在预防、治疗和研究肌肉骨骼损伤等方面有益于地方民众。

总 结

肌肉骨骼外伤在军人中很普遍。尽管最近研究聚焦于严重战伤，但非战斗外伤的负担既影响部队战备，也影响服役人员远期的伤残情况。未来的研究工作有望更好地阐明军人这一活跃人群中扭伤、拉伤甚至骨关节炎的危险因素。通过此信息，可以在军队内部制定和实施有效的防伤策略，以减少肌肉骨骼伤病对军事战备的影响。关注一级预防对减轻长期伤残和退化性关节疾病给现役军人和退伍军人带来的长期不良后果至关重要。

免责声明 所有作者均为美国联邦政府和美国陆军的雇员。本文包含的观点或主张是作者的私人观点，不应被解释为官方的或反映美国政府、国防部或美国陆军的观点。

〔王克利　译〕

参考文献

［1］　Peake JB. Reflections on injuries in the military: the hidden epidemic. Am J Prev Med. 2000;18:4 - 5.

［2］　Owens BD, Kragh JF Jr, Wenke JC, Macaitis J, Wade CE, Holcomb JB. Combat wounds in Operation Iraqi Freedom and Operation Enduring Freedom. J Trauma. 2008;64:295 - 9.

［3］　Owens BD, Kragh JF Jr, Macaitis J, Svoboda SJ, Wenke JC. Characterization of extremity wounds in Operation Iraqi Freedom and Operation Enduring Freedom. J Orthop Trauma. 2007;21:254 - 7.

［4］　Masini BD, Waterman SM, Wenke JC, Owens BD, Hsu JR, Ficke JR. Resource utilization and disability outcome assessment of combat casualties from Operation Iraqi Freedom and operation Enduring Freedom. J Orthop Trauma. 2009;23:261 - 6.

［5］　Masini BD, Owens BD, Hsu JR, Wenke JC. Rehospitalization after combat injury. J Trauma. 71:S98 - 102.

［6］　Belmont PJ Jr, Goodman GP, Zacchilli M, Posner M, Evans C, Owens BD. Incidence and epidemiology of combat injuries sustained during "the surge" portion of operation Iraqi freedom by a US Army Brigade Combat Team. J Trauma. 68:204 - 10.

［7］　Belmont PJ Jr, Thomas D, Goodman GP, et al. Combat musculoskeletal wounds in a US Army Brigade Combat Team during operation Iraqi Freedom. J Trauma. 71:E1 - 7.

［8］　Belmont PJ Jr, Goodman GP, Waterman B, DeZee K, Burks R, Owens BD. Disease and nonbattle injuries sustained by a US Army Brigade Combat Team during operation Iraqi freedom. Mil Med. 175:469 - 76.

［9］　Goodman GP, Schoenfeld AJ, Owens BD, Dutton JR, Burks R, Belmont PJ. Non-emergent orthopaedic injuries sustained by soldiers in Operation Iraqi Freedom. J Bone Joint Surg Am. 94:728 - 35.

［10］　Owens BD, Mountcastle SB, Dunn WR, DeBerardino TM, Taylor DC. Incidence of anterior cruciate ligament injury among active duty U. S. military servicemen and servicewomen. Mil Med. 2007;172:90 - 1.

［11］　Jones BH, Canham-Chervak M, Sleet DA. An evidence-based public health approach to injury priorities and prevention recommendations for the U. S. military. Am J Prev Med. 38:S1 - 10.

［12］　Blank E, Belmont PJ, Burks R, Sturdivant RX, Owens BD. Incidence of trochanteric bursitis in the US military. Orthopedics. (In Press).

［13］　Cameron KL, Hsiao MS, Owens BD, Burks R, Svoboda SJ. Incidence of physician-diagnosed osteoarthritis among active duty United States military service members. Arthritis Rheum. 63:2974 - 82.

［14］　Wolf JM, Dawson L, Mountcastle SB, Owens BD. The incidence of scaphoid fracture in a military population. Injury. 2009;40:1316 - 9.

［15］　Wolf JM, Mountcastle S, Owens BD. Incidence of carpal tunnel syndrome in the US military population. Hand (N Y). 2009;4:289 - 93.

［16］　Wolf JM, Sturdivant RX, Owens BD. Incidence of de Quervain's tenosynovitis in a young, active population. J Hand Surg Am. 2009;34:112 - 5.

［17］　Scher DL, Belmont PJ Jr, Mountcastle S, Owens BD. The incidence of primary hip osteoarthritis in active duty US military servicemembers. Arthritis Rheum. 2009;61:468 - 75.

［18］　Scher DL, Belmont PJ Jr, Bear R, Mountcastle SB, Orr JD, Owens BD. The incidence of plantar fasciitis in the United States military. J Bone Joint Surg Am. 2009;91:2867 - 72.

［19］　Scher DL, Owens BD, Sturdivant RX, Wolf JM. Incidence of joint hypermobility syndrome in a military population: impact of gender and race. Clin Orthop Relat Res 2010;468:1790 - 5.

［20］　Cameron KL, Owens BD, DeBerardino TM. Incidence of ankle sprains among active duty members of the United

States armed services between 1998 - 2006. J Athl Tr. 2010;45:29 - 38.

[21] Owens B，Mountcastle S，White D. Racial differences in tendon rupture incidence. Int J Sports Med. 2007;28:617 - 20.

[22] Owens BD，Dawson L，Burks R，Cameron KL. Incidence of shoulder dislocation in the United States military: demographic considerations from a high-risk population. J Bone Joint Surg Am. 2009;91:791 - 6.

[23] Wolf JM，Mountcastle S，Burks R，Sturdivant RX，Owens BD. Epidemiology of lateral and medial epicondylitis in a military population. Mil Med. 175:336 - 9.

[24] Hsiao M，Owens BD，Burks R，Sturdivant RX，Cameron KL. Incidence of acute traumatic patellar dislocation among active-duty United States military service members. Am J Sports Med. 38:1997 - 2004.

[25] Jones JC，Burks R，Owens BD，Sturdivant RX，Svoboda SJ，Cameron KL. Incidence and risk factors associated with meniscal injuries among active-duty US military service members. J Athl Train. 47:67 - 73.

[26] Knox J，Orchowski J，Scher DL，Owens BD，Burks R，Belmont PJ. The incidence of low back pain in active duty United States military service members. Spine (Phila Pa 1976). 36:1492 - 500.

[27] Knox JB，Orchowski JR，Owens B Racial Differences in the incidence of acute low back pain in US military service members. Spine (Phila Pa 1976).

[28] Ernat J，Knox JB，Orchowski JR，Owens BD. Incidence and risk factors for acute low back pain in active duty infantry. Mil Med. (In Press).

[29] Hsiao MS，Cameron KL，Huh J，Hsu JR，Benigni M，Owens BD. Incidence and epidemiology of clavicle fracture in the United States military. Mil Med. (In Press).

[30] Cameron KL，Owens BD. The burden and management of sports-related musculoskeletal injuries and conditions within the US military. Clin Sports Med. 2014;33(4):573 - 89.

[31] Cameron KL，Mountcastle SB，Nelson BJ，et al. History of shoulder instability and subsequent injury during four years of follow-up: a survival analysis. J Bone Joint Surg Am. 2013;95:439 - 45.

[32] Svoboda SJ，Harvey TM，Owens BD，Brechue WF，Tarwater PM，Cameron KL. Changes in serum biomarkers of cartilage turnover after anterior cruciate ligament injury. Am J Sports Med. 2013;41:2108 - 16.

[33] Cross JD，Ficke JR，Hsu JR，Masini BD，Wenke JC. Battlefield orthopaedic injuries cause the majority of long-term disabilities. J Am Acad Orthop Surg. 19 Suppl 1:S1 - 7.

第二章　战伤性创伤

前　言

近代以前，谈及军队中肌肉骨骼战创伤的"负担"，人们总是左右为难。在越南战争的全志愿部队出现之前，战争中肌肉骨骼受伤的人员，要么休养康复后重返战场，要么在隶属关系上脱离服役部队[1]。在当时，武装部队中专业卫生干部比例较少，外科治疗和康复能处理的伤病不多，因此不能容许一个人多次受伤。不仅如此，还应看到在 1941 年之前，绝大多数累及肌肉骨骼系统的战伤幸存者，以及所有伤情严重需要紧急救治者，都可以不再服役[1]。

不过，近半个世纪以来，人员防护装备、医疗后送、外科治疗的不断发展使得大多数战伤人员不但可以获得生存，而且至少可以治疗到康复归队[2,3]。此外，专业战斗部队强烈盼望不要因治疗而彼此分开，这两个因素促使无数现役人员，不但功能得以康复，而且能够留在部队；其中包括一些截肢伤员，在以前的战争中，他们甚至可能无法在伤后生存下来[1,2,4-6]。

在撰写本章时，伊拉克战争（2003—2011 年）和阿富汗战争（2001—2021 年）已造成约 50 000 名美国人受伤[7]。如果按最新的数据推断[8]，其中可能会有多达 39 000 名现役人员遭受一处或多处肌肉骨骼损伤。以战斗为军事专业岗位的（MOS）士兵在每次伤亡事件中遭受一处以上肌肉骨骼损伤的风险会更高（Schoenfeld 等人，未发表的数据），在最严重的伤员中，多系统骨科创伤（例如中轴骨骼及四肢）的发生率会超过 50%[9]。重要的是要搞清楚造成这种损伤的战斗情境，以及新型受伤机制及其导致的损伤类型。这不仅是更全面了解未来数年现役军人肌肉骨骼损伤负担的基础，还可向退伍军人管理机构通报其预期工作量，并通报未来冲突中可能造成的人员伤亡类型[8,10,11]。

肌肉骨骼战创伤的发病率和流行病学

与以往的军事行动不同，现在有大量已发布的数据可供参考，有利于部署展开的医疗机构[12] 和机动部队[13-15] 推断出预期肌肉骨骼系统外伤率，例如可以推测出伊拉克战争和阿富汗战争的整体伤亡率[8-10,16-20]。基于作战部队[13-15] 或紧随其后的前线外科手术队（FST）及作战支援医院（CSH）经验的报告[12]，在很大程度上会受到军事任务类型以及在战场环境中暴露程度的影响。用军事数据库如国防部创伤登记处（DoDTR）[8,10,16,18,19] 或武装部队医疗检验系统（AFMES）[9,15,17]，对数年的数据进行评估，可以对肌肉骨骼的战伤情况作出更为全面的评价，不过仅限于对所参考的战区。使用国防人力数据中心（DMD）的统计数据计算出有风险的人群[8,10]，或聚焦于参与战斗的军事人员[19]，通过综合努力，可以用更准确的视角观察肌肉骨骼战创伤，具有潜在的预测价值。另外，对战争的某些阶段［例如，2003 年 3 月至 5 月的伊拉克自由行动（OIF）的机动阶段，或 2006—2007 年伊拉克战争增兵期间的平叛行动］进行研究可以推算出类似军事行动可能引发的伤亡情况。有人提议将持久自由行动（OEF）视为现代不对称战争的代表，而把 OIF 作为大型城市环境作战的代表[9,19]。

有关伊拉克战争和阿富汗战争的最早期医学出版物中记录了派驻前线的外科手术队支持 OIF 和OEF 运动战的经验，以及在坎大哈、巴格拉姆或巴格达建立的早期作战支援医院的经验[21]。大多数研究称在战伤中肢体伤占多数，但由于时间有限、伤亡人数少且不清楚危险人群，因此无法计算出伤亡率，或对各类损伤的发生率作出估计。2007 年 Owens 等人发表了标志性的研究成果，首次对伊拉克战争和阿富汗战争较长期间（2001—2005 年）的肢体创伤进行了分类[18]。不过，由于不清楚研究期间的兵员部署数据，因此无法推断出这些损伤的发生率。尽管如此，Owens 等人的研究显示，在所有与执行任务相关的损伤中，肢体创伤发生率与先前二战、朝鲜战争，以及越南战争时相当[18]。骨折在全部肢体创伤中的发生率也与越南战争和朝鲜战争的数据相似[18]。

2011 年，Belmont 第一次发布了一个已知风险人群的肌肉骨骼战创伤流行病学数据[14]。该研究对部署在伊拉克一个独立陆军战斗旅进行了长达 15 个月前瞻性的追踪调查，认为肌肉骨骼损伤率约为每年每 1 000 名部署人员中伤亡 34 名士兵[14]。肢体损伤在全部战伤中的占比（49%）略低于 Owens 小组著作中的指标，该比率是美国近 60 年战争中的最低估计值。

后续一项研究采用国防部创伤登记处的信息和国防人力数据中心的部署统计数据，显示在全部创伤中肢体损伤的百分比为 52%，而肌肉骨骼的战伤发生率为 3/1 000[8]。这些不一致的结果说明战斗伤亡研究有其独有的困难，研究设计和纳入标准都对结果有影响。DoDTR 包含了全部部队伤亡的详细信息，但并不区分军事专业岗位（MOS）（如战斗人员还是战斗支援人员）或军兵种（如具有丰富战斗经验的陆军和海军陆战队成员，还是不常出现在战场上的海军和空军人员），Belmont 及其同事[14] 的著作只集中于陆军的一个基本作战单位，该部队在 OIF 增兵的最紧张期间在伊拉克服役。因此，Belmont 等人[14] 的研究对于其他机动或战斗部队可能具有更大的预测价值，而从 DoDTR[8] 得出的整体结果可能仅适用于全体武装部队。

作战时的肌肉骨骼毁损伤会导致死亡或者需要医疗后送，不管是医务人员还是公众对此都很关注，但部队中还有大量的肌肉骨骼外伤患者，虽然受伤，但仍能执行任务，且数量不断增长[4, 11, 22]。许多此类创伤是肌肉骨骼反复受伤引起的，类似于平民骨科或运动医学问题，例如肩胛盂上盂唇的前后方向损伤（SLAP）、Bankart 损伤、半月板撕裂[11]。Goodman 等人估计战区中这种与战斗相关的"非紧急"肌肉骨骼创伤大约为每 1 000 人中有 17 人[11]。

受伤机制

在伊拉克和阿富汗，爆炸性冲击波一直被认为是造成损伤的主要机制，该趋势始于 20 世纪初并一直延续[1,8,13]。在火药出现之前，大多数的战场创伤由剑、矛、斧造成，存活率较低[1]。16 世纪火药的广泛使用使射击（火枪或火炮）迅速成为最常见的伤因，虽然战争伤亡人数因此增加，但战伤死亡率却有所下降。枪弹、霰弹或炮弹弹片是整个 19 世纪中叶战伤的主要原因，南北战争是 19 世纪美国参与的最后一次大战，爆炸造成的伤亡人数不到 10%（图 2 - 1）。从第一次世界大战开始，爆炸性冲击波相关的损伤超过 30%，第二次世界大战以来的历次冲突中，爆炸伤都超过了枪击造成的损伤[1,8,10,13,14,18]。

爆炸性损伤，包括简易爆炸装置（IED）、投射性爆炸物、火箭榴弹和地雷，占阿富汗战争或伊拉克战争中肌肉骨骼损伤的 75%～81%[8-10,13-16,18-21]，这比阵亡士兵[9] 及直接参加战斗士兵[19] 的爆炸伤亡率低 10%～20%。爆炸装置破坏力会造成骨及软组织伤口的严重污染，尤其是徒步人员在伤及四肢时污染严重（图 2 - 2）[2,3,23-26]。装甲车辆可以为重要器官和四肢提供较好的保护，但爆炸产生的冲击波仍可对中轴骨骼造成损伤[27,28]，形成特殊类型的创伤，如下腰椎爆裂骨折[29] 和腰椎骨盆分离[30]。在阿富汗和伊拉克，敌人更加依赖爆炸装置，导致大肢体截肢手术量高于其他的现代战争，这一数字已达到越战时的水平[14,15,20]。即使这些毁损伤可以通过重建保住肢体，也可以截肢后配备新型假肢，但最初的爆炸伤造成的软组织损伤和伤口污染，仍会产生较高的与伤口相关的远期并发症，包括异位骨化[31]、骨髓炎[24,32] 和软组织挛缩。

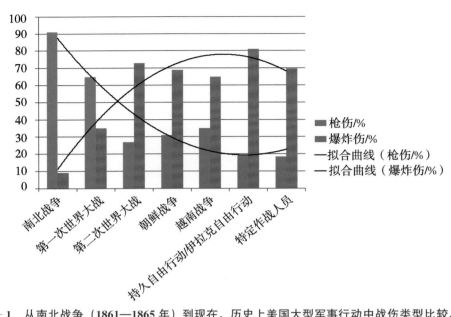

图 2-1　从南北战争（1861—1865 年）到现在，历史上美国大型军事行动中战伤类型比较。战斗人员的数据来自伊拉克战争、阿富汗战争、越南战争，由 Schoenfeld 等人报道[19]

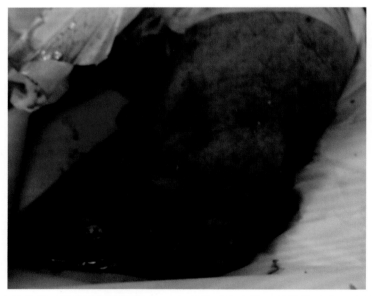

图 2-2　一名士兵步行时因简易爆炸装置（IED）炸伤而行左腿开放性截肢术。该士兵还有右下肢软组织创伤、腹部损伤和腰椎骨盆分离。在战区进行紧急手术时因伤势过重死亡

战伤及分型

前面谈及，Belmont 研究了部署到伊拉克的单支战斗旅的士兵，发现软组织或血管神经损伤是最常见的肌肉骨骼创伤，每年每 1 000 名执行任务士兵中会有 33 人受伤（图 2-3）[14]。其中闭合性骨折每 1 000 人中有 6 例，开放性骨折每 1 000 人中有 5 例。使用 DoDTR 的数据进行更精确的分析，发现近 50％的肌肉骨骼创伤涉及软组织[8]。这项调查显示，骨折在全部损伤中占 40％，其中胫/腓骨（7％）和足（5％）最常发生骨折[8]。在其他著作中[4,5,9,10,15,17,19-21,23]，Belmont 还指出，高位截肢、骨盆损伤和脊柱外伤的发生率有所提高[8]。

　　战伤截肢几乎完全由爆炸性损伤造成，现代战争中，战伤截肢占全部肌肉骨骼创伤的 4％～11％[8,14,20,23]。Stansbury 等人认为，大肢体截肢（发生在腕或踝关节近端）占所有严重战伤的 5％，占严重肢体创伤的 7％[20]。这些作者认为，所有截肢者中有 18％不止一个肢体截肢，2％的伤员同时有上肢和下肢截肢[20]。陆军步兵复杂爆炸伤特别工作组报告说，海军陆战队人员的截肢率是 1/206，明显高于陆军士兵的截肢率（1/641）[23]。

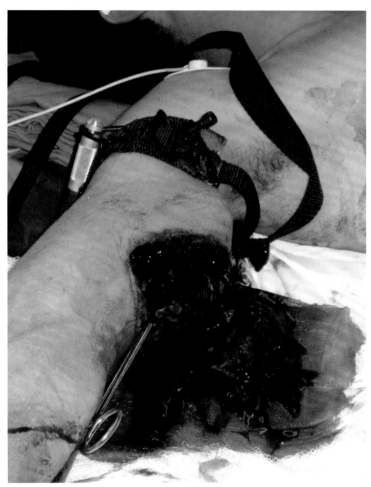

图 2-3　在伊拉克的战斗中右上肢受伤，该损伤伴有肱动脉的创伤性撕裂

　　阵亡士兵近 30％发生骨盆骨折，是 IED 造成的最严重的创伤[17]。Davis 等人认为战伤引起的骨盆创伤存活率低（10％），大出血、休克及合并头部外伤是导致死亡的主要原因[17]。Ramasamy 及其同事对连续 29 例由爆炸引起的骨盆开放损伤进行治疗后得出了相似的结论[26]。虽然对骨盆战伤没有进行全面统计分析，但 Belmont 等人报道，有 2％的肌肉骨骼损伤为骨盆和髋臼骨折[8]。

　　在阿富汗战争和伊拉克战争期间，作战引起的脊椎损伤屡屡刷新美国军事历史上最高的比率[9,15,16,21]。Schoenfeld 等人在一个战斗旅中调查了战伤性脊柱损伤的发生率，结果为 7％[15]，接近Blair 及其同事使用 DoDTR 进行纵向调查报告的 6％发生率[16]。Schoenfeld 及其同事在另一项研究调查阵亡士兵的脊柱损伤数据，发现受伤率高达惊人的 39％[9]，结合 Blair 等人提供的数据[16]（其中不包括阵亡军人），在当前的战争中，脊柱损伤发生率总体估计为 12％[9]。大多数因战争造成的脊柱损伤与平民脊柱损伤相似，包括横突骨折、压缩骨折和爆裂性骨折[9,15,16,21]。不过，与地方人群的研究相比，战时神经损伤（图 2-4）和颈部贯通伤的比率更高[9,16,21,33]。幸存者中脊髓损伤的比率似乎在 10％～20％范围[8,15,16]，而在因脊柱外伤死亡的士兵中，这一数字可能高达 50％[9]。在神经系统损伤的情况下，颈椎贯通伤的生存能力较低，一些作者认为在战场环境下这种情况是符合预期的。

相对少见的脊柱损伤，例如腰椎骨盆分离和寰枕损伤，在战伤士兵中出现的频率也有增加[9]。Schoenfeld 等人报道称，10％的阵亡士兵存在寰枕损伤，26％存在下腰椎骨折，2％存在腰椎骨盆分离[9]。Helgeson 等人在 Walter Reed 陆军医疗中心对 15 例腰椎骨盆分离的士兵进行回顾性研究，指出此类损伤几乎都是由爆炸冲击波引发，并且与身体其他部位的严重创伤明显相关[30]。尽管内固定可以获得良好的稳定性，可以更早进行活动并更快地达到愈合，但很多病例由于覆盖其上的软组织条件较差，无法进行内固定[30]。与其他文献记载的战创伤内固定手术治疗结果相似，这些作者用脊柱内固定治疗的士兵中感染率达到 13％[30]。

有关身体中轴骨骼以外部分的战创伤研究很少，但手外伤的资料有一些。在Owens 等人的研究中，手部骨折占所有四肢损伤的 5％[18]，Belmont 及其同事使用不同单位的数据[14] 以及 DoDTR 进行的

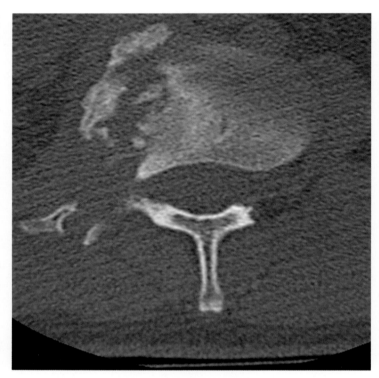

图 2-4 一例 L_1 椎体遭受枪击伤士兵的轴向 CT 图像。除 L_1 椎体骨折外，子弹穿过了椎管，形成了脊髓圆锥综合征

研究也得出相似的结论[8]。英军一项调查分析了 2003—2009 年期间与任务相关的孤立手部创伤，结果表明 414 例手部外伤中有 73％需要手术治疗（图 2-5），多数需要伤口处理，其中 30％需要内固定[31]。23％的病例需要行神经或肌腱修复术。

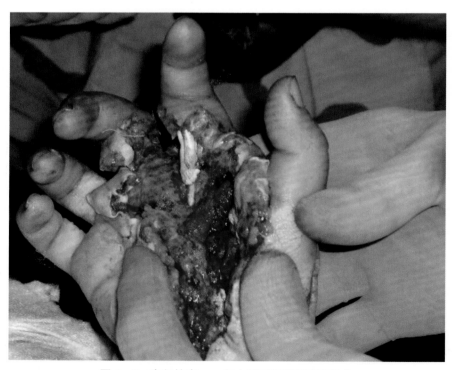

图 2-5　在伊拉克，一名士兵手部遭受高速枪伤

战伤性肌肉骨骼损伤的预后及总体负担

虽然在阿富汗战争和伊拉克战争中，美国的敌人使用的武器杀伤力增强，但由于个人防护装备、装甲车辆、后送能力和现代医学的进步，这两次战争的死亡率在历史上却是最低的[2,3,8,19]。几十年前无法救治的致命创伤，现在大多数情况下都能存活下来，不过由于伤势严重，常常需要进行多次手术以及较长的康复时间。

Masini 等人对一组 1 333 名战伤士兵进行了调查，推测早期的治疗费用接近 6 600 万美元，其中65%为治疗肢体创伤的花费[5]。作者从阿富汗战争开始至 2008 年中期美军伤亡数量推断，战伤相关的医疗保健费用超过了 7 亿美元，而且还需要 12 亿美元来支付与残疾相关的福利费用[5]。实际上，战伤医疗后送人员中高达 35%的人会因伤情严重将不能继续服役[4,5]。作战部队部署期间，部队中有 6%会因肌肉骨骼损伤而离队就医（Schoenfeld 等人，未发表的数据），这一数字是驻守条件下离队就医数量的两倍[34]。Patzkowski 及其同事报道，骨科伤病是士兵离队就医的最大原因，战争期间累积会超过10 000 人[6]。

Cross 等人对部队战伤人员的长期伤残问题进行了综合调查，发现战伤后离队就医士兵的平均年龄只有 26.3 岁[4]。另外，他们还发现有 84%的士兵，即使没有遭受肌肉骨骼战创伤，也会因一种或多种肌肉骨骼问题，不满足继续服役标准[4,22]。其中由创伤引起的退行性关节炎是最常见的问题，占调查病例的 75%或更多[22]。其次是神经功能丧失和创伤后应激障碍（PTSD）[4]。五种平均残疾程度最高的不适合服役伤病中，有三种属于肌肉骨骼问题，按影响（频率×致残百分比）排前 10 名不适合服役伤病中中，有 6 种是肌肉骨骼问题[4]。

这些现役军人年纪轻轻便离开部队，带着高度的残疾和普遍存在的行为异常（如 PTSD），可能使他们成为药物滥用、传染病、失业及无家可归的高风险人群。例如，军人肢体创伤后保肢/截肢（METALS）研究发现，伤后平均 3 年，研究对象中只有不到一半的人还在工作或服役[35]。接近 26%完全残疾，38%抑郁症状筛查呈阳性，还有 18%创伤后应激障碍（PTSD）筛查呈阳性[35]。

小结：现状和展望

总的来看，伊拉克战争和阿富汗战争期间，尽管个人和车辆几乎都使用了防弹装备，并且靠前部署了现代医疗技术和治疗方案[3,10]，但由于敌人开发并常规使用 IED，仍使得肌肉骨骼战伤与之前的战争相比发生了巨大的改变。爆炸伤造成的伤亡在美军战斗人员中占比超过 75%，这在美国军事史上是最高比例[13]。由于美军士兵统一使用了防弹衣，已将危及生命损伤带来的冲击降至最低，枪伤的致死率降至 4.6%，而第二次世界大战时为 33%[13]。另外，美军还成功部署了防雷装甲车（MRAP），以应对IED 造成的威胁[2,3]。虽然现代防弹衣和强化装甲车辆大大增强了对身体中央重要系统的保护，但肢体仍处于相对暴露状态，爆炸引起的冲击波仍造成大量复杂的骨骼肌肉损伤，还伴随严重的细菌污染和多发合并伤。因此不能过分夸大正确治疗肌肉骨骼战伤的效果，在所有因伤病退役的人员中，有 84%至少具有一种骨科相关的功能问题[4]。

过去十年，军队肌肉骨骼战创伤的基本治疗原则有所发展，目前的治疗原则包括在患者身体状况稳定的情况下，对所有开放性的肌肉骨骼战创伤进行早期处理，包括紧急清创、伤口冲洗以及临时固定骨折。肌肉骨骼战创伤伤口的早期治疗应使用真空辅助装置，或保持开放状态。通常需要经过多次手术才能安全、永久地闭合或覆盖伤口[24,36]。严重创伤的确定性治疗大多在规模更大、技术资源更丰富的高级别医疗机构内进行。

肌肉骨骼战创伤的未来研究及改进首先应集中于提升个人和车辆防护装备。第二，应根据对伤病员的客观预后评分及对现役军人恢复执勤或执行军事任务的能力评估方法，进行严谨的科学研究，还应选择出常见且复杂的肌肉骨骼创伤（如战伤性ⅢA和ⅢB型开放性胫骨骨折）的最佳治疗方法。第三，应努力减少肌肉骨骼战创伤的两种最常见并发症：感染[2,32]和异位骨化[25]。感染破坏性强，而且多发，15%～40%战伤会形成感染[24,29,32,36]。异位骨化即在非骨组织中形成成熟的板层骨，所有肢体严重损伤中约有63%会形成异位骨化，不管是保肢还是截肢[25]。第四，应着重研究创伤后退行性关节炎的治疗，包括对有较高职业要求的年轻人行关节软骨修复术和关节置换术，这是肌肉骨骼战创伤后最常见的影响生活质量的问题。

免责声明　Philip Belmat 上校是美国联邦政府和美国陆军的雇员。本文所包含的观点或主张是作者的个人观点，不应被解读为官方观点或代表美国政府、国防部或 William Beaumont 陆军医疗中心的观点。

〔徐建强　译〕

参考文献

[1]　Schoenfeld AJ. The history of combat orthopaedic surgery. In：Owens BD, Belmont PJ Jr, editors. Combat orthopaedic surgery：lessons learned in Iraq and Afghanistan. Thorofare：SLACK Incorporated；2011. p3 - 12.

[2]　Blackbourne LH 1831. US Army Med Dept J 2011；Apr - Jun：6 - 10.

[3]　Bosse TG. Advanced protection technology for ground combat vehicles. J Am Acad Orthop Surg. 2012；20(Suppl 1)：S3 - 6.

[4]　Cross JD, Ficke JR, Hsu JR, Masini BD, Wenke JC. Battlefield orthopaedic injuries cause the majority of long-term disabilities. J Am Acad Orthop Surg. 2011；19(Suppl 1)：S1 - 7.

[5]　Masini BD, Waterman SM, Wenke JC, et al. Resource utilization and disability outcome assessment of combat casualties from Operation Iraqi Freedom and Operation Enduring Freedom. J Orthop Trauma. 2009；23(4)：261 - 6.

[6]　Patzkowski JC, Rivera JC, Ficke JR, Wenke JC. The changing face of disability in the US Army：the Operation Enduring Freedom and Operation Iraqi Freedom effect. J Am Acad Orthop Surg. 2012；20(Suppl 1)：S23 - 30.

[7]　Icasualties. org. Iraq and Afghanistan coalition casualties. http://icasualties. org. Accessed 7 May 2013.

[8]　Belmont PJ Jr, McCriskin BJ, Sieg RN, et al. Combat wounds in Iraq and Afghanistan from 2005 to 2009. J Trauma Acute Care Surg. 2012；73(1)：3 - 12.

[9]　Schoenfeld AJ, Newcomb RL, Pallis MP, et al. Characterization of spinal injuries sustained by American service members killed in Iraq and Afghanistan：a study of 2089 instances of spine trauma. J Trauma Acute Care Surg. 2013；74(4)：1112 - 8.

[10]　Belmont PJ Jr, McCriskin BJ, Hsiao MS, et al. The nature and incidence of musculoskeletal combat wounds in Iraq and Afghanistan (2005—2009). J Orthop Trauma. 2013；27(5)：e107 - 13.

[11]　Goodman GP, Schoenfeld AJ, Owens BD, et al. Non-emergent orthopaedic injuries sustained by soldiers in Operation Iraqi Freedom. J Bone Joint Surg. 2012；94(8)：728 - 35.

[12]　Schoenfeld AJ. The combat experience of military surgical assets in Iraq and Afghanistan：a historical review. Am J Surg. 2012；204(3)：377 - 83.

[13]　Belmont PJ Jr, Goodman GP, Zacchilli M, et al. Incidence and epidemiology of combat injuries sustained during "The Surge" portion of Operation Iraqi Freedom by a US Army Brigade Combat Team. J Trauma. 2010；68(1)：204 - 10.

[14]　Belmont PJ Jr, Thomas D, Goodman GP, et al. Combat musculoskeletal wounds in a US Army Brigade Combat Team during Operation Iraqi Freedom. J Trauma. 2011；71(1)：E1 - E7.

[15]　Schoenfeld AJ, Goodman GP, Belmont PJ Jr. Characterization of combat-related spinal injuries sustained by a US Army Brigade Combat Team during Operation Iraqi Freedom. Spine J. 2012；12(9)：771 - 6.

[16] Blair JA, Patzkowski JC, Schoenfeld AJ, et al. Spinal column injuries among Americans in the global war on terrorism. J Bone Joint Surg Am. 2012;94(18):e1351 - 9.

[17] Davis JM, Stinner DJ, Bailey JR, Aden JK, Hsu JR. Factors associated with mortality in combat-related pelvic fractures. J Am Acad Orthop Surg. 2012;20(Suppl 1):S7 - 12.

[18] Owens BD, Kragh JF Jr, Macaitis J, et al. Characterization of extremity wounds in Operation Iraqi Freedom and Operation Enduring Freedom. J Orthop Trauma. 2007;21(4):254 - 7.

[19] Schoenfeld AJ, Dunn JC, Bader JO, Belmont PJ Jr. The nature and extent of war injuries sustained by combat-specialty personnel killed and wounded in Afghanistan and Iraq (2003—2011). J Trauma Acute Care Surg 2013 (Accepted for publication April 22, 2013).

[20] Stansbury LG, Lalliss SJ, Branstetter JG, Bagg MR, Holcomb JB. Amputations in US military personnel in the current conflicts in Afghanistan and Iraq. J Orthop Trauma. 2008;22(1):43 - 6.

[21] Schoenfeld AJ, Lehman RA Jr, Hsu JR. Evaluation and management of combat-related spinal injuries: a review based on recent experiences. Spine J. 2012;12(9):817 - 23.

[22] Rivera JC, Wenke JC, Buckwalter JA, Ficke JR, Johnson AE. Posttraumatic osteoarthritis cause by battlefield injuries: the primary source of disability in warriors. J Am Acad Orthop Surg. 2012;20(Suppl 1):S64 - 9.

[23] Ficke JR, Eastridge BJ, Butler FK, et al. Dismounted complex blast injury report of the Army dismounted complex blast injury task force. J Trauma Acute Care Surg. 2012;73(Suppl 5):S520 - 34.

[24] Murray CK, Obremskey WT, Hsu JR, et al. Prevention of infections associated with combatrelated extremity injuries. J Trauma. 2011;71(Suppl 2):S235 - 57.

[25] Potter BK, Burns TC, Lacap AP, Granville RR, Gajewski DA. Heterotopic ossification following traumatic and combat-related amputations. Prevalence, risk factors, and preliminary results of excision. J Bone Joint Surg Am. 2007;89(3):476 - 86.

[26] Ramasamy A, Evans S, Kendrew JM, Cooper J. The open blast pelvis: the significant burden of management. J Bone Joint Surg Br. 2012;94(6):829 - 35.

[27] Kang DG, Lehman RA Jr, Carragee EJ. Wartime spine injuries: understanding the improvised explosive device and biophysics of blast trauma. Spine J. 2012;12(9):849 - 57.

[28] Ragel BT, Allred CD, Brevard S, Davis RT, Frank EH. Fractures of the thoracolumbar spine sustained by soldiers in vehicles attacked by improvised explosive devices. Spine. 2009;34(22):2400 - 5.

[29] Lehman RA Jr, Paik H, Eckel TT, et al. Low lumbar burst fractures: a unique fracture mechanism sustained in our current overseas conflicts. Spine J. 2012;12(9):784 - 90.

[30] Helgeson MD, Lehman RA Jr, Cooper P, et al. Retrospective review of lumbosacral dissociations in blast injuries. Spine. 2011;36(7):E469 - 75.

[31] Penn-Barwell JG, Bennett PM, Powers D, Standley D. Isolated hand injuries on operational deployment: an examination of epidemiology and treatment strategy. Mil Med. 2011;176(12):1404 - 7.

[32] Mody RM, Zapor M, Hartzell JD, et al. Infectious complications of damage control orthopaedics in war trauma. J Trauma. 2009;67(4):758 - 61.

[33] Ramasamy A, Midwinter M, Mahoney P, Clasper J. Learning the lessons from conflict: pre-hospital cervical spine stabilization following ballistic neck trauma. Injury. 2009;40(12):1342 - 5.

[34] Frank AJ. Orthopaedic injuries before combat deployment—will the soldiers be ready for combat when their unit is called upon? Mil Med. 2011;17699:1015 - 8.

[35] Doukas WC, Hayda RA, Frisch HM, et al. The Military Extremity Trauma Amputation/Limb Salvage (METALS) study: outcomes of amputation versus limb salvage following major lower-extremity trauma. J Bone Joint Surg Am. 2013;95(2):138 - 45.

[36] Tintle SM, Keeling JJ, Forsberg JA, et al. Operative complications of combat-related transtibial amputations: a comparison of the classic Burgess and modified Ertl tibiofibular synostosis techniques. J Bone Joint Surg Am. 2011;93(11):1016 - 21.

第三章　军事部署相关的非战斗损伤（NBI）的负担及其对肌肉骨骼系统的影响

缩写表

BCT	战斗旅
DNBI	疾病和非战斗损伤
FORECAS	医疗伤亡预测系统软件
NBI	非战斗损伤
OIF	伊拉克自由行动
OEF	持久自由行动（阿富汗战争，译者注）
ODS	沙漠风暴/沙漠之盾行动
TRAC²ES	美国运输司令部的管制和指挥与控制后送系统
TRANSCOM	美国运输司令部
WW I	第一次世界大战
WW II	第二次世界大战

背景介绍

在上一章中，Schoenfeld 和 Belmont 讨论了军队战创伤的负担，并指出大部分此类损伤都会影响肌肉骨骼系统。尽管伊拉克和阿富汗近期战事中战伤的报道数量很多，但也只是冰山一角。传统上看，由于疾病和非战斗损伤（DNBI）而在战区住院或医疗后送的士兵，其数量是在战斗中直接受伤人数的 2～5 倍[1-9]，并且 DNBI 的分布趋势在过去一个世纪已发生了显著变化[3,6,10]。了解与 DNBI 分布和影响相关的因素，对于在作战行动中进行有效的后勤规划并提供足够的医疗支持至关重要。理解 DNBI 的负担对于规划任务展开后所需的后续医疗资源也很重要[11,12]。本章的目的是简述军事行动和部署过程中非战斗损伤（NBI）所造成的负担。我们将讨论 NBI 分布的历史趋势，并回顾海湾战争以及伊拉克战争和阿富汗战争中的最新 NBI 数据。最后，我们将讨论在军事部署期间如何预防 NBI。

疾病和非战斗损伤的历史影响

从历史上看，与军事部署期间所遭受的战伤相比，DNBI 导致的死亡更多。然而，除了死亡率，如果统计发病率，会发现 DNBI 造成的战斗力丧失比战损伤亡要严重得多[13]。Holland 和 Long[4] 报道，与战伤相比，第二次世界大战（WW II）期间的 DNBI 占所有缺勤天数的 82.8%。他们还指出，如果仅统计因 DNBI 导致的缺勤天数，与 NBI（17.3%）相比，绝大部分缺勤是由于疾病引起的（82.7%）[4]。尽管疾病是造成大多数缺勤的原因，但与第二次世界大战期间发生的病亡相比，NBI 导致的死亡数量几乎是其 4 倍[4]。这些死亡中将近 1/3 是由于机动车事故造成的伤害。

　　图 3 - 1 展示了第二次世界大战到波黑战争期间执行任务的美军人员因患病、NBI 和战伤而住院的比率[6]。可见，随着时代进步，执行任务期间因病住院的人数已明显减少，而因 NBI 住院治疗的比例却有所增加。通过对第一次世界大战（WWⅠ）到越南战争期间海军及海军陆战队伤亡情况的分布观察，可得到相似结果[3]。在第一次世界大战期间，因 DNBI 入院的海员及陆战队员是战伤的 16 倍。然而，与战前相比，创伤入院率也仅稍高一些。第二次世界大战期间，部署阶段海员和陆战队员因 DNBI 住院的人次是战伤人次的 88 倍，与战前相比，NBI 的入院率增加了 28%。在朝鲜战争期间也观察到类似结果：因 DNBI 住院的人次是战伤人次的 84 倍。尽管在越南战争期间，因 DNBI 入院治疗与战伤入院的比率下降至 17∶1，这是自第一次世界大战以来的最低值，但急性创伤也首次成为 DNBI 的首要病因[3]。在参加越南战争的海军陆战队中，NBI 是住院的主要原因，比率为 116.9/1 000 人/年，比非参战的海军陆战队高 2.5 倍[7]。战创伤增多及因病入院人次减少是上述变化的主要原因[3]。

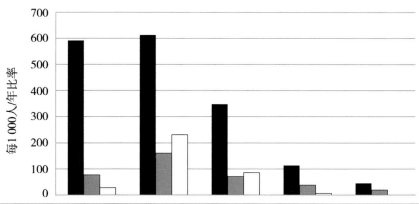

	第二次世界大战	朝鲜战争	越南战争	沙漠风暴/沙漠之盾行动	波黑战争
■ 疾病	592	613	348	114	45
■ 非战斗损伤	77	161	71	38	19
□ 战斗损伤	28	231	86	6	0

　　图 3 - 1　美军从第二次世界大战（WWⅡ）到波黑战争执行任务中因疾病和非战斗损伤对比战斗损伤的住院率（来自 Jones 等人数据）

　　控制和治疗传染病使得部队在作战行动中需要住院和医疗后送的人数已大大减少，但 NBI 产生的负担仍相对恒定[3,14]。在 20 世纪前半叶的越南战争期间，部队现役人员更多是因传染病而入院[3,6]；然而，在"沙漠风暴/沙漠之盾行动"（ODS）、"伊拉克自由行动"（OIF）和"阿富汗的持久自由行动"中，DNBI 损伤中肌肉骨骼损伤所占比例非常大[2,6,14,15]。Hauret 等人报告[2]，因 DNBI 在 OIF 和 OEF 中行医疗后送所占比为 83%，其中 34.8% 是由 NBI 引起，48.2% 是由疾病引起。如果计算因 DNBI 导致的医疗后送，58% 是由于疾病引起的，其余 42% 是由于 NBI 引起，而其中大多数损伤均累及肌肉骨骼系统。

　　总的来说，上述数据表明，与战伤相比，DNBI 对部队战备的影响程度要大得多，而且 DNBI 始终占军事行动期间所有住院和医疗后送的 75%～85%。自一战以来，这个比率相对稳定。同时，与 NBI 相比，20 世纪前半叶超过 80% 的 DNBI 是由疾病引起的；但根据近期数据，在 OEF 和 OIF 期间，DNBI 所致的医疗后送中近一半由 NBI 引起，而在 ODS 期间在全部住院伤病员中占一半以上。研究显示，在现代军事行动中，由 NBI 导致的士兵住院和医疗后送比率比过去报道的大得多。

现代军事行动中的非战斗损伤

　　在上一节中，我们讨论了历史上在军事部署期间 DNBI 的影响，以及近期军事行动中疾病和 NBI

的变化趋势。在现代军事行动中，我们发现在 DNBI 中，肌肉骨骼伤病已成为住院和医疗后送的主要原因[2,14,15]。在近期及今后的军事行动和部署期间，外伤监测会日益受到重视[12,14]，从而使人们更清楚地意识到 NBI 给部队现役人员、军事卫生系统和退役军人管理局带来的总体负担，及其对于军事战备造成的影响。本节将回顾与 NBI 有关的最新文献，包括来自 ODS、OIF 及 OEF 中军事行动及人道主义行动的数据。

1990 年代初的沙漠风暴/沙漠之盾行动和军事部署

Writer 等报道[14] 了 20 世纪 90 年代初期，美国陆军在 ODS 及其他军事和人道主义行动期间的 NBI 伤亡情况。由于医疗监测方法有所改进，因此与先前的军事行动相比，可以更早应用此类数据；但 ODS 的数据却直到战后 3 年才得以分析。NBI 是 ODS 期间伤亡的主要原因，死亡人数为 183 人，而阵亡人数仅为 147 人[14,16]。这大概是由于第一次海湾战争的战前准备期长而战斗期较短。在 ODS 期间，NBI 和肌肉骨骼伤病是住院的主要原因，分别占所有住院治疗的 25％和 13％。期间因 NBI 就医最常见病因是急性骨科外伤，前四位为骨折、扭伤、拉伤以及关节脱位。NBI 住院的三个最常见病因分别是机动车事故（4.0/1 000 人/年）、坠落（4.0/1 000 人/年）、运动和竞赛（3.6/1 000 人/年），在所有 NBI 住院患者中占 56％[14]。该作者还报道，在索马里和海地执行军事任务及埃及的军事演习期间，外伤也是住院和门诊就诊的主要原因之一，全部病例中 70％是扭伤和拉伤，这里面四分之三是急性损伤，其余四分之一是由于慢性病或先前外伤加重[14]。总体而言，在所有这些行动中，主要影响肌肉骨骼系统的 NBI 是住院和门诊就诊的主要原因。

持久自由行动及伊拉克自由行动

与先前的军事行动不同，有许多文献记录了在 OIF 和 OEF 期间 DNBI 对各军兵种的影响[1,2,8-12,15,17-19]。另外，由于损伤和疾病监测基础设施的进步以及部队医务人员的努力[17,18]，使得此次的 DNBI 数据比以前军事部署期间的数据更为强大，可供使用的时间也提前了，所以在 OIF 和 OEF 期间能对 NBI 影响进行早期和持续的评估。这也要归因于在伊拉克和阿富汗的军事行动持续时间长于先前的军事行动。

一些研究检视了严重到需要从伊拉克和阿富汗进行医疗后送的 NBI 的发病频率及原因。大部分研究的数据主要来自美国运输司令部（TRANSCOM）的管制和指挥与控制后送系统（TRAC²ES），该系统用于追踪战区的航空医疗后送情况[17]。TRAC²ES 是一个管理工具，可用来追踪需要空运医疗后送的部队现役人员的行踪[18]。该系统集成了后勤和运输信息以及临床辅助决策内容，以支持国防部的医疗运输任务[17]。出于医疗监测的目的，TRAC²ES 数据目前通常由国防卫生事务助理部长提供给武装部队健康监测中心，并将这些数据整合至国防卫生监测系统的数据库中[15,17]。

Hauret 等在 2004 年最先报道了应用 TRAC²ES 对 OEF 和 OIF 中部署的部队进行医学监测的潜在效用。他们初步分析了 2003 年 1 月 1 日至 2003 年 11 月 22 日期间，TRAC²ES 数据库中自美军 OEF 和 OIF 中央司令部责任区后送的所有军事人员中的医疗后送数据。研究期间行医疗后送的大多数现役人员小于 30 岁，初级士兵军衔（E1～E4），其部署任务是支持 OIF。此外，研究期间，将近一半的医疗后送归因于外伤，其中超过 75％可归类为 NBI。研究期间，行战场医疗后送的主要诊断是外伤和肌肉骨骼疾病，在全部后送中占近 40％。研究对 10％的随机样本（共 954 例），以及 TRAC²ES 中的 ICD-9-CM 编码和伤员病史文本域进行了回顾，以验证数据并明确伤因。总体而言，来自 TRAC²ES 的数据与随机样本回顾结果具有高度一致性。研究期间 NBI 常见病因是：①坠落；②机动车事故；③运动和体育锻炼；④挤压和钝挫伤；⑤举重及推/拉。这与 ODS 的报告数据相似。

后续发表了一项更为详细的分析，该分析的来源为 TRAC²ES 中由 2003 年 1 月 1 日至 2003 年 12

月 31 日期间部署支持 OIF 的部队现役军人行医疗后送的数据，并结合了国防医疗监测系统的数据[17]。该研究结果从本质上证实和扩展了 Hauret 等人报道的初步结论[18]。2003 年在 OIF 的医疗后送中将近 75% 发生在第二及第三季度[17]。医疗后送最常见的原因为 DNBI，占研究期间自 OIF 全部后送的 86.5%。在研究期间，几乎所有的医疗后送（94%）都属于常规转移，也就是说在初次医疗处理后的 72 小时伤员均可安全后送[17]。其余的医疗后送分别属于优先（4.6%）、即需在 24 小时内转运且尽可能避免延误；以及紧急（1.4%）、即应立即转运以挽救生命、保肢或避免严重并发症。研究期间，需要医疗后送的首要诊断为外伤和肌肉骨骼疾病（40.8%），与 Hauret 等人的结论一致[18]。此外，OIF 中需行医疗后送及专科治疗的人员中，所需要的专科处理主要是骨科手术治疗。

另一项研究分析了美陆军和海军陆战队中战斗和 DNBI 的伤亡情况，具体指在 OIF 主要战斗阶段及战后的支持与重建阶段中，需要住院的严重损伤[9]。与先前的研究相似，研究者们利用了 TRAC^{2}ES 中 OIF 主要战斗阶段（2003 年 3 月 21 日至 2003 年 4 月 30 日）的医疗后送和住院治疗的数据；不过，OIF 战后支持与重建阶段（2005 年 3 月 1 日至 2005 年 4 月 30 日）的伤亡数据主要来自联合伤员追踪应用程序的记录。虽然上述两个系统都属于战区医疗信息联合系统的一部分，但尚不清楚其中的数据是否具有可比性，是否都能有效地用于监测。该研究报告的一些结果颇值玩味。值得注意的是，研究期内，OIF 各个阶段受伤需要住院的类型有着显著的特征。具体而言，在 OIF 的战后支持与重建阶段 DNBI 伤亡比例明显更高，为 76.4%，相比之下，主要战斗阶段为 63.4%。总体而言，将这两个阶段 DNBI 的住院率合并后，为 75%。正如先前其他的研究报道一样，主要损伤集中在男性（90%）和陆军（83.5%）。不过，海军陆战队的服役人员主要可能出现战伤。在所有报道的 DNBI 中，无论在哪个阶段，外伤和肌肉骨骼疾病都作为住院的首要原因而被反复提及，并且在男性与女性中的分布各报道差异不大。

Hauret 等对其初步工作[18] 进行了一系列随访研究[2,3,19]，主要观察在 OEF 和 OIF 中需要医疗后送的 NBI 的分布和原因。他们对 TRAC^{2}ES 中的医疗后送数据进行了分析，主要涉及 2003 年 3 月至 2006 年 12 月参与 OIF 部署及 2001 年 10 月至 2006 年 12 月参与 OEF 部署的现役军人[12]。此外还有关于事故调查及伤亡报告中空中医疗转运的信息作为补充。总的来说，在研究期内，83% 的 OIF 和 OEF 医疗后送是因为 DNBI，其中 NBI 占 34.8%，疾病占 48.2%。在 DNBI 导致的医疗后送中，58% 是由于疾病引起，其余 42% 由 NBI 引起，其中大多数损伤累及肌肉骨骼系统。与之前的报告结论类似，因 NBI 行医疗后送的士兵中 90% 为男性，超过一半的人不到 30 岁，大多数属于初级（OIF）和高级（OEF）士兵军衔。严重损伤需要医疗后送的前五位诊断分别为：①骨折；②过劳性炎症及疼痛；③关节脱位；④扭伤和拉伤；⑤关节紊乱[2]。骨折、关节脱位、扭伤和拉伤占 OIF 和 OEF 中全部医疗后送的 71% 以上。显然，上述诊断全部都是影响肌肉骨骼系统的骨关节损伤。在 OIF 和 OEF 中严重到需要医疗后送的伤病，按损伤的解剖部位划分主要在下腰部和上、下肢，前五位分别是：①腰部；②膝关节；③腕关节和手；④足和足踝；⑤肩关节[2]。总体而言，所有行医疗后送的 NBI 中 75% 涉及四肢。全部记录的 NBI 中，大约 53% 是急性外伤，28% 为外伤相关性的肌肉骨骼疾病。一般来说，超过 80% 自战区行医疗后送的 NBI，可归于上述两个诊断亚组。在 OIF 和 OEF 中需要医疗后送的 NBI 中，按致伤分类前四位顺序分别是：①运动和军体训练；②坠落和/或跳跃；③机动车相关事故；④挤压伤及钝挫伤。值得注意的是，本研究中，运动和军体训练伤是伊拉克和阿富汗战争中因 NBI 行医疗后送的首要原因。一项随访研究报道，在 2011 年的伊拉克和 2012 年的阿富汗，运动及军体训练伤仍是 NBI 医疗后送的首要因素[19]。该随访研究对运动和军体训练伤进行检视后发现，篮球（24%）、军体训练（19%）、举重（17%）和美式橄榄球（16%）在各种损伤中占比最高。与体育运动相关的 NBI 中，需要后送的最常见类型有扭伤和拉伤（29%）、骨折（22%）和关节脱位（16%）[19]。身体最常受累部位为膝关节（26%）、足与踝关节（15%）、手与腕关节（14%）和肩关节（14%）[19]。另一项随访研究报道了伊拉克 2003—2011 年期间的医疗后送数据，也证实并扩展了 Hauret 等人最初报告的许多发现[2]。

Cohen 等人[10] 研究了 OIF 和 OEF 期间，自 2004 年 1 月到 2007 年 12 月的医疗后送数据以及 2 周内康复归队的相关因素。作者回顾了德国 Landstuhl 部署战士医疗管理中心数据库中的医疗后送数据。与之前研究类似，75％的医疗后送与 DNBI 有关。期间以 4 年为一阶段进行研究，发现影响肌肉骨骼系统的 NBI 是医疗后送的首要原因。阿富汗战争期间，这些后送的人员中大约 33％在 2 周内康复归队，而在伊拉克 OIF 期间仅 21％的后送人员可以在 2 周内康复归队[4]。医疗后送后康复归队的主要原因是 DNBI，而战伤 2 周内康复归队率仅 4％。肌肉骨骼外伤和外伤相关性肌肉骨骼系统疾病，是现役军人因 NBI 行医疗后送且无法在 2 周内康复归队的首要诊断。具体而言，在 NBI 医疗后送中，87％的肌肉骨骼损伤或 86％有腰背部损伤或疼痛的伤员无法在 2 周内康复归队。总的来看，多变量统计模型显示，影响到肌肉骨骼系统的 NBI 行医疗后送后，有 54％的现役军人在 2 周内无法康复归队，而腰背部受伤和疼痛行医疗后送则有 59％无法康复归队。[10] 研究者们指出，造成现役军人后送后无法康复归队的外伤，与战区需医疗后送的最常见 NBI 是一致的（例如肌肉骨骼损伤和疾病、腰背部损伤和疼痛）。这些结果颇具价值，对参战部队防伤和军队健康防护有着重要意义。

另一组学者对在伊拉克 OIF"增兵"期间部署了 15 个月，并参与平叛的一支美陆军战斗旅（BCT）进行了研究[1]。他们采取的是回顾性队列研究，以明确在研究期间 4 122 名参战士兵的所有外伤和疾病。作者不仅回顾了因 DNBI 导致的死亡和医疗后送，还查询了接受现场救治和初诊后 72 小时内重返岗位的 NBI 和病情（图 3-2）。与先前研究报告相似，部署期间 DNBI 导致了 77.2％（1 324 例）的伤亡。BCT 中，DNBI 伤亡人数中 15.5％为严重损伤，需由战场医疗后送，大多数（83.9％）在战区内救治并在 72 小时内重返岗位。不论是否行现场救治并返勤，还是行医疗后送，女性士兵的 DNBI 发生率都比男性高很多。如其他先前报道，有士兵军衔者 DNBI 发生率明显较高。此外，在 15 个月的部署期间，全部 DNBI 伤亡中的大部分为肌肉骨骼损伤（50.4％）；不过这些损伤有 91.5％均可在现场处理后于 72 小时内返勤。大部分关于 NBI 的研究主要局限于严重损伤需要医疗后送，或是导致死亡的情况，但该研究是关于能现场处理并重新返岗的，视角独特；但后续的报道称该研究中的一些损伤是重伤[13]。在接受现场治疗并重返岗位的所有伤员中，肌肉骨骼损伤占大多数（54.9％）。肌肉骨骼 NBI 在上下肢几乎是平均分布，上肢（40.5％），下肢（42.6％），其余是脊柱损伤（16.9％）。最常见 NBI 损伤部位依次是：①手（17.5％）；②膝关节（13.5％）；③踝关节（13.5％）；④腰椎（13.5％）；⑤肩关节（11.8％）。一些研究指出 DNBI 占全部后行医疗后送的 75％～85％，但该研究表明大部分伤病可以现场处理，NBI 中肌肉骨骼损伤的占比最大。

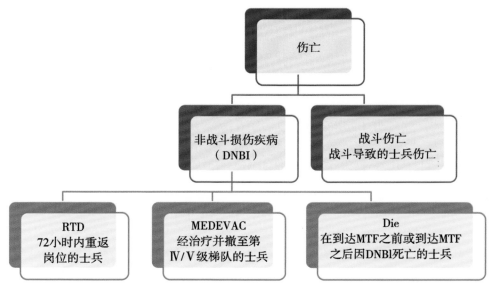

图 3-2 军事人员伤亡的定义和分类方案。MTF 军事医疗机构，RTD 重返岗位，MEDEVAC 医疗后送（来自 Waterman 等人的数据[8]）

大多数研究着眼的是美陆军及海军陆战队在部署期间发生的 NBI，而 Eaton 等人近期开展了一项针对 OEF 和 OIF 期间美空军人员 NBI 伤亡情况的研究[12]。他们查询了 2001 年 9 月 11 日至 2006 年 10 月 31 日部署至中东的全部空军人员记录的 NBI。他们通过全球远征医疗系统数据库，查询中东固定医疗机构的全部 NBI 临床接诊数据。他们像先前研究那样，提取了 TRAC²ES 中记录的在军事部署期间行医疗后送的数据。肌肉骨骼损伤包括扭伤和拉伤，占研究期间全部 NBI 的半数以上（53.0%）。如先前报道，NBI 的发病率以有士兵军衔者为最高，并随着军衔级别升高，发病率降低。与其最初的设想相反，与现役军人相比，国民警卫队及预备役航空兵的 NBI 发生率更低。

在一系列调查研究中，Sanders 和同事们记录了 OEF 和 OIF 期间无需进行医疗后送的 DNBI 的负担[20,21]。接受调研的现役人员中有 34.7% 至少有一种 NBI，其中大多数影响到肌肉骨骼系统[20]。与 Hauret 等人的报道相似，在伊拉克和阿富汗现役人员中的 NBI 无差异[2]。导致 NBI 的最主要原因是运动和军体训练，这与 Hauret 等人对需行医疗后送的严重损伤的研究结论也是一致的[2]。在后续的随访研究中，研究者扩展了与 NBI 有关的工作[21]。报道中提到，NBI 人员中 84.8% 因伤接受了医学救治。此外，42.2% 伤员的工作表现受到 NBI 影响，36% 的人被替换至限制性岗位上，平均调岗 6 天。大约 5% 的损伤严重到需要在战区住院以处理损伤，仅 2.4% 的伤员严重到需从战区医疗后送，但并不影响其最终重返岗位。还需指出，运动和军体训练及举重是严重 NBI 的最常见原因[21]。

如前所述，Belmont 等人报道，在美陆军 BCT 部署的 15 个月中，肌肉骨骼损伤占 DNBI 伤亡的大部分（50.4%）；然而这些损伤中几乎全部（91.5%）都可在现场处理并于 72 小时内重返岗位。肌肉骨骼损伤人员占所有现场处置且能重返岗位的伤员的大部分（54.9%）。最终，许多非急症 NBI 还需在任务结束后接受确定性治疗[13]。Goodman 等人在一项回顾研究中[13]，研究了同一 BCT 中非紧急骨科损伤的情况。根据他们的观察，很多士兵从完全战斗岗位返回时，会有一些需医疗处理的非急症肌肉骨骼的伤病。这些损伤在战斗环境被认为无关紧要；或是因士兵期望继续留岗与战友在一起，而被忽略；或是被认为没有医疗后送的必要，于是接受了现场处理并返岗等[1,12]。在完成任务且未行医疗后送的 3 787 名士兵中，在骨科就诊共 731 次。任务期内，将近 90% 的伤病咨询属于非战斗肌肉骨骼损伤或是先前伤病进一步加重导致的。从部署地返回的士兵中（140 例），4% 因受伤需行骨科手术。尽管研究者无法系统记录这些现役人员的伤因，但根据现有的流调数据来看，可以合理推测这些伤病中有很大一部分来自运动及军体训练[2,19-21]。外科手术主要是治疗膝关节内紊乱（例如半月板撕裂、ACL 断裂、关节软骨病变等）、肩关节不稳定（例如脱位和半脱位）和上盂唇前后向（SLAP）损伤。这些损伤包括 19 例首次肩关节前脱位/半脱位和 18 例前交叉韧带断裂。这些数据，连同 Sanders 等人的研究结果都表明，即使对 NBI 进行了现场处理，这些损伤对军队现役人员的健康仍有着长期显著的影响，不仅影响伤员在剩余任务期的工作能力，还会在任务结束后遗留长期伤残，影响部队在未来的战备。

总体而言，上述研究表明，NBI 在当代军事行动和部署中是一个重大问题，这些损伤严重影响部队战备。此外，这些研究一致显示，大多数 NBI 会对肌肉骨骼系统产生影响，且主要影响四肢。OIF 或 OEF 中需要医疗后送的 NBI 所影响的解剖部位，前五位分别是：①腰背部；③膝关节；③手和腕关节；④足和足踝；⑤肩关节[2]。具体来说，下腰部骨科损伤、骨折、扭伤和拉伤、关节脱位以及过劳性炎症在现役部署人员中非常常见。肌肉骨骼损伤是 NBI 的首要原因，无论这些损伤是否严重到需要医疗后送[2,10,18]，还是不太严重行现场救治即可[1,20,21]；然而，即使是现场救治过的肌肉骨骼 NBI 也可能会在部署后再行住院治疗及手术[12]。尽管在现代战争行动中，许多肌肉骨骼 NBI 都严重到行医疗后送，但这些损伤中还是有 90% 以上可在现场救治，并在 72 小时内重返岗位[1]。这些数据表明，基于"住院床位"的传统军事医疗规划可能已过时，无法支撑现代军事行动期间巨大的门诊任务量[5]。OIF 和 OEF 中，因肌肉骨骼 NBI 而后送的现役军人，在后送 2 周内归队的可能性很小[10]。肌肉骨骼 NBI 的最常见原因包括运动和军体训练、坠落和跳跃、机动车事故、挤压伤或顿挫伤以及举重。在军事部署期间，在陆军和海军陆战队中服役的人员以及有士兵军衔者，NBI 风险最大；但是，部署过程中，其他军兵种的 NBI 风险也很大。

评估军事部署期间非战斗损伤的负担及对资源的影响

成功规划军事作战行动的一项关键要素就是要确保有足够的医务人员、设备及物资，并合理配置以形成必要的医疗护理能力，在军事部署期间能拯救生命并降低战斗伤亡及 DNBI 的影响[24]。迄今为止的数据显示，救治 DNBI 的任务将会消耗大部分医疗资源，且对军事卫生系统及部队战备产生巨大影响。尽管一些项目试图预估战斗及 DNBI 的伤亡情况[22-25]，但准确预估外伤类型及医疗资源需求颇为困难。

Blood 和 O'Donnel 使用第二次世界大战、朝鲜战争及越南战争中海军陆战队伤亡的历史数据开发了一款医疗伤亡预测系统（FORECAS）。该系统旨在根据几种输入变量来预测军事行动期间的人员伤亡数据，变量包括战斗强度（无、轻、中、重、激烈）、伤亡类型（战伤、DNBI 或两者兼有）、部队战斗力（步兵、作战支援类和战勤支援类）、区域（欧洲、东亚、西南亚）以及持续作战天数（15、30、60、90、120 天）。尽管 FORECAS 中的统计模型准确描述了那些基于既往模型的经验性数据，但对于现代战争，特别是在中东及波斯湾地区，该模型的预测能力就极其有限了。这不但是因为用于开发模型的经验数据仅限于海军陆战队的伤亡数据，更重要的是，与 FORECAS 依据的以往军事行动（第二次世界大战、朝鲜战争、越南战争）相比，近期战争（ODS、OEF、OIF）的战斗行动和伤亡类型已经出现了显著改变。如前所述，近些年观察到的肌肉骨骼 NBI 相较于疾病的显著增加，这些模型也无法解释。最后，FORECAS 的伤亡评估主要来自医院的入院数据。Belmont 等指出，现代军事行动中，许多DNBI 损伤都在战区接受治疗，并在 72 小时内康复归队。仅仅基于入院信息的模型无法揭示军事行动期间救治上述外伤所需的医疗资源。

以往，为预估所需资源制订的评估日均伤亡（包括战伤和 DNBI）发生率的模型，依赖于集中趋势，如平均每天发病率[24,25]。该方法存在一些缺点，最明显的是，当伤亡率高于平均水平时，使用平均每天伤亡发生率来预估资源需求可能会导致严重的短缺[25]。因此，有人提倡使用百分位数和置信区间作为替代方案，以解决在军事部署期间预估人员伤亡率和资源需求方面的问题[24,25]。

最近，Wojcik 等人[24,26] 尝试以 ODS 军事行动期间美陆军人员住院数据建立 DNBI 模型[24]，之后用 OEF 和 OIF 的 DNBI 数据完善该模型[26]。其初始模型使用了 ODS 数据，并如 Zouris 和 Blood[25] 所建议的，除每天平均发病率外，重点估算其百分位数，以替代平均值。因其可以根据实际数据提供每天发病率的范围，故对参谋类人员很有助益。他们还查明了 ODS 三个不同时期的住院率，包括战前筹备阶段、地面作战阶段及战后阶段。在筹备及战后阶段，DBNI 的住院率大致相当，但是 ODS 地面作战仅持续 4 天，DBNI 住院率就明显高于前者。上述三个阶段中最常见的诊断均与 NBI 有关。在筹备及战后阶段，23％的住院治疗是由 NBI 造成的；而在地面战斗阶段，超过 44％的住院伤员是因为 NBI。ODS 期间，肌肉骨骼系统疾病是 NBI 住院的主要原因，NBI 及肌肉骨骼系统疾病占所有 DNBI 住院人数的 37％。作者总结认为，军事行动的不同阶段与 DNBI 住院率具有相关性，建议将各阶段住院率单独计算以便于未来规划，并且在规划时使用军事行动各阶段的第 95 个百分位来替代平均每天住院率。根据他们的数据，使用平均每天住院率计算，会导致战区四成天数中医疗资源不足以满足需求，在地面作战阶段仅能满足一天需求。尽管该研究的数据与现代战争更为接近，但是 ODS 短暂的地面作战阶段并不能应用于伊拉克和阿富汗长期军事行动。

为了解决这一局限并拓展其初期工作，Wojcik 等人[26] 在随后的研究中纳入了来自 OEF 和 OIF 的数据，以完善并扩展其 DNBI 模型。他们对历次军事行动起始直到 2004 年 12 月的数据进行了处理。尽管先前有建议采用三阶段分类法（筹备、地面作战、战后恢复），但该研究仅在研究 OIF 时采用了该方法，这种各阶段清晰划分的方法并不适用于阿富汗战争。总体而言，作者认为与之前 ODS 的数据相比，在 OEF 和 OIF 期间的 DNBI 住院率相当，但更低一些。虽然研究者认为住院率降低应归因于部队健康防护工作的改进，但并无数据支持。而且，DNBI 模型也只是包括 OEF 和 OIF 的早期住院数据。作者注意到这一局限，并建议使用两场战争的完整数据进行全面分析，以改进政策和理念。

与先前的研究结果相似，Wojcik 等人[26] 在后续研究中发现 NBI 是 DNBI 入院的首要原因。在针对 NBI 的多变量风险分析中，作者指出包括年龄、人员类型（例如现役、警卫队、预备役）、军衔、性别和岗位类型（例如作战、作战支援、战勤支援）与 NBI 风险相关。无论是 OEF 还是 OIF，NBI 发生率在 20 岁以下现役军人中都是最高，并随着年龄增长而下降。预备役和国民警卫队人员比在 OIF 部署的现役军人更有可能因 NBI 入院，其住院率分别为 48％ 和 17％；而 OEF 期间不同人员类型间因 NBI 的住院率无差别。伊拉克战争期间有士兵军衔者因 NBI 住院的可能性高出 82％，阿富汗战争期间则高出 4 倍。在 OEF 和 OIF 期间，女性 NBI 入院率比男性低 43％。最后，与作战支援及战斗后勤支援人员相比，无论是否参与行动，作战单位人员因 NBI 而入院的可能性都非常大。这些发现与近年来对 NBI 入院率和风险因素的研究结果一致。

综合来看，根据本节中回顾的研究，军方对在军事部署期间 DNBI 和 NBI 负担的认识有了长足的进步，并且已经将这些数据用于对医疗资源的需求进行更准确的评估。然而，正如 Wojick 等人所指出的[26]，尚需对 OEF 和 OIF 多年持续军事行动的全部数据进行完整分析，以进一步优化这些模型。这些研究的另一个缺点是现场处理的 NBI 并未纳入研究。如前所述，尽管在军事部署期后有许多现役军人最终仍因 NBI 需住院救治[12]，但是绝大多数发生肌肉骨骼系统 NBI 的士兵是在现场完成救治的[1]。Johnson 等人指出[5]，由于医疗需求、管理追踪和处理需求等方面不同，在部署环境中对大量的门诊伤病员进行管理不仅与入院治疗有着根本不同，并且难度更大。他们还指出，在做医疗规划时像过去的标准操作一样仅仅依靠住院数据是"冷战遗产"[5]。本章节提到的各种医疗预测模型应当进一步开发，以预测在未来军事部署期间大量的门诊任务[5]。这同样要求参谋人员将 NBI 门诊治疗相关数据纳入未来的模型之中，以评估 DNBI 发病率和医疗需求。

军事部署期间非战斗损伤的预防

现有数据一致显示，与肌肉骨骼相关的 NBI 是导致士兵在战场上寻求医疗救助并从战场行医疗后送的主要原因。该数据还表明，导致 NBI 的主要原因是参与体育活动及军体训练。陆军及海军陆战队的服役人员以及年轻士兵和初、高衔级士兵在军事部署期间发生 NBI 的风险最大。尽管这些损伤有可能加以预防，但关于 OIF 或 OEF 中部署士兵的防伤措施理想效力和实际效力的数据却很有限。

虽然在军事部署过程中预防损伤主要由单位主官负责，但该职责也会落到单位的外科医生及医疗干部肩上。虽然大多数医疗干部都清楚部署过程中预防医学的重要性，但其中许多人因缺乏正规培训、相关实践技能不足或受时间及资源所限而无法专注实施预防措施[27]。即使接受过预防医学培训，他们也缺乏循证策略方面的专业知识，无法预防体育活动及军体训练相关肌骨损伤，而此类损伤却是从战场行医疗后送的首要原因。Withers 等人提出了一个预防医学框架，可以在部署过程中协助医疗官员、支持干部组织并协调预防工作。尽管该框架将 NBI 列为优先事项，但仍缺乏具体预防策略。对于单位外科医生来说有两项头等预防重点工作：一是制订预防医学计划；二是获得主官对该计划的支持。近期有更多研究希望能确定部队防伤重点工作，并提出了部队防伤工作获得主官支持的框架。此外，近年来运动医学类文献报道了在下肢防伤方面取得的重大进展，然而还不清楚此类信息是否传达至部署中的部队。尽管本书的后续章节将主要关注循证防伤策略，但是也不必在军事部署中过分夸大预防 NBI 的需求。

结　　论

在军事部署的过程中，NBI 对军队人员的肌肉骨骼系统所造成的巨大负担不容忽视。这是军队内部一项严重的公共卫生问题，会对部队的备战产生负面影响。近期对 OEF 和 OIF 的几项研究令人们对军队部署过程中 NBI 的影响因素有了更加清晰的认识。大多数此类研究认为发生 NBI 有必要从战场上做医疗后送；然而，在军事部署期间大多数发生 NBI 的人员会在战场完成救治并在 72 小时内重返工作岗位。但是，许多在战场救治的人员，其 NBI 问题会持续整个任务期间，并在其任务结束、从战场返回后需要住院治疗及手术干预。尽管 NBI 被认为是一项巨大的挑战，但为了降低其影响而在部署期间向部队推行健康保护干预措施效果，支持这种作法的数据极其有限。运动医学文献中新出现的策略可能会在预防急性及慢性过劳性 NBI 中发挥作用。当然，这些成果能否在部署期间实现军民融合仍需要数据支持。

免责声明　作者是美国联邦政府及陆军部的雇员。本文仅代表个人观点及主张，并非美国政府、国防部、陆军医学部（AMEDD）及 Keller 陆军医院的官方观点。

〔刘复州　译〕

参考文献

[1] Belmont PJ, Jr, Goodman GP, Waterman B, DeZee K, Burks R, Owens BD. Disease and nonbattle injuries sustained by a US Army Brigade Combat Team during operation Iraqi freedom. Mil Med. 2010;175(7):469-76.

[2] Hauret KG, Taylor BJ, Clemmons NS, Block SR, Jones BH. Frequency and causes of nonbattle injuries air evacuated from operations Iraqi freedom and enduring freedom, U. S. Army, 2001—2006. Am J Prev Med. 2010;38(Suppl 1):S94-107.

[3] Hoeffler DF, Melton LJ, 3rd. Changes in the distribution of Navy and Marine Corps casualties from World War I through the Vietnam conflict. Mil Med. Nov 1981;146(11):776-779.

[4] Holland BD, Long AP. Cost of non-battle injuries and diseases as compared to battle casualties. Mil Med. Jul 1955;117(1):46-50.

[5] Johnson BA, Carmack D, Neary M, Tenuta J, Chen J. Operation Iraqi freedom: the Landstuhl regional medical center experience. J Foot Ankle Surg. 2005;44(3):177-183.

[6] Jones BH, Perrotta DM, Canham-Chervak ML, Nee MA, Brundage JF. Injuries in the military: a review and commentary focused on prevention. Am J Prev Med. 2000;18(Suppl 3):71-84.

[7] Palinkas LA, Coben P. Disease and non-battle injuries among U. S. Marines in Vietnam. Mil Med. 1988;153(3):150-155.

[8] Waterman BR, Schoenfeld AJ, Holland CA, Goodman GP, Belmont PJ, Jr. Burden of musculoskeletal disease and nonbattle nontraumatic injury in both war and disaster zones. J Surg Orthop Adv. Spring 2011;20(1):23-29.

[9] Zouris JM, Wade AL, Magno CP. Injury and illness casualty distributions among U. S. Army and Marine Corps personnel during Operation Iraqi freedom. Mil Med. 2008;173(3):247-252.

[10] Cohen SP, Brown C, Kurihara C, Plunkett A, Nguyen C, Strassels SA. Diagnoses and factors associated with medical evacuation and return to duty for service members participating in Operation Iraqi Freedom or Operation Enduring Freedom: a prospective cohort study. Lancet. 2010;375(9711):301-09.

[11] Eaton M, Marshall SW, Fujimoto S, Gould PL, Poole C, Richardson DB. Review of nonbattle injuries in air force personnel deployed in support of Operation Enduring Freedom and Operation Enduring Freedom. Mil Med. 2011;176(9):1007-14.

[12] Goodman GP, Schoenfeld AJ, Owens BD, Dutton JR, Burks R, Belmont PJ. Non-emergent orthopedic injuries sustained by soldiers in operation Iraqi freedom. J Bone Joint Surg Am. 2012;94(8):728-35.

[13] Withers BG, Craig SC. The historical impact of preventive medicine in war. In: Kelley PW, editor. Textbook of military medicine: military preventive medicine, mobilization, and deployment. Vol 1. Washington, D. C. : Office of the Surgeon General at TMM Publications; 2003:21-57.

[14] Writer JV, DeFraites RF, Keep LW. Non-battle injury casualties during the Persian Gulf War and other deploy-

ments. Am J Prev Med. Apr 2000;18(Suppl 3):64 - 70.

[15] Armed Forces Health Surveillance Center. Medical evacuations from operation Iraqi freedom/operation new dawn, active and reserve components, U. S. Armed Forces, 2003—2011. (MSMR). 2012;17(2):18 - 22.

[16] Writer JV, DeFraites RF, Brundage JF. Comparative mortality among US military personnel in the Persian Gulf region and worldwide during operations desert shield and desert storm. JAMA. 1996;275(2):118 - 121.

[17] Harman DR, Hooper TI, Gackstetter GD. Aeromedical evacuations from operation Iraqi freedom: a descriptive study. Mil Med. 2005;170(6):521 - 27.

[18] Hauret KG, Jones BH, Canham-Chervak M, Bullock SH, Canada S, Knapik JJ. Frequencies and characteristics of medical evacuations of soldiers by air (with emphasis on non-battle injuries), operations enduring freedom/Iraqi freedom (OEF/OIF). Medical Surveillance Monthly Report (MSMR). 2004;10(3):8 - 12.

[19] Hauret KG, Taylor BJ, Patel A, Kersellius G, Comer J, Jones BH. Sports injuries among US Army soldiers deployed to operations Iraqi freedom, New Dawn, and enduring freedom, 2001—2012. Paper presented at: Third International Congress on Soldiers' Physical Performance; 18 - 21 August, 2014; Boston, MA.

[20] Sanders JW, Putnam SD, Frankart C, et al. Impact of illness and non-combat injury during operations Iraqi freedom and enduring freedom (Afghanistan). Am J Trop Med Hyg. 2005;73(4):713 - 719.

[21] Skeehan CD, Tribble DR, Sanders JW, Putnam SD, Armstrong AW, Riddle MS. Nonbattle injury among deployed troops: an epidemiologic study. Mil Med. 2009;174(12):1256 - 1262.

[22] Blood CG, O'Donnell ER. A system to project injury and illness incidence during military operations. J Med Syst. 1995;19(6):457 - 64.

[23] Lynch LC, Elliott CW, McMurry P. Disease and nonbattle injury forecasting. US Army Med Dep J. 1999;Jul-Sep (3):2 - 8.

[24] Wojcik BE, Hassell LH, Humphrey RJ, Davis JM, Oakley CJ, Stein CR. A disease and non-battle injury model based on Persian Gulf War admission rates. Am J Ind Med. 2004;45(6):549 - 557.

[25] Zouris JM, Blood CG. Medical resource planning for combat operations: utilizing percentile estimates as an alternative to the mean. J Med Syst. 2000;24(6):379 - 387.

[26] Wojcik BE, Humphrey RJ, Czejdo B, Hassell LH. U. S. Army disease and nonbattle injury model, refined in Afghanistan and Iraq. Mil Med. 2008;173(9):825 - 835.

[27] Withers BG, Erickson RL, Petruccelli BP, Hanson RK, Kadlec RP. Preventing disease and non-battle injury in deployed units. Mil Med. 1994;159(1):39 - 43.

[28] Ruscio BA, Jones BH, Bullock SH, et al. A process to identify military injury prevention priorities based on injury type and limited duty days. Am J Prev Med. 2010;38(Suppl 1):S19 - 33.

[29] Padua DA, Frank B, Donaldson A, et al. Seven steps for developing and implementing a preventive training program: lessons learned from JUMP-ACL and beyond. Clin Sports Med. 2014;33(4):615 - 632.

第四章　　军队中的运动与锻炼相关损伤

介　绍

参加体育运动是军人维持和提高身体素质的一种普遍方式。在 19 世纪末，参与陆军和海军院校的校际体育比赛的人数有限。1898 年美西战争之后，美军全军开始通过体育运动丰富士兵娱乐生活、增强士气和提高体能[1]。随着时间的推移，体育运动从无组织的比赛过渡到部队发起的运动项目。参加体育活动可以提升体能和士气，这已广为人知，但其造成的外伤和降低备战能力等负面影响需要我们进一步加以关注。

美国现役军人要在能想象到的最为困难的条件下执行各种各样的任务。尽管技术进步已经改变了战争方式，但个人的力量和耐力仍然是美国军事力量的基础。心理素质和身体素质是职业军人必备特质，参加体育运动和军体训练是培养这些特质的重要手段。道格拉斯·麦克阿瑟有句名言："今天，在友好场地上播撒下的种子，明天，一定会在战场上收获胜利的果实！"因此，在军队中普遍将正规军体训练与竞技和娱乐性运动相结合，以保持身体和精神方面的战备状态。虽然这些体育活动可以通过提升体能、友爱和团队精神来增强备战能力，但也可能使参与者面临肌肉骨骼损伤的风险。正如武器系统不断发展一样，影响人员战备的问题也在不断发展，值得进一步关注和研究。

肢体损伤出血仍然是战亡的主要原因[2]。其直接的结果是，军队战伤的救护重点主要落在控制血管损伤引起的出血。止血训练加上外科手术队前出、防弹服的改进和先进的空中医疗后送，使得军人外伤后死亡率降到战争史上的最低水平[3]。虽然战伤救治领域出现了上述明显进步，但非职业损伤这种更为隐匿的医疗问题，正在降低部队战备水平[4]。肌肉骨骼意外损伤通常不会影响生命和肢体，但会造成缺勤，消耗军队单位人员战备能力和军队医疗系统资源[5]。最近的监测研究表明，运动和体育训练相关的可预防非战斗外伤是伊拉克和阿富汗医疗后送的主要原因[6]。

运动和健身相关外伤是美军门诊就医的主要原因[7,8]。门诊就医的各种问题中，意外伤害对战备造成的负面影响最大[9]。部队现役和地方运动员需要提高身体素质以更好地工作，但维持体能需要参加体育运动，因此可能导致受伤。本章我们将讨论军队运动和健身损伤的流行病学，报告行之有效的减伤方法，强调拓展体能的新趋势，这无疑将影响未来的医疗战备。

军队运动损伤监测与流行病学

对训练学校、各单位和各军兵种进行的军事研究清楚地表明，军体训练导致的肌肉骨骼损伤是门诊就诊的主要原因[9-12]。虽然不要求军人参加强制性军体训练以外的体育活动，但军人仍有许多正式和非正式的机会参与这些运动。在 20 世纪初，军队士气、福利和娱乐（MWR）部门成立，目的是建立、运营和维护军队营区的健身房和其他健身设施。此后，MWR 和类似组织继续为国内和在外部署的部队开发和改善运动和健身条件。大多数部队营区都有开展各类体育活动的体育馆、球场和赛场。大多数营区都有志愿的单位内体育联盟，包括夺旗橄榄球、篮球、足球、排球和垒球。单位内联盟是一个友好的全营区计划，对军人及其配偶开放。除了这些营区外的志愿联盟，体育活动也常规被纳入部队强制健身训练计划。

武装部队体育（AFS）项目是给军人提供另一个训练并参加最高水平体育比赛的机会。该项目于1948 年正式成立，为军事人员参加国家、奥林匹克和国际比赛，如国际军事体育理事会（CISM）的世界军事锦标赛铺平了道路。AFS 项目提供了 25 个男女团队和个人运动项目；每年举办 16 个武装部队体育锦标赛和 9 个资格赛/试训营；参加了 9 届全美锦标赛和 16 届 CISM 世界军事锦标赛。2012 年，有 21 名现役军人参加了伦敦奥运会。代表美国参加国内和国际赛事的选手是从年度武装部队锦标赛或者训练营的资格赛中选出的[13]。

陆军士兵体育竞赛于 2013 年 5 月推出，与单位内联盟分开，每半年举办一次竞赛，让各营级部队相互竞争。其目标是通过仅限军人的竞赛来提高竞技水平，发现最好的军人运动员。赛事包括男女篮球、排球、足球、夺旗橄榄球、垒球和男女混合战斗队越野。营级团体组争夺单位冠军，赢家继续参加地区锦标赛，最终争夺全军体育锦标赛冠军。"陆军运动项目体现了军人综合身体素质的关键要素——提升体能，增强恢复能力，培养团队精神和同志情谊，同时促使士兵在自由支配的时间内积极参加运动，从而减少士兵参与高风险事务的机会"，营区管理司令部指挥官 Mike Ferriter 中将签署行动命令时写道[14]。

重视体育可以带来许多积极影响，比如提高士气、友谊和体能，但也有消极的一面。如前所述，运动和体能训练伤是医疗后送的一个主要原因[6]。其他许多研究也强调军人参加体育运动时受伤带来的影响。Burnham 等人在 2010 年分析了 1993—2002 年在篮球、夺旗橄榄球和垒球运动中受伤并报告给美国空军（USAF）安全中心的数据[15-17]。作者报告，在 10 年的研究期间，篮球造成的外伤最多。有趣的是，作者也指出，篮球是美国空军最受欢迎的运动。打篮球受伤在总缺勤中排名第四，排名中包括与运动无关的外伤。最常见的受伤机制是跳起着地时姿态错误（26％），其次是跳起着地时踩到球员的脚（17％）。垒球是导致伤后缺勤第二多的运动，总排名第五。最常见的损伤机制是滑倒（23％），然后是被球击中（20％）。夺旗橄榄球是受伤人数排名第三的运动，总排名第八。最常见的受伤机制是相互碰撞（42％），其次是在奔跑时摔倒（14％）。

在其他军事研究中垒球、篮球和足球也是受伤人数最多的体育运动，这与上述发现一致[7,11]。Burnham 等[15-17] 也讨论了能预防或减少上述运动外伤的方法。这些预防策略包括通过训练提高平衡能力、使用踝关节支具、贯彻落实规则，进行适当热身和赛季前准备训练，同时使用更多的安全装备（头盔、眼和口护具等）。研究表明，训练可以提高与膝关节前交叉韧带（ACL）损伤相关的跳跃着陆控制能力。这可能降低在运动参与期间 ACL 撕裂的风险[18]。资金消耗和时间似乎是执行这些预防策略的主要障碍。尽管这些保障运动安全的策略在短期内增加费用，但考虑到其可减少缺勤天数或部队部署期间的医疗后送，长远来看可能更值得。

运动损伤如果严重，将产生从缺勤到手术和后续康复等各种经济影响。一些运动伤病也可能导致因伤残退伍，并长期影响健康和生活质量。据估计，每年仅用于治疗膝关节前交叉韧带损伤的费用大约有20 亿美元[19]。由于 70％以上的前交叉韧带损伤是非接触型的，所以其中很多都是可以预防的。一项为期 6 年的研究显示，在军队中，由于运动损伤而住院的人每年缺勤 29 435 天，折合男性和女性分别为每 10 000 人 38 天和 18 天[7]。到目前为止，膝关节是最常见的受伤部位，骨折是最常见的外伤类型。膝关节是现代体育运动中最常见的身体损伤部位；多达 40％的运动损伤为膝关节外伤[16,20]。了解每项运动常见损伤模式和运动参与者的常见危险因素，可帮助医务人员和团队领导采用干预措施降低外伤风险。

部队运动员通常根据个人兴趣、季节、设施和训练日程参加各种运动。每项运动有特定风险因素，在外伤发生过程中影响很大。这些外部风险因素可在参与前识别，许多情况下可降低其效应，以减少外伤风险。除了运动本身，运动员还可能有某些内在的危险因素，使其易受外伤。如果内在因素不可变，也应将其找出，并在向运动员提供体育运动咨询时加以考量。检视特定体育运动和普通运动员的内源性和外源性外伤危险因素，有助于找出正确的减伤计划能够加以改变的领域。

军队体育运动中的肌肉骨骼损伤的相关因素

运动损伤的风险因素在部队与地方人群中相似，因为各种运动都有内在风险，可能导致各种损伤类型。一些已发表的研究调查了军人在体育运动中受伤的风险因素[20-26] 和发病率[20,21,23-25,27-29]。还有文献报道了地方环境中运动损伤的风险因素、类型和发病率，结果与其相似[30]。不管风险因素是内因还是外因，也不管其是否可变，更为重要是开发和实施能防伤的方案和策略措施[31]。在接下来的章节里，我们将比较在部队运动环境和地方运动环境中的内部和外部风险因素。在本次讨论中，我们将重点放在归纳分类这些危险因素，并讨论这种分类在预防运动相关损伤中的临床意义。

外部风险因素

体育运动致伤的外部风险因素不是参与者所固有的。军事单位和军事职业所特有的外部因素可能更难以理解。减少这些外部风险因素理论上相对简单，但在实践执行中有许多军事方面独有的障碍。装备、场地、教练和规则落实是已知的与运动损伤相关的外在因素。在部队环境中，减少这些风险因素可能有困难。因为与特定任务训练相比，运动和身体训练往往是次要问题。

军事单位因类型不同，运行节奏和训练周期不同，因此各单位均有差异。一些军事单位一年中可能会有一段时间为即将到来的部署、长时间的野外驻训演习（FTX）或技能比武考核进行高强度的训练。一些单位领导认为在军体训练中让士兵有机会进行体育活动，是对他们辛勤工作的一种奖励，也让他们能在严酷的军体训练中缓缓劲。当一个单位从任务部署或长期的野外驻训演习归来时，这种做法也很常见。如果主官们认为参加单位体育运动是对工作表现良好的奖励，士兵们就可能因身体调节和体能水平不高致使受伤风险增大。部队的运行节奏是运动损伤的可变外在危险因素。主官们必须意识到这种风险并制订相应的体能训练计划。此外，如果要把运动加入到训练日程中，要采取措施确保大家均已充分考虑已知风险因素，这对降低风险至关重要。

运动损伤的另一个外在风险因素是使用适当的安全设备。在大学和职业体育比赛中，使用安全设备是强制性的。例如，在美式橄榄球中，一个球员不戴头盔或垫肩参加比赛是闻所未闻的[32]。在军事训练期间，没有适当的防护装备（包括防弹背心、头盔或武器）的士兵是不能执行任务的。然而，当这些士兵参加有组织的夺旗橄榄球比赛时，他们却通常穿着普通跑步鞋。不合适的鞋子会大大增加滑倒和扭伤的风险。同样的问题也存在于军人参加其他的运动时。穿着跑步鞋打篮球或者垒球也会导致下肢受伤。跑步也许是部队最流行的运动，多项研究表明合适的鞋子有助于减少外伤。在基础训练的环境下，多项研究跑步损伤的调查显示，不合适的鞋是重要影响因素[33,34]。

运动场地是军事环境中的另一个外在可控危险因素。一般来说，部队运动会在能找到的各种空地上进行，其中包括不是为运动设计或未经检查的草地，甚至大面积的混凝土，如空停车场。部队人员参与夺旗橄榄球受伤率相当高。此类外伤一个主要因素就与场地相关[16]。通常，部队营区的开放区域用途很多，不平坦、布满车辙和其他不易被发现的障碍物。再加上糟糕的地表和错误装备，更增加了受伤风险。有组织的体育运动列入训练日程后，主官和单位领导应采取适当措施，确保有合适的设施可用。此外，在开展体育活动之前，单位领导一定要检查设施是否有风险隐患，任何明显缺陷都要注意，以减少受伤风险。

除了装备和比赛场地，缺乏专业的执行人和教练也是受伤的危险因素。单位军体训练中的某些运动项目没有训练有素的执行干部，是军事单位的普遍现象。军事单位也缺乏训练有素的教练或条件好的干部，确保下属在运动前做好准备。如果某项运动成为日常训练项目，就不会有干部或教练对其负责，组织监控体育比赛的任务就落在参与者身上。这样一般会导致运动竞争越来越激烈，也更消耗体能。这样的运动放弃了基本原则，参与者准备不充分就开展运动，外伤风险会增加。单位领导可以采取相对简单的步骤来组织体育运动，即开始前要明确参与规则，并分配专人进行监督，以加强训练安全，减少受伤风险。

内在因素

内在风险因素是运动员个人特有的。在某些情况下，这类因素可能是可变的。但无论如何都应找出内在风险因素，并在适当时予以消除。腘绳肌腱损伤在运动参与者中很常见，其受伤的危险因素也有广泛报道[35,36]。在内在风险因素中，最多报道的有年龄、柔韧性、力量、体能和过去的外伤史[35,36]。军人参加运动和军体训练时也存在这些内在的危险因素。

首先要考虑的因素是运动参与者的整体健康水平。人们可能会认为，参军并继续服役需要较高的健康水平。虽然军人有健身要求，但各军兵种并不一致，各单位在执行这些标准时也不尽一致。结果，军队里有些人不能达到身高/体重或基本的健康标准。军队研究表明，当前的健康水平可能是未来军事训练中受伤的一个重要风险因素[23-25]。提高新兵基础训练前的健康水平可以降低肌肉骨骼损伤的发生率[29,37]。找出有氧体能水平不达标的成员，督促其通过体能测试标准，也能降低体质不良者对军队训练伤的影响。肥胖通常是低水平氧适能主要原因，会增加受伤的风险[28,38]。

肥胖是另一个内在的风险因素，这对军事和民间运动员都一样[30]。虽然全军有身高和体重的标准，但执行这些标准则因单位而异。健康水平和肥胖都是可变风险因素，应作为单位常规军体训练计划[28]的内容经常进行监测。在单位训练前找出这些人并实施提升计划，对预防肌肉骨骼损伤至关重要。另一个容易确定的外伤危险因素是既往外伤史。

既往的肌肉骨骼损伤史是训练伤的主要不可变危险因素之一[39,40]。关于这种风险因素存在的原因虽然没有达成共识，但有一种理论认为，运动员未从前次外伤中完全恢复就重返运动存在风险[40-45]。有既往外伤史的运动员或军人可以由体育医务人员评估，明确其在参加运动前是否需要康复。在军队里，外伤康复往往关注能否参与单位军体训练并完成强制体能测试。这些体能测试并非针对特定运动，因此尽管伤员在力量、移动性或运动控制方面有明显不足，但仍然能参加全部军体训练。虽然既往受伤史是不可变危险因素，但如果确定伤后仍然存在功能缺失，即为可变因素。而且，二级预防对有肌肉骨骼损伤史的现役军人更加重要。

年龄是运动损伤发生的另一个内在危险因素[46,47]。最年轻的军人可能与许多地方大学运动员年龄相仿，而经验丰富的军人往往接近 45～50 岁。经验增加往往与晋升和职业发展有关。意料之中的是，士兵军衔越高，任务期间受伤也会增多[48]。现役军人运动伤的类型也与年龄有关。最近一项综述报道，急性创伤性关节损伤和骨折似乎更常见于年轻现役军人，年龄越高，此类损伤的风险越低。相反，长期过劳伤、膝关节和肩部的纤维软骨损伤以及退行性关节疾病和骨关节炎（OA）的风险在较年轻的年龄组中最低，并随着年龄的增加而增加[49]。虽然年龄不是受伤的可变风险因素，但容易识别。单位领导必须考虑，对于年龄较大的军人来说参加体育运动的受益是否大于增加受伤的风险。

最后要讨论的内在风险因素包括力量、灵活性、神经肌肉控制[50]。可以说军体训练最重要的就是热身和放松阶段。在军事环境中，由于时间限制，这些内容往往被忽视。军队里的力量训练经常个人自主安排，很少进行团体力量训练。当力量训练整合入体能计划后，其重点即为体能测试表现，而不是特定的运动技能。地方运动医学研究文献中相当重视神经肌肉控制的概念。神经肌肉控制不仅是已知的损伤危险因素，而且将改善神经肌肉控制的干预措施纳入训练之中，可以减少受伤风险，特别是膝关节[51]。如前所述，在军人中，膝关节是运动相关损伤最常见的部位之一。

在以上讨论的所有部队人群外伤危险因素中，最严重的因素可能是规划和执行不足，这可以通过正确的指挥和保障加以调整。公布军体训练计划可以确保参与者到达时穿着合适的鞋子。在比赛前一天检查比赛场地可以找出受伤的环境风险。确保所有参与者在参加体育活动之前都清楚比赛规则，要有专人确保这些规则得以执行，以减少受伤风险，这些重要策略都可让军人更安全地参与体育活动。科学的训练计划有助于减少疲劳致伤[23]。有几项针对职业运动队的研究发现，疲劳是各种损伤的一个重要的内在危险因素[52-56]。理解疲劳在部队环境中的作用，可用一个例子来充分说明。一名现役军人执行任务时每天要巡逻 12～18 小时，携带设备可能超过 85 磅（1 英镑≈0.45 千克）。这种任务不仅会带来身体压力，也存在着严重的精神压力，会导致疲劳和注意力不集中。回到基地后，这些军人可能会参加体育活动，以便从紧张的任务中放松精神。在身体和精神的疲劳状态下，参加一项无组织的体育活动，会增加肌肉骨骼损伤的风险。

大多数对运动损伤预防和管理的研究，其对象均为大学和专业级地方运动员。专门从事运动医学的部队医护人员，包括物理治疗师、骨科医生和接受过运动医学培训的内科医生通常会整合这些研究成果，将其用于伤员的评估和管理。地方运动员治疗方面的进步可直接影响军队运动员的管理。研究地方运动员的治疗方法，将其治疗水平与部队运动损伤的医疗护理进行比较，可以为军队运动损伤管理提供见解和思路。

2003 年，一名大学生足球运动员参加了全国大学的比赛，在回答他进攻风格的问题时引起了全国争议。他回答的内容包括保护自己不受他人伤害、在战争中竞争，做赛场上的士兵，当然他的语言比这里描述的色彩更强烈。他发表评论的时候，美军正在阿富汗和伊拉克进行真枪实弹的战斗。大学领导对他提出意见后，他意识到大学体育运动不是作战行动，并立即做出道歉。各个级别比赛中的运动员暗指战斗发生在运动场上，这不是第一次，也不会是最后一次。当地方运动员踏上万众瞩目的战场，他们的最终表现是要真正战场来判定的，也许答案在于将地方运动医疗模式整合入我们的军队中[49]。

地方运动员享有针对其运动的成体系训练计划，一流的训练设施，并在训练环境中随时可以获得高质量运动医学资源。军人一直在为外部形势做准备，其重要性远超输赢。军队普遍存在运动和健身损伤发生率高的情况，说明我们军队运动员的医疗保健模式需要改变[57]。尽管人员和培训问题似乎是无法克服的执行障碍，但吸收地方行之有效的运动医学内容能帮助降低部队环境中的肌肉骨骼损伤率。

地方和部队体育参与管理之间的主要区别在于竞赛的规划阶段。地方机构积极管理运动员，充分意识到出现外伤将导致运动时间减少。所以他们规定，如训练条件未改善或全面运动前筛查未完成，要限制练习。要在完成最低数量的练习之后才可进行比赛。训练有素的医务人员参与制定竞赛条件、安排训练时间和制定训练流程。练习和训练的强度逐渐提高，从而使运动员的运动水平在比赛时达到顶峰。这种渐进的方法需要运动员参加全部训练课程。因此，在开始训练之前，找出有受伤危险的人至关重要。

如前所述，所有地方运动员在参加体育运动之前，都进行了全面的预筛查。筛查还包括找出外伤的危险因素。外伤发生的主要不可变易患风险因素之一是既往外伤史[39,40]。医务人员对先前有外伤史的运动员进行进一步评估，以确定其参加运动前是否存在康复需求。可以使用各种筛查工具来找出更易受伤的运动员。功能运动筛查（FMS）即是此种工具之一，能找出功能失调的运动模式。该筛查得分低的运动员可以由医疗保健专业人员进一步检查，明确其在比赛前应进行的正确矫正运动。越来越多的研究表明，这种筛查评估得分较低者受伤风险较高[50,58-60]。多项研究还表明，正确培训过的人员可有效执行 FMS[61-63]。越来越多的证据证明了 FMS 的有效性，可用于数量众多的部队人群。为消除外伤的外部风险因素，除了在参与运动前对运动员进行筛查，还应对运动场地和设备进行分析。

地方在举办任何类型的体育运动之前，都会对场地和运动器材进行彻底检查。研究表明，下肢的非接触外伤可能与运动地面的类型有关[64]。所以，大学和专业运动场常规安装了第三代草皮地面[65]。地方研究报告了在不同地面上进行不同运动外伤率[66]。该研究建议为各种运动和地面制订穿着鞋具的建议，以达到鞋与地面理想关系，从而最大限度地减少外伤。应在运动员踏上比赛场地之前，常规消除场地条件或设备不佳等危险。在军队中，运动场和训练设施的状况可能会因位置而存在很大差异。在美国的一些驻地，具有最新一代的人造运动地面或维护良好的天然草皮。在较小的营区或部署地建立的运动场通常维护得不太好，可能让部队运动员身处严重的外伤危险之中。系统采纳某些简单的风险管理策略，例如在活动前进行现场检查，可以大大减少这些危害。

与常见的有组织体育活动相比，军队参与运动的模式在计划和执行阶段组织力都差很多。一些人独自训练以实现个人健身目标，而其他人则参加各种部队内部运动。比赛前通常很少或根本没有针对运动的有组织热身。单位体能训练标准以及针对特定工作的训练标准可能会对规律参与体育运动产生负面影响。由于同时存在多种健身要求，运动进度的基本概念经常被忽视。单位配备的物理治疗师和相关的医疗保健资源可以帮助缓和许多此类问题。美国陆军目前为每个战斗旅（BCT）分配物理治疗师，目的是治疗受伤，防止受伤并优化身体机能。但士兵与理疗师的比例过高，致使其作用难以充分实现。一个大型的地方运动队通常有一名理疗师和几名运动教练与运动员一起工作。一个物理治疗师负责 100 名以上运动员的情况极为罕见。陆军 BCT 由大约 3 500 名士兵组成，却仅指派了一名物理治疗师。军事卫生系统中没有足够的经过运动医学训练的医疗人员来协助管理与运动有关的多种医疗问题。结果，军队难以整合主动防伤措施，常常会出现运动与锻炼相关外伤。对体育运动的规划不足会直接影响到体育锻炼的执行阶段，并有可能导致运动中肌肉骨骼受伤的风险增加。

地方每项有组织的体育活动和竞赛现场都安排了训练有素的医务人员。时间表会预先制定好，并分发给所有团队工作人员，以便进行计划和准备。部队在制定专项工作标准时，警示内容通常很少甚至没有。因此，每周可参加体育活动的时间可能会有很大差异。所以一旦有时间参加，还能找到人一起比赛，军队运动员通常会直接开始体育比赛。一名排队参加夺旗橄榄球比赛的军人，有可能穿着他当天早晨军体跑步训练时穿的那双跑鞋。在这种环境下，缺少适当的鞋类，与单位正常军体训练在同一天进行的、看似计划外的体育比赛，这两个属于可变的外部伤害隐患。无计划和准备就参加运动，运动员受伤的可能性很高。一旦发生外伤，军队提供的医疗服务并不总能很好地满足运动员和士兵的高要求。纳入运动医学与康复团队（SMART）临床模式可望通过传统运动员使用的运动医学模式来改善士兵的卫生保健服务[67]。

传统的卫生保健诊所以初级保健管理者作为专科诊所的看门人。已挑选了一些海军医疗机构采纳了SMART 临床模式，目标是改善对肌肉骨骼损伤患者的治疗[67]。SMART 诊所的运动训练室编制有医生、物理治疗师和运动员训练师，他们共同努力，为急性伤的运动员提供多学科治疗。这种组织方法允许更多患者就诊，转诊至专科诊所也不会延误治疗。其最明显执行障碍是，军事卫生系统中缺乏培训有素的医疗保健人员来提供这种类型的治疗。为增加训练有素的医疗保健人员数量，满足部队运动员需求，可将医生、理疗师和骨科医生的多学科运动医学高级教育项目进行推广。向军事卫生系统中的核心运动医学团队补充专长于运动相关肌肉骨骼损伤病的专职医疗保健人员，这也是越来越受部队欢迎的一种模式；但是，这些合同雇员通常是固定人员，无法与军事单位一起部署，这是此方法的问题。

健身新趋势

部队运动员既要努力提高体能又要保持多样化的训练，自然而然需要进行如下选择：要么提高整体体能，要么降低受伤的可能性。一些新作法如极简跑步法、高强度间歇训练和城市障碍赛已涌现出来。在指导下参与这些运动会产生显著的健身效果，而缺乏正确指导或循序渐进则可能会导致严重的伤害。错误指导极简跑步法会导致下肢疲劳性损伤，在城市障碍跑课程中误导则可能会导致非常严重的骨科损伤。了解这些新兴锻炼方法对所有军人都很重要，因为参与这些运动的频率只会不断增加。

跑步社区正普遍发生变化。许多跑步者正从极具缓冲和防护性的鞋转向更简约的跑步方式。进化设计似乎表明，人类的脚能够承受多种双足行走模式所产生的压力和应变。一些医疗保健人员和商业跑鞋企业提倡的观点是，人的脚是脆弱的，需要保护，免受地面和压力的影响[68]。一些跑步者认为，过度缓冲的跑鞋会导致跑步形式发生内在变化[69]。这种跑步形式的改变可能会影响运动功能，并导致下肢损伤。为了应对这些潜在的影响，跑步社区的一些成员开始转向更简约的跑鞋。极简跑鞋可促成更自然的前足跑步风格，减少后足撞击的地面反作用力[69]。虽然目前的研究水平还很难下定论，但许多极简跑者提倡用前足跑步的方式来提高运动成绩，降低受伤风险[68,70-72]。

体能提升和受伤风险降低的诱惑力无疑对部队运动员很有吸引力。因此，经常会看到现役人员穿着极简跑鞋，采用偏前脚的跑步法。这种运动装备和风格的转变并非没有风险。极简跑步者已经出现了一些损伤，主要是足部[73]。如训练不充分，且未循序渐进地过渡到极简跑步时，足部可能出现骨应力变化[74]。如第五章中详细讨论的，其造成的跖骨应力骨折至少会影响士兵奔跑或行军 3～6 个月。为了减少使用极简跑鞋的受伤风险，应尽快对跑步者进行此新兴健身方式的充分教育、指导和培训。如果计划采用极简跑步法，跑步者需要至少 3～6 个月的过渡期。采用极简前足跑步技术，步态模式和应力产生有明显差异[68,75]。在过渡到前足跑步法后，因其身体适应了新的跑步法，生物力学也已改变，跑步者应准备好大幅减少训练量和强度。这些步态模式的改变会提高运动员的表现并减少损伤，还是会使跑步者易于发生应力性骨折和其他过度使用损伤，这在很大程度上取决于所采用的训练和过渡方法。

另一个新兴健身方法，高强度间歇训练（HIIT）号称迅速提高力量和耐力。这种训练有几个不同来源的高度商业化版本，其中最受欢迎的可能是 CrossFit。HIIT 带来的所谓的健身益处似乎与许多军事职业的体能标准直接兼容。许多士兵认为，目前标准化的军事体能标准不足以使每个人都能应对战时的爆发性和高强度任务。专门为部队战术运动员改编的 HIIT 版本已经证实可提升体能测量成绩，同时降低受伤风险[76]。许多军事单位接受了各种形式的高强度间歇训练的理念。虽然爆发式高强度间歇训练能显著提高体能，但受伤风险也会增加。如果指导不充分，最大限度重复一次运动直至失败，无疑会导致过度使用损伤。方式不正确，加上疲劳和爆发性机能重复，会导致创伤性肌肉骨骼损伤，需要数月才能痊愈。对 HIIT 的认识至关重要，这样各级军队领导才能保障充分训练和设施，以正确整合这种新兴的体能训练形式。

成功通过各种人造障碍比赛课程都需要利用耐力、力量、协调性和敏捷性。这些商业化项目被认为是测试体质各组成部分的满意方法。其中一些障碍课程的任务与军事训练课程非常相似。现役军人理解这些任务与专项工作结合产生的体能益处后，会认为参与城市障碍课程颇具吸引力。参加这些活动是一个相对较新的趋势，有各种各样不同的障碍课程可供选择。因此，关于每个参与赛事受伤率的信息很少。参加这些活动的军人必须意识到，在某些情况下会受伤，甚至是灾难性伤害。正确训练后参加组织良好的赛事可以帮助降低外伤风险。

体能在履行军事职责中的重要性可以追溯到最早期的军队组织形式。在最高级别执行军事任务所需的运动模式同样会出现在几种不同类型的体育活动中。部队常被称为社会的缩影。因此，平民世界中的许多体育健身动向往往会进入部队体能训练项目中。这些趋势通常可提升体质和成绩，但也可以增加或改变军队人群的肌肉骨骼损伤风险。军方一直在平衡参与体育健身项目带来的成绩效益与伤害后果。有正确的训练和装备，并坚持基本的循序渐进锻炼原则，军人可以继续享受各种各样的运动和健身活动，提高全面战备状态，同时降低受伤风险。

总结与结论

美国军人的实力和毅力将继续对未来军事冲突的结果发挥决定性作用。为了保持和提高体能方面的准备，美国军队不仅依赖正规的军体训练项目，而且还吸收了竞技和娱乐运动。虽然参加体育运动有助于改善身心健康，培养友谊和团队精神，但这些活动也使参与者容易受到肌肉骨骼损伤的风险。部队领导者有责任吸收循证方法，采用同行评议文献中所展示的方法，提高体能并降低可预防伤害的发生率。

大多数以运动损伤预防和管理为重点的研究都以大学生和职业水平的地方运动员为研究对象。专长于运动医学的部队卫生保健人员，包括物理治疗师、骨科医生和受过运动医学训练的医生，会常规将上述研究结果纳入到受伤士兵的评估和管理中。在治疗地方运动员方面所取得的进步可以对部队运动员的管理产生直接影响。观察地方运动员的各种治疗方法，以及筛查和防伤的作用，可以为管理部队运动和健身损伤的提出建议。

参加体育运动的益处不能被肌肉骨骼损伤的风险所抵消。除了身体上的获益非常明显，心理弹性和压力控制方面等额外益处同样非常宝贵。然而，运动和体育训练项目计划和执行不当，会出现本可预防的外伤。各级部队主官必须找到降低受伤风险的方法，同时仍能从参加体育运动中获益。应充分规划、执行和整合现有的卫生保健资源，使体育和健身活动继续成为军事训练不可缺失的组成部分，同时不会对人员和战备造成不利影响。

免责声明　所有作者都是美国联邦政府和美国陆军的雇员。包含的意见或观点是作者的私人观点，不应解释为官方观点，也不应反映美国政府、国防部或埃文斯陆军社区医院的观点。

〔杨　勇　译〕

参考文献

〔1〕　Wakefield WE. Playing to win：sports and the American military. New York：State University of New York Press；1997.

〔2〕　Dua A，Patel B，Kragh JF Jr. ，Holcomb JB，Fox CJ. Long-term follow-up and amputation-free survival in 497 casualties with combat-related vascular injuries and damage-control resuscitation. J Trauma Acute Care Surg. 2012；73（6）：1517 - 24（discussion 1524）. doi：10. 1097/TA. 0b013e31827826b7.

〔3〕　Goldberg MS. Death and injury rates of U. S. military personnel in Iraq. Mil Med. 2010；175（4）：220 - 6.

〔4〕　Tiesman HM，Peek-Asa CL，Zwerling CS，Sprince NL，Amoroso PJ. Occupational and non-occupational injuries in the United States Army：focus on gender. Am J Prev Med. 2007；33（6）：464 - 70.

〔5〕　Sell TC，Abt JP，Crawford K，et al. Warrior model for human performance and injury prevention：Eagle Tactical Athlete Program（ETAP）Part Ⅱ. J Spec Oper Med. 2010；10（4）：22 - 33.

〔6〕　Hauret KG，et al. Frequency and causes of nonbattle injuries air evacuated from operations iraqi freedom and enduring freedom，U. S. Army，2001 - 2006. Am J Prev Med. 2010；38（1 Suppl）：S94 - 107.

〔7〕　Lauder TD，Baker SP，Smith GS，Lincoln AE. Sports and physical training injury hospitalizations in the Army. Am J Prev Med. 2000；18（3 Suppl）：118 - 28.

〔8〕　Jones BH，Cowan DN，Knapik JJ. Exercise，training and injuries. Sports Med. 1994；18（3）：202 - 14.

〔9〕　Jones BH，Perrotta DM，Canham-Chervak ML，Nee MA，Brundage JF. Injuries in the military：a review and commentary focused on prevention. Am J Prev Med. 2000；18（3 Suppl）：71 - 84.

〔10〕　Brawley S，Fairbanks K，Nguyen W，Blivin S，Frantz E. Sports medicine training room clinic model for the military. Mil Med. 2012；177（2）：135 - 8.

〔11〕　Knapik JJ，McCollam R，Canham-Chervak M，et al. Injuries and injury prevention among senior military officers at the Army War College. Mil Med. 2002；167（7）：593 - 9.

〔12〕　Tomlinson JP，Lednar WM，Jackson JD. Risk of injury in soldiers. Mil Med. 1987；152（2）：60 - 4.

〔13〕　United States DoD. Armed Forces Sports. http：//armedforcessports. defense. gov/AboutAFS. aspx. 2013. Accessed 10 April 2013.

〔14〕　Hipps T. New Army Sports Program to pit battalion against battalion. http：//www. army. mil/article/100324/New _Army_Sports_Program_to_pit_battalion_against_battalion/. 2013. Accessed 10 April 2013.

〔15〕　Burnham BR，Copley GB，Shim MJ，Kemp PA. Mechanisms of basketball injuries reported to the HQ Air Force Safety Center a 10-year descriptive study，1993—2002. Am J Prev Med. 2010；38（1 Suppl）：S134 - 40. doi：10. 1016/j. amepre. 2009. 10. 009.

〔16〕　Burnham BR，Copley GB，Shim MJ，Kemp PA，Jones BH. Mechanisms of flag-football injuries reported to the HQ Air Force Safety Center a 10-year descriptive study，1993—2002. Am J Prev Med. 2010；38（1 Suppl）：S141 - 7. doi：10. 1016/j. amepre. 2009. 10. 010.

〔17〕　Burnham BR，Copley GB，Shim MJ，Kemp PA，Jones BH. Mechanisms of slow-pitch softball injuries reported to the HQ Air Force Safety Center a 10-year descriptive study，1993—2002. Am J Prev Med. 2010；38（1 Suppl）：S126 - 33. doi：10. 1016/j. amepre. 2009. 10. 008.

〔18〕　Owens BD，Cameron KL，Duffey ML，et al. Military movement training program improves jump-landing mechanics associated with anterior cruciate ligament injury risk. J Surg Orthop Adv. 2013;22(1):66 - 70.

[19] Grindstaff TL, Hammill RR, Tuzson AE, Hertel J. Neuromuscular control training programs and noncontact anterior cruciate ligament injury rates in female athletes: a numbers-neededto-treat analysis. J Athl Train. 2006;41(4): 450 - 6.

[20] Kuikka PI, Pihlajamaki HK, Mattila VM. Knee injuries related to sports in young adult males during military service—Incidence and risk factors. Scand J Med Sci Sports. 2011;23(3):281 - 7.

[21] Jones JC, Burks R, Owens BD, Sturdivant RX, Svoboda SJ, Cameron KL. Incidence and risk factors associated with meniscal injuries among active-duty US military service members. J Athl Train. 2012;47(1):67 - 73.

[22] Sikorski C, Emerson MA, Cowan DN, Niebuhr DW. Risk factors for medical disability in U. S. enlisted Marines: fiscal years 2001—2009. Mil Med. 2012;177(2):128 - 34.

[23] Knapik JJ, Graham BS, Rieger J, Steelman R, Pendergrass T. Activities associated with injuries in initial entry training. Mil Med. 2013;178(5):500 - 6.

[24] Knapik JJ, Graham B, Cobbs J, Thompson D, Steelman R, Jones BH. A prospective investigation of injury incidence and risk factors among Army recruits in combat engineer training. J Occup Med Toxicol. 2013;8(1):5.

[25] Knapik JJ, Graham B, Cobbs J, Thompson D, Steelman R, Jones BH. A prospective investigation of injury incidence and injury risk factors among Army recruits in military police training. BMC Musculoskelet Disord. 2013;14: 32.

[26] Lisman P, O'Connor FG, Deuster PA, Knapik JJ. Functional movement screen and aerobic fitness predict injuries in military training. Med Sci Sports Exerc. 2013;45(4):636 - 43.

[27] Kaufman KR, Brodine S, Shaffer R. Military training-related injuries: surveillance, research, and prevention. Am J Prev Med. 2000;18(3 Suppl):54 - 63.

[28] Cowan DN, Bedno SA, Urban N, Yi B, Niebuhr DW. Musculoskeletal injuries among overweight Army trainees: incidence and health care utilization. Occup Med (Lond). 2011;61(4):247 - 52.

[29] Knapik JJ, Darakjy S, Hauret KG, et al. Increasing the physical fitness of low-fit recruits before basic combat training: an evaluation of fitness, injuries, and training outcomes. Mil Med. 2006;171(1):45 - 54.

[30] Brukner P, Khan K. Brukner & Khan's clinical sports medicine. 4th ed. Australia: McGrawHill Australia Pty Ltd; 2012.

[31] Cameron KL. Commentary: time for a paradigm shift in conceptualizing risk factors in sports injury research. J Athl Train. 2010;45(1):58 - 60.

[32] Prentice W. Principles of athletic training: a competency based approach. 14th ed. New York: McGraw-Hill; 2011.

[33] Buist I, Bredeweg SW, Bessem B, van Mechelen W, Lemmink KA, Diercks RL. Incidence and risk factors of running-related injuries during preparation for a 4-mile recreational running event. Br J Sports Med. 2010;44(8):598 - 604.

[34] Buist I, Bredeweg SW, Lemmink KA, van Mechelen W, Diercks RL. Predictors of runningrelated injuries in novice runners enrolled in a systematic training program: a prospective cohort study. Am J Sports Med. 2010;38(2):273 - 80.

[35] Croisier JL, Forthomme B, Namurois MH, Vanderthommen M, Crielaard JM. Hamstring muscle strain recurrence and strength performance disorders. Am J Sports Med. 2002;30(2):199 - 203.

[36] De Visser HM, Reijman M, Heijboer MP, Bos PK. Risk factors of recurrent hamstring injuries: a systematic review. Br J Sports Med. 2012;46(2):124 - 30.

[37] Gribble PA, Brigle J, Pietrosimone BG, Pfile KR, Webster KA. Intrarater reliability of the functional movement screen. J Strength Cond Res. 2012;27(4):978 - 81.

[38] Richmond, SA. et al. Is body mass index a risk factor for sport injury in adolescents? J Sci Med Sport. 16(5):401 - 5.

[39] Emery CA, Meeuwisse WH. Risk factors for groin injuries in hockey. Med Sci Sports Exerc. 2001;33(9):1423 - 33.

[40] Seward H, Orchard J, Hazard H, Collinson D. Football injuries in Australia at the elite level. Med J Aust. 1993;

159(5):298 - 301.

[41] Arnason A，Sigurdsson SB，Gudmundsson A，Holme I，Engebretsen L，Bahr R. Risk factors for injuries in football. Am J Sports Med. 2004;32(1 Suppl):5S - 16S.

[42] Brooks JH，Fuller CW，Kemp SP，Reddin DB. Incidence，risk，and prevention of hamstring muscle injuries in professional rugby union. Am J Sports Med. 2006;34(8):1297 - 306.

[43] Brukner P，Nealon A，Morgan C，Burgess D，Dunn A. Recurrent hamstring muscle injury: applying the limited evidence in the professional football setting with a seven-point programme. Br J Sports Med. 2014;48(11):929 - 38.

[44] Ekstrand J，Hagglund M，Walden M. Injury incidence and injury patterns in professional football: the UEFA injury study. Br J Sports Med. 2009;45(7):553 - 8.

[45] Elliott MC，Zarins B，Powell JW，Kenyon CD. Hamstring muscle strains in professional football players: a 10-year review. Am J Sports Med. 2011;39(4):843 - 50.

[46] Croisier JL. Factors associated with recurrent hamstring injuries. Sports Med. 2004;34(10):681 - 95.

[47] Opar DA，Williams MD，Shield AJ. Hamstring strain injuries: factors that lead to injury and re-injury. Sports Med. 2012;42(3):209 - 26.

[48] Roy TC，Knapik JJ，Ritland BM，Murphy N，Sharp MA. Risk factors for musculoskeletal injuries for soldiers deployed to Afghanistan. Aviat Space Environ Med. 2012;83(11):1060 - 6.

[49] Cameron KL，Owens BD. The burden and management of sports-related musculoskeletal injuries and conditions with the US military. Clin Sports Med. 2014;33:573 - 89.

[50] O'Connor FG，Deuster PA，Davis J，Pappas CG，Knapik JJ. Functional movement screening: predicting injuries in officer candidates. Med Sci Sports Exerc. 2011;43(12):2224 - 30.

[51] Sugimoto D，Myer GD，McKeon JM，Hewett TE. Evaluation of the effectiveness of neuromuscular training to reduce anterior cruciate ligament injury in female athletes: a critical review of relative risk reduction and numbers-needed- to-treat analyses. Br J Sports Med. 2012;46(14):979 - 88.

[52] Bennell KL，Crossley K. Musculoskeletal injuries in track and field: incidence，distribution and risk factors. Aust J Sci Med Sport. 1996;28(3):69 - 75.

[53] Bennell KL，Malcolm SA，Thomas SA，et al. Risk factors for stress fractures in track and field athletes. A twelve-month prospective study. Am J Sports Med. 1996;24(6):810 - 8.

[54] Bennell KL，Malcolm SA，Thomas SA，Wark JD，Brukner PD. The incidence and distribution of stress fractures in competitive track and field athletes. A twelve-month prospective study. Am J Sports Med. 1996;24(2):211 - 7.

[55] Clement DB，Ammann W，Taunton JE，et al. Exercise-induced stress injuries to the femur. Int J Sports Med. 1993;14(6):347 - 52.

[56] Croisier JL，Forthomme B，Namurois MH，Vanderthommen M，Crielaard JM. Hamstring muscle strain recurrence and strength performance disorders. Am J Sports Med. 2002;30(2):199 - 203.

[57] Cameron KL. Commentary: time for a paradigm shift in conceptualizing risk factors in sports injury research. J Athl Train. 2010;45(1):58 - 60.

[58] Kiesel K，Plisky PJ，Voight ML. Can serious injury in professional football be predicted by a preseason functional movement screen? N Am J Sports Phys Ther. 2007;2(3):147 - 58.

[59] Chorba RS，Chorba DJ，Bouillon LE，Overmyer CA，Landis JA. Use of a functional movement screening tool to determine injury risk in female collegiate athletes. N Am J Sports Phys Ther. 2010;5(2):47 - 54.

[60] Garrison M，Westrick R，Johnson M，Benenson，J. Association between the functional movement screen and injury development in college athletes. Int J Sports Phys Ther. 2015;10(1):21 - 8.

[61] Gribble PA，Brigle J，Pietrosimone BG，Pfile KR，Webster KA. Intrarater reliability of the functional movement screen. J Strength Cond Res. 2012;27(4):978 - 81.

[62] Teyhen DS，Shaffer SW，Lorenson CL，et al. The Functional Movement Screen: a reliability study. J Orthop Sports Phys Ther. 2012;42(6):530 - 40.

[63] Shultz R，Anderson SC，Matheson GO，Marcello B，Besier T. Test-retest and interrater reliability of the functional movement screen. J Athl Train. 2013;48(3):331 - 6.

[64] Dragoo JL, Braun HJ, Durham JL, Chen MR, Harris AH. Incidence and risk factors for injuries to the anterior cruciate ligament in National Collegiate Athletic Association football: data from the 2004—2005 through 2008—2009 National Collegiate Athletic Association Injury Surveillance System. Am J Sports Med. 2012;40(5):990-5.

[65] Drakos MC, Taylor SA, Fabricant PD, Haleem AM. Synthetic playing surfaces and athlete health. J Am Acad Orthop Surg. 2013;21(5):293-302. doi:10.5435/JAAOS-21-05-293.

[66] Hershman EB, Anderson R, Bergfeld JA, et al. An analysis of specific lower extremity injury rates on grass and FieldTurf playing surfaces in National Football League Games: 2000—2009 seasons. Am J Sports Med. 2012;40(10):2200-5. (Epub 2012 Sep 12).

[67] Brawley S, Fairbanks K, Nguyen W, Blivin S, Frantz E. Sports medicine training room clinic model for the military. Mil Med. 2012;177(2):135-8.

[68] Jenkins DW, Cauthon DJ. Barefoot running claims and controversies: a review of the literature. J Am Podiatr Med Assoc. 2011;101(3):231-46.

[69] Lieberman DE, Venkadesan M, Werbel WA, et al. Foot strike patterns and collision forces in habitually barefoot versus shod runners. Nature. 2010;463(7280):531-5.

[70] Lieberman DE. What we can learn about running from barefoot running: an evolutionary medical perspective. Exerc Sport Sci Rev. 2012;40(2):63-72.

[71] Cheung RT, Davis IS. Landing pattern modification to improve patellofemoral pain in runners: a case series. J Orthop Sports Phys Ther. 2011;41(12):914-9.

[72] Rixe JA, Gallo RA, Silvis ML. The barefoot debate: can minimalist shoes reduce runningrelated injuries? Curr Sports Med Rep. 2012;11(3):160-5.

[73] Salzler MJ, Bluman EM, Noonan S, Chiodo CP, de Asla RJ. Injuries observed in minimalist runners. Foot Ankle Int. 2012;33(4):262-6.

[74] Ridge ST, Johnson AW, Mitchell UH, et al. Foot bone marrow edema after a 10-wk transition to minimalist running shoes. Med Sci Sports Exerc. 2013;45(7):1363-8.

[75] Williams DS, 3rd, Green DH, Wurzinger B. Changes in lower extremity movement and power absorption during forefoot striking and barefoot running. Int J Sports Phys Ther. 2012;7(5):525-32.

[76] Heinrich KM, Spencer V, Fehl N, Poston WS. Mission essential fitness: comparison of functional circuit training to traditional Army physical training for active duty military. Mil Med. 2012;177(10):1125-30.

第五章　　新兵军事训练中的肌肉骨骼损伤

新兵军事训练伤简介

美国军队由 3 663 100[1] 名现役军人、国民警卫队以及预备役男性、女性军人组成，分布在陆军、海军、空军和海军陆战队等军兵种中，在各种军事专业岗位（MOS）上履行职责。为了维持适当的兵力水平，军方每年必须招募超过 18 万名新兵[2]。研究表明，大约 31％ 的新兵在服役的前 3 年内退役。其中大约三分之一在前 6 个月内被淘汰，一半在第一年内被淘汰，剩下的新兵在接下来的 2 年内退役[3]。造成减员的第二大原因是受伤或生病，这导致 26％ 的人员在培训的前 6 个月内离队[3]。在第一年新兵中，肌肉骨骼损伤占残疾相关退役人数的 80％ 以上[4]。肌肉骨骼损伤也有可能导致其他原因引起的退役，如未能达到身体成分标准或体能标准。国家青年人口和征兵研究委员会指出，新兵军事训练伤是"军队战备在医疗领域的唯一最严重障碍"[5]。

新兵来自全美 50 个州，代表了美国人口的一个广泛的横断面，还有少数新兵虽是美国合法永久居民，但未取得美国公民身份。新兵在开始基础训练时必须在 18～35 岁之间；17 岁也可入伍，但要获得父母允许。

大约 85％ 的新兵年龄在 18～24 岁之间，21％ 是女性[1]。既往数据显示，女兵在第一阶段的减员率较高，比男兵高 1.1～1.8 倍[3]。年龄在新兵成功完成军事训练中所起的作用，研究并无一致结论，但现有数据似乎表明，19～24 岁新兵的成功通过率最高；入伍时的年龄越大，减员率稳步增加[3]。影响减员的另一个人口因素是新兵是否是高中毕业生。最新的人口统计信息显示，1999—2008 年，82％ 的新兵已经高中毕业[1]。研究表明，高中未毕业的新兵退伍概率大约是高中毕业新兵的 2 倍[3]。

新兵入伍体检

新兵入伍前，必须在新兵入伍处（MEPS）完成两部分体检。MEPS 体检包括全面的病史、血液和尿液检测、听力和视力检测以及身体成分基线检测。所有拟入伍新兵必须满足一定的基本标准，但某些专业的申请人必须达到更高的录取标准。例如，应征加入特种部队或空降步兵部队必须达到比应征机械师或厨师更高的体能标准。新兵也可能肌肉骨骼状况不合格但持有豁免证。几乎所有的肌肉骨骼手术和许多肌肉骨骼疾病都视为不符合服兵役的条件；但是，如果新兵从他们的医生那里得到证明，说明他们已经完全康复并且没有任何残疾，那么他们有资格申请豁免证。历史数据表明，既往有腰背部或膝关节伤病史并持有豁免证的新兵在陆军中的减员率增加，但其他兵种未见此种现象[3]。

新兵军事训练（IET）要求

要在美军服役，就必须完成新兵军事训练。在陆军，新兵从基本作战训练（BCT）开始，这是一个基本军事技能的入门，如习惯和礼节、军队价值观、基本急救和步枪射击术。不管他们的 MOS 是什么，所有新兵都必须完成 BCT，它由 10 周的军事训练组成，包括许多严格的体能要求。陆军 BCT 标准体能要求包括背负战斗装备和一个 40 磅背包行军，距离从 4 公里开始，逐渐增加至 16 公里[6]。所有新兵的行军标准都是一样的，不分性别和年龄。所有新兵还必须通过体能测试，包括 2 分钟俯卧撑、2 分钟仰卧起坐和 2 英里（1 英里≈1.61 公里）计时跑。体能测试的标准因年龄、性别和兵种而异。除了这些强制性的测试要求外，所有新兵都要参加体能训练，比如障碍课程和体能储备训练，这些训练有助于提高体能，为新兵服役做好准备。虽然这些体能训练对于保障部队战备是必要的，但也会使新兵面临肌肉骨骼损伤的风险，这是 IET 领导需要考虑的一个重要问题。最近对 IET 减员的一项研究显示，肌肉骨骼损伤导致的缺勤天数是疾病的 5～10 倍，占全部新兵减员的 6%～8%[3]。

训练伤消耗费用的估测

估计 IET 外伤给政府造成的耗费非常困难，因其高度可变。有大量的固定成本与损耗有关，包括招募、录用、训练、装备，以及在新兵短暂服役期的薪水。2010 财年，每个新兵的估算招募成本为 22 898 美元[2]。然而，这只是损耗成本的一小部分，每个新兵的短暂服役期内都会产生与训练、装备、住宿和薪酬有关的费用。还有其他额外费用，根据退伍的原因，这些费用变化很大。这些费用包括因训练伤导致的医学检查、影像学检查、治疗和康复相关的医疗费用。最近报告显示，在 2005 年每名退伍新兵的费用估计为 57 500 美元[30]。据估计，约 180 000 名新兵减员率为 31%，这意味着军队每年为此耗费约 30 亿美元。受伤新兵继续服役，其相关费用更难量化，但相当可观。例如，许多患有应力性骨折的新兵被取消训练，以便在几个月内康复。经过 3～6 个月的恢复，这些新兵通常能成功地恢复训练。这些病例会产生大量的费用，包括多次影像学检查、康复和训练时间损失。除了这些医疗费用，在大多数情况下，军队继续支付受训新兵的薪水、住宿和饮食费用，直到他们从伤病中恢复。

新兵的肌肉骨骼损伤分为两大类：急性外伤和慢性过劳损伤。新兵过劳损伤是本章重点，不仅包括重要的骨应力性损伤，还包括软组织损伤，如髌骨关节疼痛、髂胫束摩擦综合征、大多数下腰痛和各种下肢肌腱病。外伤包括踝关节扭伤、急性膝关节外伤、肩关节脱位，以及各种骨折。这些损伤的预防策略往往很复杂，既要为新兵持续提供有难度的训练，为以后艰苦的现役做准备，又要将风险降至最低，这项工作很重要。

骨应力性损伤

应力性损伤，包括应力性反应和应力性骨折，是负重骨骼发生的过劳性损伤，最常见于胫骨、股骨和跖骨[7-9]。应力性骨折可归因于在运动中突然在正常骨上增加超负荷，或正常负荷作用于异常骨。导致应力性损伤的潜在机制仍在研究中。但总的来说，其机制为，增加的负重和活动所产生的机械压力刺激骨重塑过程，骨吸收发生的速度比骨形成的速度快，导致一段时间内骨的强度减弱，容易受到应力性损伤[10,11]。应力性骨折可以通过两种方法治愈：重塑和适应。重塑是早期恢复的主要方式，而适应过程则发生得更慢[12]。应力性骨折是导致军事训练缺勤的一个主要原因，特别是在接受艰苦训练的新兵中[13]。大多数美国的研究数据表明，1%～9% 的军事训练人员会发生应力性骨折[14-16]。这些伤病需要相当长的时间才能痊愈，而且往往需要新兵退出训练或"再循环"，即待伤病痊愈，必须重新开始训练。

骨应力性损伤的危险因素

应力性损伤的危险因素可分为两类：可变的和不可变的（表 5-1）。可变危险因素是那些可以治疗或控制的因素。识别这些风险因素非常重要，因其提供了最有可能降低损伤风险的机会。不可变危险因素是那些不能改变的危险因素，如年龄、性别或种族。虽然这些不可变危险因素不能直接干预，但意识到其存在仍然很重要，因为了解不可变危险因素可以使部队领导和医务工作者将防伤工作集中在受伤风险最大的受训人员身上。

表 5-1　　　　　　　　　　　应力性骨折病因中可变和不可变的危险因素

可变危险因素	不可变危险因素
体质指数	性别
肌肉力量	年龄
训练前体能水平	种族
营养因素	下肢形态学
月经失调	遗传学
肌肉疲劳	既往外伤史
灵活性	
训练错误	
训练地面	
破旧/不合适的鞋	
训练强度过大	
环境	

　　研究人员业已找出新兵应力性骨折的几个不可变的危险因素。其中一个因素是性别,多项研究表明,在相同的训练环境中,女性新兵比男性更容易出现应力性损伤[17-23],女性应力性骨折发生率比男性高 2～10 倍[17,18,20,24-29]。这可能与女运动员三联征体质[30,31] 以及女性肌肉力量低于男性有关。年龄增大与应力性损伤的增加有关,这一点更为常见[17,32],但 Milgrom 等人的一项研究报道[33],由于骨强度的形成不够完善,新兵年龄越小越容易骨折。在 17～26 岁之间,年龄每增加 1 岁,应力性骨折的风险就降低 28%。另据报道,横截面宽度较窄的骨骼,应力性损伤发生率较高[34-37]。这也可能是女性应力性骨折风险增加的因素。与非裔美国人、西班牙裔、亚裔新兵相比,白人新兵的应力性骨折发生率有所增加[17,32,33]。

　　许多应力性骨折相关危险因素与新兵入伍前的健康状况和营养习惯密切相关。美国年轻人的体能水平可能是导致应力性骨折风险增加的一个社会因素。一些研究表明,美国年轻人的有氧耐力水平正在下降[38]。然而,Knapik 等人的研究则有不同的发现:1975—1998 年,男性健康水平的最大摄氧量没有变化,而在同一时间段内,女性有氧健康水平略有改善[39]。最近对陆军的研究中,男性的初始体能评估不达标率从 2003 年的 4% 上升到 2009 年的 34%,同一时间段内女性的不达标率从 10% 上升到 47%。随着初始体能、营养和肌肉力量的降低或减弱,应力性骨折的发生率有所增加。当高体质指数(BMI)造成了不良的身体状况,应力性骨折会增加[18]。同样,BMI 为下四分位数的新兵(尤其是女性)发生应力性骨折的风险也会增加,显示 BMI 对应力性骨折风险存在双峰效应[40]。对美国陆军新兵的多项研究一致表明,无论是男性还是女性,小腿肌肉量较少、即小腿周径测量值较小的新训人员更容易发生应力性损伤[41-44]。这些研究中的新训人员定时仰卧起坐次数较少,这与较低的肌肉力量和耐力有关,而且跑得也较慢[45]。入伍训练前参加低冲击性运动(如游泳)的士兵与入伍前打篮球的新训人员相比,发生应力性骨折的风险更高[46]。虽然没有统计学差异,但那些在入伍训练前没有参加任何体育活动的人也更容易发生应力性损伤。最近有许多研究利用了统计形状模型,但这些研究非常耗费人力,可能无法在军事训练环境中进行大规模筛选[47-51]。Yanovich 等人最近的一项研究试图将贫血、缺铁与应力性骨折联系起来[23]。他们发现,训练期结束时女兵应力性骨折发生率为 6.6%,其中 28.6% 的人入伍时有贫血,23.6% 的人缺铁。

　　可变的危险因素可能包括训练错误、训练地面、鞋类和环境条件。这些危险因素基本上是可控的,应该尽可能减少，以帮助预防应力性损伤。典型与应力性损伤增加相关的训练错误是过快增加里程或强度（例如坡跑）[14,20]。跑步和行进路面的类型也是一个重要的变量，与在橡胶跑道或草地上跑步相比，不良的路面类型冲击也会更大[52]。在以色列国防军（IDF）的一项研究中，训练的唯一变化是转向在丘陵、岩石地形上行进而不是平坦、可预测的地形上行进，应力性骨折的发生率从通常报告的 3.5% 增加到 11.4%[53]。当行军返回平坦地形时，受伤率恢复到 2.5%。

关于训练鞋的讨论包括靴子和跑鞋。虽然没有证据表明针对特定足型的特定类型的跑鞋可以降低应力性损伤的总体发生率，但是许多研究对鞋垫的使用及靴子的类型进行了分析。一项 Cochrane 数据库回顾表明，鞋垫可能会降低应力性骨折发生率[54]，这与 Milgrom 等人[9] 的研究一致，他们指出，与其他类型的矫形器相比，使用特定的减震矫形器可以减少应力性骨折。IDF 采用了特殊的 Zohar 靴，可以减少胫骨的应变，从而减少应力性骨折[55,56]。

理想的步兵新训人员应该是男性、非洲裔美国人、骨骼宽大、髋关节外旋范围小、稍低-正常的足弓、年龄满 20 岁，并且在入伍前已经规律地打篮球超过 2 年。由于上述理想的新兵往往可遇而不可求，临床医生可将应力性骨折预测方法作为筛选工具，找出不符合完美标准的新兵。Moran 等人[49] 发表了一项专门分析女性新兵及其应力性骨折致伤因素的研究。他们收集了有关体重、有氧代谢能力、营养和血液指标的数据。他们的结论是，如果一个年轻的女性长得高、瘦、感到"精疲力尽"、缺铁、处于正常铁蛋白范围的下限，则风险更大。随后对男性新兵进行了研究。他们收集了关于人体测量学变量、体能变量、骨质量、血液化验数据，以及关于入伍前运动水平、心理评估、营养评估和健康史共 77 个指标的问卷。预测模型由三个变量组成：有氧训练次数（每周次数）、有氧训练时间（每周分钟数）和腰围[50]。他们得出结论，如果一名年轻男性新兵在入伍前每周跑步少于 2 次，每次训练超过 40 分钟，并且如果腰围小于 75 cm，则发生应力性骨折的风险更大。使用该模型能够在两个样本人群中分别以 85% 和 76% 正确率预测出是否发生应力性骨折。有了这些易于筛选的男性和女性新兵指标，领导和临床医生便可以较少脱训时间或额外成本来推进防伤工作。

骨应力性损伤评估与诊断

如果不能预测应力性损伤，则必须尽快对其进行评估和治疗，以确保完全愈合并减少并发症。良好的临床检查是发现新兵是否有应力性损伤的第一步。士兵的病史和客观检查都有助于诊断应力性损伤，但通常需要通过放射学检查来确诊。放射学检查包括 X 线片、放射性核素扫描（骨扫描）、磁共振成像（MRI）和计算机断层成像（CT）。虽然通常将平片作为初始标准检查，但在应力性骨折的早期阶段，平片的作用有限[57-67]。如果阳性，可通过 X 线确诊。通常在初次报告受伤后 1～3 周左右，X 线片呈阳性[68]。虽然标准的 X 线片对应力性骨折非常具有特异性，但缺乏足够的敏感性。目前，诊断的金标准是三相锝-99 m 骨扫描[64-66] 或 MRI[69,70]。据报道，骨扫描的敏感性为 100%，特异性为 76%[58,66]。须注意，骨扫描可能会发现训练应力增加后，正常骨重塑所产生的放射性同位素摄取增加[21]。因此，不能用骨扫描的结果在无症状区域诊断应力性损伤。一项对无症状陆军新训人员的研究发现，98.4% 的无痛受训人员在第 7 周的训练中骨扫描呈阳性[71,72]。骨扫描也可能在初次受伤一年内保持阳性，因此不应作为评估愈合的工具。骨扫描阴性不能绝对排除应力性骨折的可能性。在治疗疑似股骨颈或骨盆应力性损伤的士兵时，要注意有研究显示这些区域的骨扫描可呈假阴性。如果症状持续，可能需要进一步的放射学检查。已证明 MRI 具有和骨扫描类似的敏感性[57,66]，并具有较高的特异性[66]。MRI 因其成本昂贵而不常用于诊断[57,67]，即使具有较高的敏感性和特异性，也不能无限制使用。早期肿瘤、骨髓炎和骨挫伤也会产生类似应力性损伤的表现[73]。既往研究表明，要准确诊断骨盆和股骨区域的骨应力性损伤，须行 MRI 检查[7,74]。CT 不常用于评估应力性骨折，但可辅助用于进一步评估已知应力性损伤，尤其是在足舟骨和骶骨[73,75]。

如果无法进行放射学检查，应通过病史和临床检查来诊断，不要依靠其他未经证实或不可靠的临床评估，如治疗性超声或音叉。既往研究表明，当超声波作为诊断工具置于骨折部位时可以引起疼痛[11,58,64]。Schneider 等人 2012 年的荟萃分析结果显示，超声检查的敏感性为 64％，特异性为 63％[76]。虽然其显示出低到中等的诊断意义，但似然比很小。有人认为音叉是应力性损伤的有效诊断工具。将音叉置于疑似骨折部位，寻找刺激受损骨膜后引起的疼痛反应[66,77]。Wilder 等人[70] 进行的一项设计实施欠佳的研究纳入了 45 名男性，将 128 Hz、256 Hz 和 512 Hz 音叉的性能与 MRI 和骨扫描进行了比较。256 Hz 音叉检测胫骨应力性骨折的敏感性为 90％，但特异性仅为 20％。512 Hz 音叉检测胫骨应力性骨折的敏感性为 83％，特异性为 50％。基于上述结果，建议用放射学检查来确诊应力性骨折。

髋部、骨盆和大腿的应力性损伤

向医疗机构主诉髋关节疼痛的士兵应进行股骨颈、骨盆和股骨区域的骨应力性损伤筛查。股骨干和骨盆应力性损伤，包括耻骨下支（IPR）、耻骨上支（SPR）和骶骨，通常认为风险较低，愈合后一般没有持续的症状，士兵可恢复并完成训练。股骨颈应力性损伤（FNSI）的发生率要低得多，但风险很高，医护人员及教官都应该了解其症状和体征。髋/骨盆应力性损伤的鉴别诊断包括髋臼撞击、髂胫束（ITB）摩擦综合征、大转子滑囊炎、骶髂关节痛、神经根性下腰痛或肌肉劳损。

股骨颈应力性损伤

FNSI 占新兵军事训练伤的 5％～10％[13,78]，但远比大多数训练伤的费用要高，每个受伤新兵的预估费用接近 100 000 美元。FNSI 分两类：压力侧损伤和张力侧损伤。压力侧损伤最常见，大多数可非手术治疗[79]。张力侧损伤因骨折可能移位因此危险性更高，通常需要手术固定。FNSI 移位后可能出现的风险包括缺血性坏死和严重的骨关节炎[80]。研究发现，在训练期间出现 FNSI 的新兵，在未来的训练中出现应力性骨折的风险要高 25％[46]。

FNSI 的临床体征和症状非常普通，因而诊断困难。大多数士兵直到 4～7 周[81]或 13～16 周的训练[82] 之后才会主诉疼痛。典型的表现是定位不明确的腹股沟或大腿疼痛，包括活动后腹股沟区的间歇性紧绷感，以及上楼或下楼时疼痛加剧[59,83]。临床检查可能会发现髋关节活动度至最大角度时引出疼痛，特别是内旋，以及单腿站立或单腿跳跃的疼痛；但是，当要鉴别可疑 FNSI 时，由于可能导致应力性骨折移位，美陆军 IET 医疗机构已停止单腿跳跃检查。FNSI 的危险因素包括髋内翻、女性、营养缺乏和骨密度降低[84-88]。芬兰军事训练的研究报告显示，年龄较大、肌肉力量较差和 12 分钟跑测试成绩不良是 FNSI 的显著危险因素[89]。

如果临床检查中怀疑 FNSI，则应进行 X 光检查以排除 4 级骨折（图 5-1）。如果平片显示没有骨折，就要进行骨扫描检查。骨扫描的敏感性很高，但特异性一般，因此骨扫描的结果与查体矛盾时，不能单独用其确诊。即使骨扫描结果为阴性，如果患者经常规治疗后没有生理愈合迹象，需要完善 MRI 检查。MRI 具有较高的敏感性和特异性，是诊断股骨颈应力性骨折的金标准，但由于费用和设备等问题，通常在 MRI 之前进行 X 线和骨扫描，因为利用这些影像技术也可以看到骨折。

FNSI 的治疗需要有耐心，也取决于症状，具体包括手术和非手术治疗，其选择取决于损伤的严重程度和部位。非手术治疗通常包括在确诊的前 4～6 周内柱拐、患侧在无痛范围内部分或全部负重。接下来是 4～6 周的非冲击性心血管训练，在无痛运动范围内进行轻度力量和拉伸练习。之后是 4～6 周的冲击和跑步恢复性训练，其中前 3～4 周在跑步机上进行跑步训练，之后恢复户外跑步。此时，根据残余症状和 MOS 的每周训练，士兵可能重新归队训练。

手术治疗适用于股骨颈宽度 50％或以上的压力侧骨折和任何张力侧骨折或完全骨折。手术治疗包括股骨颈空心针固定（图 5-2）。手术治疗后的并发症风险，包括股骨头缺血性坏死、畸形愈合或骨不连。

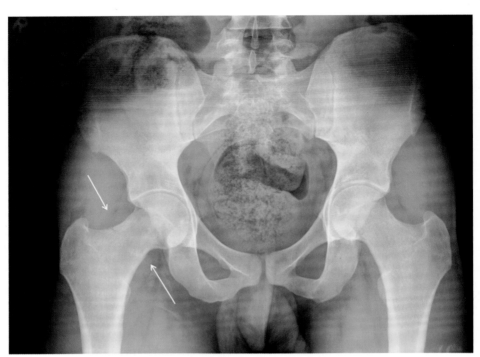

图 5 - 1 股骨颈 4 级应力性骨折

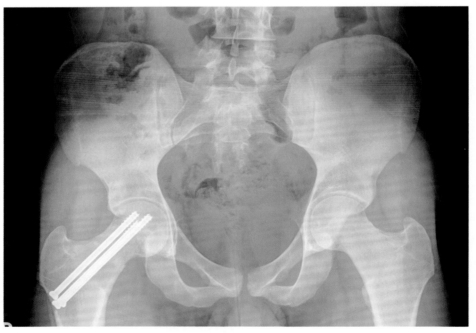

图 5 - 2 切开复位内固定治疗股骨颈应力性骨折

　　在充满压力的 IET 环境中，新兵的治疗结果非常主观，难以标准化。Weistroffer 等人的一项研究中，尽管对 FNSI 进行了正确治疗，没有其他并发症，许多患者在术后 5～7 年仍抱怨髋部疼痛[90]。不能排除因伤获益的问题存在。在军队，如果一名士兵由于持续主诉疼痛或外伤无法完全康复而不能恢复训练，他们将被送往医学鉴定委员会。这可能是一个漫长的过程，即使是对于一个入伍不到 6 个月的士兵来说，最终也可能造成其他负面后果。

　　受伤造成的离训，时间取决于受伤的严重程度。如果早期发现，宽度小于 50% 的股骨颈压力侧应力性损伤可在 3～4 个月内恢复正常。如果损伤已经发展到需要手术治疗，康复时间就会延长，成功恢复训练的可能性就会降低。

骨盆应力性损伤

IET 中最常见的骨盆应力损伤是耻骨下支（IPR）应力性损伤。如果不及早治疗，可能会逐渐发展到耻骨上支（SPR）和骶骨。IPR/SPR 应力性损伤是由附着在耻骨下支或上支的内收肌群（包括大收肌、短肌、股薄肌、耻骨肌和闭孔外肌）反复应力造成的。当士兵在行军动作中被要求"跨出"时，这一肌肉群正在进行反复的拉伸和收缩运动，这可能超出了士兵的舒适范围和力量极限。这种反复的过度拉伸和刺激，加上行走活动导致的髋关节稳定肌群疲劳，会导致该骨骼区域的应力增加，加重应力性损伤[15,91]。

临床体征和症状包括耻骨下支（IPR）触痛、内收肌抗阻疼痛和屈髋疼痛。并且士兵可能会在跑步和做仰卧起坐时主诉疼痛。目前全美陆军 IET 医疗机构的操作指南要求立即让士兵挂拐并进行影像学检查。首先要进行常规 X 线片检查，以排除进展期的应力性骨折。如果 X 线片正常，而士兵仍在主诉疼痛，则应根据需要行骨扫描或 MRI 检查。关于骨盆应力性损伤的内源性或外源性特异危险因素的研究并不多。在同一训练单位中，女性比男性更容易出现这种情况。1991—1992 年澳大利亚的一项研究中显示，陆军女性新兵骨盆应力性骨折的发生率为 11.2%。但在接下来一年的研究中发现，同一训练单位男兵发病率仅为 0.1%[91]。

骨盆应力性损伤的治疗方法与 FNSI 相似。治疗从挂拐行走开始，直到不用辅助设备可无痛行走，然后进行轻微的、不影响心血管系统的运动和拉伸。待临床和放射学检查均发现愈合迹象，便缓慢恢复活动，特别是要逐步恢复跑步和长距离拉练。髋关节、臀肌和常规下肢力量训练可以帮助在恢复训练后避免再次发生此类损伤。

受伤造成的离训时间很难统计，因其取决于及时诊断和伤情严重程度，以及新兵重返训练的积极性。一般来说，新兵骨盆应力性损伤如已发展为应力性骨折需要暂停训练，康复 2～4 个月后才能重新开始训练。此外，离训时间长短也取决于士兵的训练程度以及特定单位的训练要求。

股骨干应力性损伤

股骨应力性损伤通常表现为股四头肌拉伤或膝关节疼痛。临床体征和症状包括撞击活动时的轻度疼痛、支点试验阳性和/或损伤部位疼痛[92]。出现股骨应力性骨折时，股骨干应力骨折如果在明显疼痛处缺乏保护，更有可能进展为完全骨折[93]。股骨干损伤最常见的部位是股骨内侧（压力侧），这里是内收肌和股内侧肌群的附着部。虽然股骨髁应力性损伤很少见，但也有报道发现应力性损伤发生在股骨内、外侧髁[30,94,95]。随着改变运动和延缓恢复冲击性运动，股骨应力性损伤往往比其他应力性损伤愈合更快[30]。根据损伤的严重程度，在减少跑步量、降低运动水平的前提下，一部分股骨应力性损伤伤员可以继续参加训练。

小腿应力性损伤

小腿应力性损伤包括胫骨内侧平台、胫骨干、内踝和腓骨。运动诱发应力性骨折在下肢很常见，其中 75% 发生在胫骨[96]。在一般运动人群中，这种损伤的发生率低于 3.7%[92,97,98]，但在各部队新兵均可发生，发生率为 0.9%～64%[17,18,28,36,95,99,100]。在以色列国防军（IDF）的一项研究中，392 名新兵数据显示，膝关节静态外翻角较大是胫骨应力损伤的重要危险因素，但仍需要更多的研究证实[99]。

胫骨应力性损伤

胫骨干是新兵和运动员应力性骨折最常见的受累解剖区域（图 5 - 3）[25,101]。但必须排除其他诊断，包括胫骨内侧应力综合征、骨筋膜隔室综合征或其他下肢肌肉劳损症状。症状包括冲击性运动后疼痛加重、受伤部位触痛以及踝关节肌肉抗阻试验时引出疼痛。胫骨应力性骨折通常具有剧烈疼痛的特征，即使是应力性损伤的早期患者也是如此[93]。Batt 等人报道，骨扫描阳性如诊断为胫骨内侧应力综合征，可认为是胫骨应力相关变化的开始，并应予以相应治疗，以防进展为应力性骨折[102]。胫骨可分为近段、中段和远段 3 段，通过临床体格检查和 X 线片诊断的损伤大部分位于胫骨中 1/3 段，而当进行 MRI 检查时，胫骨下 1/3 的损伤更常见[9,103-106]。当进行 MRI 检查时，胫骨远端 1/3 的轻度应力性损伤（1～2 级）更常见。胫骨应力性损伤的治疗包括减少冲击性运动，待症状消退后逐渐恢复训练。据报道，就恢复军事训练来说，骨干中段应力性骨折预后最差，而胫骨近端应力性骨折则有更好的预后[107]。由于此类损伤后疼痛的报告增加，大多数新兵在发展成真正的骨折之前就被暂停训练，这可以缩短愈合时间，并恢复活动。

腓骨应力性损伤

　　腓骨应力性损伤较少发生，因为腓骨不是一个重要的承重骨。这类应力性骨折归因于肌肉牵拉和扭转损伤。主要用脚外侧跑步或行军的士兵更有可

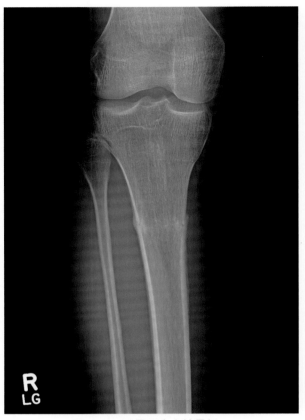

图 5-3　胫骨干应力性骨折

能患上这种类型的损伤。鉴别诊断包括肌肉拉伤和骨筋膜隔室综合征。据报道，以色列新兵中只有 0％～1％的骨折是腓骨应力性损伤[9,99]。

足部应力性损伤

　　在军事训练中诊断出的足部应力性损伤通常累及跖骨、跗骨和跟骨。一些研究表明，在高强度体能训练中，足弓高度可能影响应力性骨折的发生，但还需更多研究来确定足弓高度与应力性骨折类型之间的关系[15,108]。扁平足被认为是该类应力性骨折的保护性因素，报告显示在基本训练中扁平足新训人员应力性骨折发病率只有 10％，而高弓足者发病率为 39.6％，足弓居于两者中间者发病率为 31.3％[109]。

跖骨应力性损伤

　　跖骨应力性损伤，又称疲劳骨折或行军骨折，早在 1855 年，在军队中就有医疗记录[110]。跖骨应力性骨折最常见的部位是第 2 和第 3 跖骨。第 5 跖骨基底部应力性骨折较少见，但风险较高。临床体征和症状包括压痛（足背常见）、轴向叩击痛和支点试验阳性。鉴别诊断包括跖骨痛症、莫顿神经瘤和肌腱拉伤。直接跖骨应力性骨折通常在发生完全骨折之前完全无症状。Milgrom 等人报道，士兵在长途拉练行军后可能会出现一个或两个完全无症状的跖骨骨折[37]。比较应力性损伤的发生率和身体部位，胫骨和股骨干的数量往往多于跖骨。但是观察一年的训练课程，在第 28 周后不再发生胫骨和股骨的应力性损伤，而跖骨应力性损伤则继续发生[93]。通过在体测量第 2 跖骨和胫骨的压力时发现：在跑步机上行走和跑步时，跖骨中的即时应变比胫骨高 4 倍。

　　基于这些信息，我们可以推断跖骨应力性骨折可以单独由周期性过载引起，而不需要活动增加后出现重塑反应[93]。治疗包括减少负重状态直到疼痛消失，逐渐恢复冲击性活动。重要的是，一旦新兵疼

痛消失，他们就可以开始对损伤区域施加压力（重量），从而使重塑过程得以发生。在一份由驻扎在 Sam Houston 堡的部队物理治疗师撰写的病例报告中，一名新兵接受了非常保守的治疗，他拄拐、穿着步行靴，并康复休息了一个月。在休养期间，该新兵没有参加任何锻炼项目，病假结束后，开始进行水中训练。他的愈合时间很可能因为休假期间损伤骨缺乏应力而明显延长。跗骨应力性损伤诊断及时与否，将决定离训时间的长短。如果早期发现症状，士兵可在限制参加冲击性活动条件下继续训练。如果损伤进展为完全骨折，常规治疗是 4～6 周不跑步及避免明显冲击，缓慢恢复活动，具体取决于伤员的症状。

跟骨应力性损伤

在运动员和新兵中跟骨应力性损伤相当常见[23,112-114]。以往关于跟骨应力性损伤的研究发现，跟骨后部损伤最常见，但这些研究是在 30 多年前进行的，当时还没有普及 MRI 和骨扫描[114-116]。临床症状包括跟骨触痛、压痛、冲击运动后疼痛以及可能出现的足部肿胀。鉴别诊断包括跟骨后滑囊炎、跟腱炎、足底神经卡压、神经根病和后踝撞击症[117,118]。Sormaala 等人在芬兰进行的一项研究中，一名骨科医生评估了新训人员的应力损伤症状，并对症状最严重的部位拍摄了 X 线片[119]。然后用 MRI 对患者进行评估。在这些损伤中，56％位于跟骨后部，远低于先前报道的 95％～100％[114-116]。另外 26％位于跟骨前部，18％位于跟骨中部。MRI 对应力损伤部位的诊断更加精准，因此发现跟骨前部损伤与骰骨和距骨损伤相关。因此在临床检查和后续检查时，检查足其他部位是否伴有应力性损伤很重要。在 MRI 检测到的所有跟骨应力性损伤中，只有 15％能在 X 线片上显示出来。患者只需要限制活动，很少需要石膏固定。跟骨应力性损伤后，康复并归队的预期良好。

跗骨应力性损伤

跗骨应力性骨折最常见于距骨和舟骨，但也可能包括骰骨和楔骨。Matheson 等人报道，与下肢应力性损伤相比，这些区域损伤的恢复时间更长，原因是诊断延迟[101]。临床检查应包括完整的足部触诊，以更清楚地了解痛点，然后进行诊断性影像学检查。距骨应力性骨折与距下关节过度旋前有关[120,121]。舟骨应力性骨折通常表现为足背隐痛。挤压中足会引起症状。鉴别诊断包括肌腱炎或症状性副舟骨。患者应减少活动量，其恢复到全勤状态的预期良好。

膝 前 痛

膝部疼痛是新训人员最常见的问题之一，被称为"骨科黑洞"[8]。膝前疼痛可能是一种慢性和致残性疾病，又称髌股关节疼痛，或更通俗地称为"跑步膝"，该病对临床医生来说极具挑战性，非常难以治疗。其病因尚不明确，但可能与体质差、骨骼对线不良或异常的下肢运动方式有关[122]。由于其病因尚不清楚，因此无法确定预防和治疗方案。膝前疼痛的主要治疗方法是物理治疗，其重点是恢复下肢正常运动方式，加强肌力并拉伸下肢肌肉组织。运动疗法治疗膝前疼痛的证据不够，因为很少有实验将物理疗法与安慰剂进行比较。与其他诸多影响新训人员的疾病一样，新兵膝前疼痛最好的治疗方法之一是休息。然而，通常很难让膝前痛新兵充分休息，同时还要求其达到 IET 的体能要求。膝前疼痛特别令人担忧，因其极有可能导致长期疼痛和残疾。在一项研究中，近一半在训练中出现膝前疼痛的以色列新兵，在新训结束后 6 年仍有症状[55]。

新兵还会出现其他多种下肢过劳损伤，包括足底筋膜炎、髂胫束摩擦综合征和各种下肢肌腱病。然而，由于这些伤病并不是基础训练环境独有的，因此将在其他章节讨论。

腰 痛

另一个影响大量新兵的问题是腰痛。研究表明，在新兵服役的头 180 天内，因伤病退役中 9％以上是因为腰痛[123]。据估计，在 20 岁的年轻平民和军人中，受腰痛影响者高达 50％[120]。对于那些必须负重 40 磅跑 12 英里的新兵来说，其风险可能会增加。研究表明，负重背包引起的轴向载荷会影响腰椎的运动学，导致负重下腰椎前凸显著增加[124]。虽然研究还没有调查性别之间的差异，但似乎这些影响在女性新训人员会更明显，她们通常承重能力逊于男性同龄人，但需要承担相同的负荷。

另一个影响腰痛的因素是仰卧起坐，军队要求在体能测试和常规体育训练中做仰卧起坐。减少仰卧起坐训练有害影响的一个策略是用核心肌群强化训练代替仰卧起坐训练。最近的研究表明，与常规仰卧起坐训练的新兵相比，以定期进行核心肌群强化训练来代替仰卧起坐训练可能对仰卧起坐分数有较小的提升，但在统计学上有显著意义[125]。

肩关节不稳定

肩关节脱位是年轻运动员和体育活动活跃人群的常见病[126]，通常发生在年轻男性，复发率非常高，会导致长期脱训，并可能需要手术重建关节稳定性以获得最佳结果[126]。据报道，在美国军校学员中，肩关节脱位的发生率为 1.69/1 000 人/年，远远高于美国普通人群的发生率[127]。这种高风险可能是由于高强度的军事训练导致的。研究人员发现，在有脱位史的受试者中，高达 67％的人会在 5 年内再次发生脱位，因此，继发不稳定是个严重问题[126]。许多外科军医主张早期对这些患者行关节镜下手术修复 Bankart 损伤[128,129]。然而，对于新兵而言，立即进行手术干预通常需要停训 6～9 个月。临床医生在涉及 IET 新兵工作中面临的一个复杂问题即是否建议行手术干预，因为获得肩关节稳定和良好的长期结果，往往会与新兵不拖延完成训练的愿望发生直接冲突。

IET 的临床问题

临床医生处理新兵外伤的主要困难之一是必须安全处理好新兵的严重损伤，同时需要最大限度地增加训练机会。新兵有许多轻微外伤，如肌肉拉伤和轻微的韧带扭伤，临床医生可能会将新兵的脱离训练的时间限定在几天内，以便在不错过任何重要的训练活动的情况下恢复健康。严重的损伤，如骨折、脱位或韧带撕裂，通常需要完全暂停新兵训练，以便有时间进行手术干预和正规康复。通常，受伤的时间点是决定一个新兵是否能继续训练的主要考虑因素。例如，一名新兵在 IET 训练接近结束时肩关节脱位，如果他已经完成了所有涉及上肢的主要军体训练内容，就可以继续训练。在完成培训的同时，他也能按要求完成康复或外科干预。然而，在训练周期早期出现相同损伤的新兵，因为存在再次受伤的风险，可能就没有机会让肩部休息同时继续训练[126]。

IET 的损伤预防

在美国陆军中，士兵如果在训练中受伤，并且需要加强康复而离训，就会被转交到战士过渡和康复计划（WTRP）。2001—2010 年，WTRP 士兵的平均病休时间为 93 天，平均康复归队率为 70％[130]。被诊断为 FNSI 的士兵有时需要更长的康复时间。Talbot 的报告显示：在长时间的康复（3～7 个月）后，只有 66％的康复归队率，而在继续训练时成功率只有 33％[78]。WTRP 通常由一名现役物理治疗师指挥，他帮助管理受伤新兵的康复工作。分配到 WTRP 的新兵将调离其训练单位，转到一个更有利于康复的单位。分配到 WTRP 的新兵被允许在 6 个月的时间内进行伤病康复和恢复体能，以便康复归队。完成康复训练后，新兵会返回训练单位完成训练。6 个月后不能归队的新兵将由一个医务人员小组进行评估，以确定他们能否康复归队，不能者或被建议退役。

虽然 WTRP 对于伤兵的康复是一个很好的概念，但也存在一些特有问题。首先，分配到 WTRP 的新兵需要军事指挥链的监督，这需要占用军队人力资源。根据规定，每个 WTRP 单位的干部必须包括每 15 个分配去的新兵至少配备一名训练教官[131]。此外，这些受伤的新兵需要生活空间、食堂，并在进行康复治疗的同时继续领取现役军人工资和福利。由于新兵在受伤期间还能继续领取工资和福利，所以有可能出现因伤获益的问题。这些问题与平民中的工伤赔偿问题类似。那些未能完成 WTRP 计划的新兵需要巨大的财政支出，这些投资最终却未能培养出一名身体健康的现役军人。

在过去的几十年里，为了减少军队中肌肉骨骼损伤的数量和影响，已经实施了许多计划。最近，美国陆军实施了肌肉骨骼行动小组（MAT）计划。MAT 是由一名现役物理治疗师领导的运动和健身专家团队。MAT 与 IET 营协同工作，预防和管理肌肉骨骼损伤。MAT 概念于 2011 年首次在陆军实施，目前仍在进行测试，以评估其有效性。MAT 由现役物理治疗师及现役物理治疗技师组成。他们领导着由平民运动教练和力量教练组成的团队，后者直接与 IET 单位一起工作。MAT 执行防伤计划，也为受伤新兵提供康复和再适应训练。理想情况下，1 名运动教练和 1 名力量教练组成的 MAT 团队被分配到大约有 800 名新兵的 IET 营中。初步研究发现，在有 MAT 支持的单位中，外伤率降低，减员减少，体能测试分数也有提高[132]。

FNSI 未及时诊断可能引起严重的并发症，所以其预防技术得到了深入的研究。预防士兵股骨颈应力性骨折最重要的技术是训练干部对士兵进行主动监测。一旦新训士兵主诉髋关节疼痛或活动后跛行，就应该去看专业医生，以排除这种严重的损伤。有效防伤方法包括减少跑步里程[45]，佩戴足部矫正器[9]，修改跑步和行军的训练计划[91]，补充钙和维生素 D[79,133]。

在 Scott 等人研究的主要关注点是将领导力教育、领导力执行和损伤监测相结合[130]。领导力教育包括防伤原则的最佳实践，如预防过度训练、进行敏捷性训练以及在活动后 1 小时内补充营养物质以恢复能量平衡。BCT 训练改革内容包括基于体能储备训练（PRT）的限制性矫正动作训练和强制体能训练；据此，从 2009 年至 2010 年，FNSI 总体降幅最大。损伤监测也很重要，但不是在所有连队都如此重要。

预防骨盆应力性骨折损伤的技术包括行军速度大约 3 英里/小时、行军时按身高排队、允许士兵以自己舒适的步幅行走、减少总的步行时间包括跑步和穿靴子行军的时间、以间断跑步代替中距离跑步，以及将跑步地面变更到更柔软、更具顺应性的地面。施行上述改革后，澳大利亚陆军第一个新兵训练营已将骨盆应力性损伤的发生率从 11.2％降低到 0.6％[91]。美国陆军的 PRT 项目还包括髋关节稳定性训练，以进一步加强这些肌肉的力量和耐力，并提升预防效果。

最近，某些跑步特殊步态已被认为可能产生更大的风险，包括足跟撞击[134]、髋内旋极值过大[16]和膝关节屈曲减少[16,135]。这些跑步步态的组合可能会增加地面反作用力，从而增加损伤的总体风险[16,135]。强调中足或前足着力模式的跑步技术可以减少地面反作用力，改善跑步力学[136-138]。虽然研究已经证明改变跑步技术有助于减少地面反作用力和改善力学，但仍然不足以说明这些技术调整是否能防伤。

另一个没有被深入研究的防伤方法是营养。由于军事训练通常采取最艰苦的锻炼方式，许多新训人员会出现急性负能量平衡以及体重减轻。持续的负能量平衡可能会对肌肉从运动中恢复的能力产生负面影响，并可能导致骨胶原合成[139]。Costill 等人表明，在 3 天的高强度训练中，当饮食中碳水化合物含量仅为 40％时，肌糖原会消耗殆尽[140]。如果处于典型的训练周期，食物缺乏超过 12 小时后进行高强度的晨练，会导致腿部肌肉中糖原的持续消耗。正如之前在许多研究中提到和发表的那样，不管潜在的因素是什么，缺乏整体肌肉力量，都会导致应力性损伤的风险增加。

补充维生素 D 和钙是一种防伤的营养学概念，最近已在部队新训人员中得到验证。研究人员发现，补充 2 000 mg 钙和 800 IU 维生素 D 可使海军女兵在基础训练期间应力性骨折的发生率降低 20％[79]。在另一项针对男女新兵的研究中，Gaffney-Stomberg 等人发现，新兵在饮食中补充 2 000 mg 钙和 1 000 IU 维生素 D 可以提高骨密度和骨矿物质含量[133]。虽然这项研究没有验证对应力性骨折的直接影响，但作者提出这些改善的骨骼健康指标可能与骨应力性损伤的风险降低有关。

由于受伤新兵会消耗巨大财务成本，同时新兵受伤也是一个公共卫生的问题，因此国防部非常重视损伤预防工作[141]。新训士兵最容易预防的受伤原因是过度训练。然而，控制过度训练在 IET 中并不容易，因为体能要求必须达到，这是训练现役军人所必需的。最近修订了陆军整体军体训练方案，这是减少军体训练伤影响的一项工作。2003 年以来，陆军一直在向"体能储备训练（PRT）"的新训练项目过渡。在 PRT，单位主官负责体能的方方面面，并制订体能培训计划，目标旨在帮助现役人员达到其任务要求的体能标准[142]。在 BCT 环境下进行的一项 PRT 试验显示，女性新兵疲劳性损伤的风险降低了 52%，男性新兵降低了 46%[143]。与 PRT 相关的主要变化之一是减少了现役人员的长跑量。以前的体能训练模式通常要求每周跑 5 天。PRT 要求每次跑步不超过 30 分钟，每周不超过 3 次。剩余的体能训练时间用于力量和敏捷性训练[142]。尽管研究表明减少跑步量降低了风险，但在 IET 环境下，疲劳性损伤对军人的困扰仍未消除。

结　　论

显然，肌肉骨骼损伤是 IET 新兵面临的一个严重问题。尽管有无数的努力来减少这些损伤的发生率和严重程度，但肌肉与骨骼损伤每年仍然影响着遍及军队各军兵种的成千上万的新兵。这些损伤造成了每年成千上万的门诊就医和数百万天的离训时间。此类损伤的经济成本，虽然相当可观，但由于该问题本质上是多因素造成的，非常难以量化，但保守地说，每年会超过 30 亿美元。也许更重要的是，上述损伤会令部队战备能力显著下降，也是军人群体的一个重要公共卫生问题。

免责声明　本文展示的观点不能反映美国的官方政策或美国政府、国防部、陆军部、美国陆军医学研究和装备司令部、美国陆军医疗指挥中心和学校、美国陆军医学部乃至美国陆军军医办公室的立场。

〔刘　昆　李唐波　译〕

参考文献

[1] Population representation in the military services: Fiscal Year 2011 Summary Report. Office of the Under Secretary of Defense, Personnel and Readiness. http://prhome. defense. gov/rfm/MPP/ACCESSION%20POLICY/PopRep2011/index. html. Accessed 25. June 2013.

[2] Frequently asked questions about recruiting. 2013. http://www. usarec. army. mil/support/faqs. htm#costper. Accessed 13. June 2013.

[3] Jones, BH, KG Hauret, Piskator DE. Review of the literature on attrition from the military services 2004;1 - 105.

[4] DeKonig B. Recruit Medicine. Textbooks of military medicine. Washington, DC: Fort Sam Houston, (Tex. : Falls Church, Va. : Office of The Surgeon General, U. S. Army: Borden Institute, Walter Reed Army Medical Center; U. S. Army Medical Dept. Center and School); 2006.

[5] National Research Council. Physical fitness and musculoskeletal injury. In: Sackett PR, Mavor AS, Editors. Assessing fitness for military enlistment: physical, medical, and mental health standards. Washington, DC: National Academies Press; 2006. pp. 66 - 108.

[6] 19K10-One Station Unit Training Program of Instruction. 2012. http://www. benning. army. mil/armor/194th/content/PDF/19K_OSUT_POI. pdf. Accessed 30 June 2015.

[7] Burr DB, Milgrom C. Musculoskeletal fatigue and stress fractures. Boca Raton: CRC Press; 2001. pp. 1 - 36.

[8] Fitzgerald RH, Kaufer H, Malkani AL. Orthopaedics. St. Louis: Mosby; 2002.

[9] Milgrom C, Giladi M, Kashtan J, et al. A prospective study of the effect of a shock-absorbing orthotic device on the incidence of stress fractures in military recruits. Foot Ankle. 1985;6:101 - 4.

[10] Chen JH, Liu. C, You L, Simmons CA. Boning up on Wolf's law: mechanical regulation of the cells that make

and maintain bone. J Biomech. 2010;43:108 - 18.

[11] Romani WA, Perrin DH, Dussault RG, Ball DW, Kahler DM. Identification of tibial stress fractures using therapeutic continuous ultrasound. J Orthop Sports Phys Ther. 2000;30:444 - 52.

[12] Taylor D, Casolari E, Bignardi C. Predicting stress fractures using a probabilistic model of damage, repair and adaptation. J Orthop Res. 2004;22:487 - 94.

[13] Armstrong DW 3rd, Rue JP, Wilckens JH, Frassica FJ. Stress fracture injury in young military men and women. Bone. 2004;35(3):806 - 16.

[14] Almeida SA, Williams KM, Shaffer RA, Brodine SK. Epidemiological patterns of musculoskeletal injuries and physical training. Med Sci Sports Exerc. 1999;31:1176 - 82.

[15] Kaufman KR, SK Brodine, RA Shaffer, CW Johnson, Cullison TR. The effect of foot structure and range of motion on musculoskeletal overuse injuries. Am J Sports Med. 1999;27:585 - 93.

[16] Linenger JM, West LA. Epidemiology of soft tissue/musculoskeletal injury among US Marine recruits undergoing basic training. Mil Med. 1992;157:491 - 3.

[17] Brudvig TJ, Gudger TD, Obermeyer L. Stress fractures in 295 trainees: a one-year study of incidence as related to age, sex, and race. Mil Med. 1983;148:666 - 7.

[18] Jones BH, Bovee MW, Harris JM Ⅲ, et al. Intrinsic risk factors for exercise-related injuries among male and female Army trainees. Am J Sports Med 1993;21:705 - 10.

[19] Knapik J, Montain SJ, McGraw S, Grier T, Ely M, Jones BH. Stress fracture risk factors in basic combat training. Int J Sports Med. 2012;33:940 - 6.

[20] Macleod MA, Houston AS, Sanders I, Anagnostopoulos C. Incidence of trauma related to stress fractures and shin splints in male and female Army recruits: retrospective case study. BMJ. 1999;318:29.

[21] Mattila VM, Niva M, Kiuru M, Pihlajmaki H. Risk factors for bone stress injuries: a follow-up study of 102, 515 person-years. Med Sci Sports Exerc. 2007;39:1061 - 6.

[22] Proztman RR. Physiologic performance of women compared to men. Observations of cadets at the United States Military Academy. Am J Sports Med. 1979;7:191 - 4.

[23] Yale J. A statistical analysis of 3, 657 consecutive fatigue fractures of the distal lower [extremities. J Am Podiatry Assoc. 1976;66:739 - 48.

[24] Bensel CK, Kish RN. Lower extremity disorders among men and women in Army basic training and effects of two types of boots. (Technical report Matick TR-83/026). Natick: US Army Natick Research and Development Laboratories; 1983.

[25] Bijur PE, Horodyski M, Egerton W, Kurzon M, Lifrak S, Friedman S. Comparison of injury during cadet basic training by gender. Arch Pediatr Adolesc Med. 1997;151:456 - 61.

[26] Canham ML, Knapik JJ, Smutek MA. Training, physical performance, and injuries among men and women preparing for occupations in the Army. In: Kumas S, editor. Advances in occupational ergonomics and safety: proceedings of the XⅢth Annual International Occupational Ergonomics and Safety Conference 1998. Washington, DC: IOS Press; 1998. pp. 711 - 14.

[27] Kowal D. Nature and causes of injuries in women resulting from an endurance training program. Am J Sports Med. 1980;8:265 - 9.

[28] Protzman RR, Griffis CC. Comparative stress fracture incidence in males and females in equal training environments. Athletic Train. 1977;12:126 - 30.

[29] Reinker L, Ozbourne S. A comparison of male and female orthopaedic pathology in basic training. Mil Med. 1979;143:532 - 6.

[30] Glorioso JE, Leadbetter WB. Femoral supracondylar stress fractures. Phys Sportsmed. 2002;30:25 - 8.

[31] Otis CL, Drinkwater B, Johnson M, Loucks A, Wilmore J. American College of Sports Medicine position stand. The female athlete triad. Med Sci Sports Exerc. 1997;29:i - ix.

[32] Gardner LI Jr, Dziados JE, Jones BH, et al. Prevention of lower extremity stress fractures: a controlled trial of shock absorbent insole. Am J Public Health. 1988;78:1563 - 7.

[33] Milgrom C, Finestone A, Shlamkovitch N et al. Youth is a risk factor for stress fractures: a study of 783 infantry recruits. J Bone Joint Surg Br. 1994;76:20-2.

[34] Beck TJ, Ruff CB, Mourtada FA, et al. Dual energy x-ray absorptiometry derived structural geometry for stress fracture prediction in male U. S. Marine Corps recruits. J Bone Miner Res. 1996;11:645-53.

[35] Giladi M, Milgrom C, Simkin A, et al. Stress fractures and tibial bone width. A risk factor. J Bone Joint Surg Br. 1987;69:326-9.

[36] Giladi M, Milgrom C, Simkin A, Danon Y. Stress fractures. Identifiable risk factors. Am J Sports Med. 1991;19: 647-52.

[37] Milgrom C, Finestone A, Sharkey N. Metatarsal strains are sufficient to cause fatigue fracture during cyclic overloading. Foot Ankle Int. 2002;23:230-5.

[38] Pate RR, Wang CY, Dowda M, Farrell SW, O'Neill JR. Cardiorespiratory fitness levels among US youth 12-19 years of age: findings from 1999—2002 national health and nutrition examination survey. Arch Pediatr Adolesc Med. 2006;160(10):1005-12.

[39] Knapik JJ, Sharp MA, Dakjy S, Jones SB, Hauret KG, Jones BH. Temporal changes in the physical fitness of US Army recruits. Sports Med. 2006;36(7):613-34.

[40] Molloy JM, Feltwell DN, Scott SJ, Neiburh DW. Physical training injuries and interventions for military recruits. Mil Med. 2012;177(5):553-8.

[41] Beck TJ, Ruff CB, Shaffer RA, et al. Stress fracture in military recruits: gender differences in muscle and bone susceptibility factors. Bone. 2000;27:437-44.

[42] Bennell KL, Malcolm SA, Thomas SA, et al. Risk factors for stress fractures in track and field athletes. A twelve-month prospective study. Am J Sports Med. 1996;24:810-8.

[43] Gefen A. Biomechanical analysis of fatigue-related foot injury mechanisms in athletes and recruits during intensive marching. Med Boil Eng Comput. 2002;40:302-10.

[44] Hoffman JR, Chapnik L, Shamis A, Givon U, Davidson B. The effect of leg strength on the incidence of lower extremity overuse injuries during military training. Mil Med. 1999;164:153-6.

[45] Jones BH, Knapik JJ. Physical training and exercise-related injuries. Surveillance, research and injury prevention in military populations. Sports Med. 1999;27:111-25.

[46] Milgrom C, Simkin A, Eldad A, Nyska M, Finestone A. Using bone's adaptation ability to lower the incidence of stress fractures. Am J Sports Med. 2000;28:245-51.

[47] Cootes T, Taylor C, Cooper D, Graham J. Active shape models-their training and application. Comput Vis Image Underst. 1995;61:38-59.

[48] Fluete M, Lavallee S. Building a complete surface model from sparse data using statistical shape models. Proceedings of the Medical Image Computing and Computer-Assiste'd Intervention-MIC-CAI'98, First International Conference. New York: Springer; 1998. (ISBN: 3-540-65136-5). pp. 879-87.

[49] Moran DS, Israeli E, Evans RK, Yanovich R, Constantini N, Shabshin N, Merkel D, Luria O, Erlich T, Laor A, Finestone AS. Prediction model for stress fracture in young female recruits during basic training. Med Sci Sports Exerc. 2008;40:636-44.

[50] Moran DS, Finestone AS, Arbel Y, Shabshin M, Laor A. A simplified model to predict stress fracture in young elite combat recruits. J Strength Cond Res. 2012;26:2585-92.

[51] Rajamani L, Joshi SC, Styner M. Bone model morphing for enhanced visualization. In: IEEE Symposium on Biomechanical Imaging. ISBN: 0-7803-8388-5; New York: IEEE; 2004. pp. 1255-58.

[52] Brunet ME, Cook SD, Brinker MR, et al. A survey of running injuries in 1505 competitive and recreational runners. J Sports Med Phys Fitness. 1990;30:307-15.

[53] Yanovich R, Merkel D, Israeli E, Evans RK, Erlich T, Moran DS. Anemia, iron deficiency, and stress fractures in female combatants during 16 months. J Strength and Cond Res. 2011;25:3412-21.

[54] Rome K, Handoll HG, Ashford RL. Interventions for preventing and treating stress fractures and stress reactions of bone of the lower limbs in young adults. Cochrane Database of Syst Rev. 2005;2:1-49.

[55] Milgrom C，Finestone A，Shlamkovitch N et al. Anterior knee pain caused by overactivity：a long term prospective follup. Clin Orthop Relat Res. 1996;331:256 - 60.

[56] Milgrom C，Burr D，Fyhrie D，et al. A comparison of the effect of shoes on human tibial axial strains recorded during dynamic loading. Foot Ankle Int. 1998;19:85 - 90.

[57] Bennell K，Brukner P. Preventing and managing stress fractures in athletes. Phys Ther Sport. 2005;6:171 - 80.

[58] Brukner P，Bennell K. Stress fractures in female athletes. Diagnosis，management and rehabilitation. Sports Med. 1997;24:419 - 29.

[59] Devereaux MD，Parr GR，Lachmann SM，Page-Thomas P，Hazleman BL. The diagnosis of stress fractures in athletes. JAMA. 1984;252:531 - 3.

[60] Frederickson M，Wun C. Differential diagnosis of leg pain in the athlete. J Am Podiatr Med Assoc. 2003;93:321 - 4.

[61] Frederickson M，Bergman AG，Hoffman KL，Dillingham MS. Tibial stress reaction in runners. Correlation of clinical symptoms and scintigraphy with a new magnetic resonance imaging grading system. Am J Sports Med. 1995;23: 472 - 81.

[62] Matheson GO，Clement DB，McKenzie DC，et al. Scintigraphic uptake of 99mTc at nonpainful sites in athletes with stress fractures. Sports Med. 1987;4:65 - 75.

[63] Moss A，Mowat AG. Ultrasonic assessment of stress fractures. Br Med J (Clin Res Ed). 1983;286:1479 - 80.

[64] Reeder MT，Dick BH，Atkins JK，Pribis AB，Martines JM. Stress fractures. Current concepts of diagnosis and treatment. Sports Med. 1996;22:198 - 212.

[65] Sterling JC，Edelstein DW，Calvo RD，Webb R 2nd. Stress fractures in the athlete. Diagnosis and management. Sports Med. 1992;14:336 - 46.

[66] Strauch WB，Slomiany WP. Evaluating shin pain in active patients. J Musculokelet Med. 2008;25:138 - 48.

[67] Touliopolous S，Hershman EB. Lower leg pain. Diagnosis and treatment of compartment syndromes and other pain syndromes of the leg. Sports Med. 1999;27:193 - 204.

[68] Wen DY，Propeck T，Singh A. Femoral neck stress injury with negative bone scan. J Am Board Fam Med. 2003; 16:170 - 4.

[69] Romani WA，Gieck JH，Perrin DH，Saliba EN，Kahler DM. Mechanics and management of stress fractures in physically active persons. J Athl Train. 2002;37:306 - 14.

[70] Wilcox JR，Moniot AL，Green JP. Bone scanning in the evaluation of exercise related stress injuries. Radiology. 1977;123:699 - 703.

[71] Edelman B. "Hot" bone scans par for the course. Orthop Today 1993;13:1 - 21.

[72] Scully TJ，Griffith JC，Jones B，et al. Bone scans yield a high incidence of false positive diagnoses of stress fractures. (Abstract). Presented at the American Academy of Orthopaedic Surgeons 1993 Annual Meeting，San Francisco， California：Feb 18 - 23，1993.

[73] Ardent EA，Griffiths HJ. The use of MR imaging in the assessment and clinical management of stress reactions of bone in high-performance athletes. Clin Sports Med. 1997;16:291 - 306.

[74] Knapp TP，Garrett WE. Stress fractures：general concepts. Clin Sports Med. 1997;16:339 - 56.

[75] McFarland EG，Giangarra C. Sacral stress fractures in athletes. Clin Orthop Relat Res. 1996;329:240 - 3.

[76] Schneider AG，Sullivan SJ，Hendrick PA，Hones B，McMaster AR，Sugden BA，Tomlinson C. The ability of clinical tests to diagnose stress fractures：a systematic review and meta-analysis. J Orthop Sports Phys Ther. 2012;42: 760 - 71.

[77] Lesho EP. Can tuning forks replace bone scans for identification of tibial stress fractures? Mil Med. 1997;162:802 - 3.

[78] Talbot JC，Cox G，Townend M，Langham M，Parker PJ. Femoral neck stress fractures in military personnel-a case series. J R Army Med Corps. 2008;154(1):47 - 50.

[79] Lappe J，Cullen D，Haynakzki G，Recker R，Ahlf R，Thompson K. Calcium and vitamin D supplementation decreases incidence of stress fractures in female Navy recruits. J Bone Miner Res. 2008;23(5):741 - 9.

[80] Pihlajamaki HK, Ruohola JP, Kiura MJ, Visuri TI. Displaced femoral neck fatigue fractures in military recruits. J Bone Joint Surg Am. 2006;88:1989 - 97.

[81] Jones BH, Harris JM, Vinh TN, et al. Exercise-induced stress fractures and stress reactions of bone: epidemiology, etiology and classification. Exerc Sports Sci Rev. 1989;17:379 - 422.

[82] Ross RA, Allsopp A. Stress fractures in Royal Marine recruits. Mil Med. 2002;167:560.

[83] Clough T. Case report remoral neck stress fracture: the importance of clinical suspicion and early review. Br J Sports Med. 2002;36:308 - 9.

[84] Boden S, Labropoulos P, Saunders R. Hip fractures in young patients: is this early osteoporosis? Calcif Tissue Int. 1990;46:65 - 72.

[85] Hajek BS. Stress fractures of the femoral neck in joggers. Am J Sports Med. 1982;10:112 - 6.

[86] Heath J. Athletic women, amenorrhea and skeletal integrity. Ann Intern Med. 1985;102:258 - 259.

[87] Muldoon MP, Padgett DE, Sweet DE et al. Femoral neck stress fractures and metabolic bone disease. J Orthop Trauma. 2001;15(3):181 - 5.

[88] Perloff JJ, McDermott MT, Perloff FA, et al. Reduced bone mineral content is a risk factor for hip fractures. Orthop Rev. 1991;20:690 - 7.

[89] Ville MM, Niva M, Kiuru M, Pihlajamaki H. Risk factors for bone stress injuries: a followup study of 102, 515 person-years. Med Sci Sports Exerc. 2007;39:1061 - 6.

[90] Weistroffer JK, Muldoon MP, Duncan DD, Fletcher EH, Padgett DE. Femoral neck stress fractures: outcome analysis at minimum five-year follow-up. J Orthop Trauma. 2003;17:334 - 7.

[91] Pope RP, Herbert RD, Kirwan JD. Effects of flexibility and stretching on injury risk in Army recruits. Aust J Physiother. 1998;44:165 - 72.

[92] Johnson AW, Weiss CB Jr, Wheeler DL. Stress fractures of the femoral shaft in athletesmore common than expected. A new clinical test. Am J Sports Med. 1994;22:248 - 56.

[93] Finestone A, Milgrom C, Wolf O, Petrov K, Evans R, Moran D. Epidemiology of metatarsal stress fractures versus tibial and femoral stress fractures during elite training. Foot Ankle Int. 2011;32:16 - 20.

[94] Boden BP, Speer KP. Femoral stress fractures. Clin Sports Med. 1997;16:307 - 17.

[95] Milgrom C, Chisin R, Margulies J, et al. Stress fractures of the medial femoral condyle. J Trauma. 1986;26:199 - 200.

[96] Gaeta M, Minutoli F, Scribano E, et al. CT and MR imaging findings in athletes with early tibial stress injuries: comparison with bone scintigraphy findings and emphasis on cortical abnormalities. Radiology. 2005;235:553 - 61.

[97] Goldberg B, Pecora C. Stress fractures: a risk of increased training in freshman. Physician Sportsmed. 1994;22:68 - 78.

[98] Hulkko A, Orava S. Stress fractures in athletes. Int J Sports Med. 1987;8:221 - 6.

[99] Finestone A, Shlamkovitch M, Eldad A, Wosk J, Laor A, Danon YL, Milgron C. Risk factors for stress fractures among Israeli infantry recruits. Mil Med. 1991;156:528 - 30.

[100] Givon U, Friedman E, Reiner A, Vered I, Finestone A, Shemer J. Stress fractures in the Israeli defense forces from 1995 to 1996. Clin Orthop Relat Res. 2000;373:227 - 32.

[101] Matheson GO, Clement DB, McKenzie DC, Taunton JE, Lloyd-Smith DR, MacIntyre JG. Stress fractures in athletes. A study of 320 cases. Am J Sports Med. 1987;15:46 - 58.

[102] Batt ME, Ugalde V, Anderson MW, Shelton DK. A prospective controlled study of diagnostic imaging for acute shin splints. Med Sci Sports Exerc. 1998;30:1564 - 71.

[103] Hallel T, Amit S, Segal D. Fatigue fractures of tibial and femoral shaft in soldiers. Clin Orthop Relat Res. 1976; 118:35 - 43.

[104] Orava S, Hulkko A. Delayed unions and nonunions of stress fractures in athletes. Am J Sports Med. 1988;16: 378 - 82.

[105] Ruohola, JS, Kiuru MJ, Pihlajamaki HK. Fatigue bone injuries causing anterior lower leg pain. Clin Orthop Relat Res. 2006;44:216 - 23.

[106]　Sullivan D, Warren RF, Pavlov H, Kelman G. Stress fractures in 51 runners. Clin Orthop Relat Res. 1984;187: 188 - 92.

[107]　Dutton J, Bromhead SE, Speed CA, Menzies AR, Peters AM. Clinical value of grading the scintigraphic appearances of tibial stress fractures in military recruits. Clin Nucl Med. 2002;27:18 - 21.

[108]　Montgomery LC, Nelson FR, Norton JP et al. Orthopedic history and examination in the etiology of overuse injuries. Med Sci Sports Exerc. 1989;21:237 - 43.

[109]　Finestone A, Milgrom C. How stress fracture incidence was lowered in the Israeli Army: a 25-yr struggle. Med Sci Sports Exerc. 2008;40:S623 - 9.

[110]　Breithaupt J. Zur pathologie des menschlichen fuses. Med Ztg Berlin. 1885;24:169 - 71, 175 - 7.

[111]　Duran-Stanton AM. March fractures on a female military recruit. Mil Med. 2011;176:53 - 5.

[112]　Greaney RB, Gerber FH, Laughlin RL, Kmet JP, Metz CD, Kilcheski TS, Rao BR, Silverman ED. Distribution and natural history of stress fractures in US Marine recruits. Radiology. 1983;146:339 - 46.

[113]　Spitz DJ, Newberg AH. Imaging of stress fractures in the athlete. Radiol Clin North Am. 2002;40:313 - 31.

[114]　Weber JM, Vidt LG, Gehl RS, Montgomery T. Calcaneal stress fractures. Clin Podiatr Med Surg N Am. 2005; 22:45 - 54.

[115]　Hopson CN, Perry DR. Stress fractures of the calcaneus in women Marine recruits. Clin Orthop Relat Res. 1977; 128:159 - 62.

[116]　Hullinger CW. Insufficiency fracture of the calcaneus similar to march fracture of the metatarsal. J Bone Joint Surge Am. 1944;26:751 - 7.

[117]　Giladi M, Alcalay J. Stress fracture of the calcaneus-still an enigma in the Israeli Army. JAMA. 1984;252:3128 - 9.

[118]　Hershman EB, Mailly T. Stress fractures. Clin Sports Med. 1990;9:183 - 214.

[119]　Sormaala MJ, Niva MH, Kiuru MJ, Mattila VM, Pihlajamaki HK. Stress injuries of the calcaneus detected with magnetic resonance imaging in military recruits. J Bone Joint Surg. 2006;88:2237 - 42.

[120]　Rupani HD, Holder LE, Espinola DA, Engin SI. Three-phase radionuclide bone imaging in sports medicine. Radiology. 1985;156:187 - 96.

[121]　Umans H, Pavlov H. Insufficiency fracture of the talus. Diagnosis with MR imaging. Radiology. 1995;197:439 - 42.

[122]　Boling MC, Padua DA, Marshall SW, et al. A prospective investigation of biomechanical risk factors for patellofemoral pain syndrome. The joint undertaking to monitor and prevent ACL injury (JUMP-ACL) cohort. Am J Sports Med. 2009;37(11):2108 - 16.

[123]　O'Connor FG, Marlowe SS. Low back pain in military basic trainees. Spine. 1993;18(10):1351 - 4.

[124]　Rodríguez-Soto AE, Jaworski R, Jensen A, et al. Effect of load carriage on lumbar spine kinematics. Spine. 2013; 38(13):E783 - 91.

[125]　Childs JD, Teyhen DS, Benedict TM, et al. Effects of sit-up training versus core stabilization exercises on sit-up performance. Med Sci Sports Exerc. 2009;41(11):2072 - 83.

[126]　Cameron KL. History of shoulder instability and subsequent injury during four years of follow-up. J Bone Joint Surg Am. 2013;95(5):439 - 45.

[127]　Owens, BD, Dawson L, Burks R, et al. Incidence of shoulder dislocation in the United States military: demographic considerations from a high-risk population. J Bone Joint Surg Am. 2009;91(4):791 - 6.

[128]　Bottoni CR, Arciero RA. "Arthroscopic repair of primary anterior dislocations of the shoulder." Tech Shoulder Elbow Surg. 2001;2(1):2 - 16.

[129]　Owens, BD, DeBerardino TM, Nelson BJ, et al. Long-term follow-up of acute arthroscopic Bankart repair for initial anterior shoulder dislocations in young athletes. Am J Sports Med. 2009;37(4):669 - 73.

[130]　Scott SJ, Feltwell DN, Knapik JJ, Barkley CB, Hauret KG, Bullock SH, Evans RK. A multiple intervention strategy for reducing femoral neck stress injuries and other serious overuse injuries in U. S. Army Basic Combat Training. Mil Med. 2012;9:1081 - 9.

[131]   TRADOC Regulation 350 - 6: Enlisted initial entry training policies and administration. Fort Monroe, VA: Department of the Army Headquarters, United States Army Training and Doctrine Command, 2007. http://www. tradoc. army. mil/tpubs/regs/tr350 - 6. pdf. Accessed 30 June 2015.

[132]   Knapik JJ, Graham B, Steelman R. The effectiveness of athletic trainers & musculoskeletal action teams in reducing injuries and attrition and enhancing physical fitness in IET. US Army Institute of Public Health, Aberdeen Proving Ground, MD, Aug 21, 2012.

[133]   Gaffney-Stomberg E, Lutz LJ, Rood JC, Cable SJ, Pasiakos SM, Young AG, McClung JP. Calcium and vitamin D supplementations maintains parathyroid hormone and improves bone density during initial military training: a randomized, double-blind, placebo controlled trial. Bone. 2010;8(2):46 - 56.

[134]   Daoud AI, Geissler GJ, Wang F, Saretsky J, Daoud YA. Foot strike and injury rates in endurance runners: a retrospective study. Med Sci Sports Exerc. 2012;44(7):1325 - 34.

[135]   Milner CE, Hamill J, Davis I. Are knee mechanics during early stance related to tibial stress fracture in runners? Clin Biomech. 2007;22(6):697 - 703.

[136]   Crowell HP, Davis IS. Gait retraining to reduce lower extremity loading in runners. Clin Biomech. 2007;26(1): 78 - 83.

[137]   Goss DL, Gross MT. A review of mechanics and injury trends among various running styles. US Army Med Dep J. 2012; Jul-Sep: 62 - 71.

[138]   Goss DL, Gross MT. A comparison of negative joint work and vertical ground reaction force loading rates in Chi runners and rearfoot-striking runners. J Orthop Sports Phys Ther. 2013;43(10):685 - 92.

[139]   Zanker CL, Swaine IL. Responses of bone turnover markers to repeated endurance running in humans under conditions of energy balance or energy restriction. Eur J Appl Physiol. 2000;83:434 - 40.

[140]   Costill DL, Bowers R, Branam G, Sparks K. Muscle glycogen utilization during prolonged exercise on successive days. J Appl Physiol. 1971;31:834 - 8.

[141]   Rumsfeld DH. Memorandum. Office of the Secretary of Defense. Reducing preventable accidents. 19 May 2003.

[142]   FM 7-22 Army Physical Readiness Training. Washington, DC: Headquarters, Department of the Army; 2012.

[143]   Knapik JJ, Hauret KG, Arnold S, et al. Injury and fitness outcomes during implementation of physical readiness training. Int J Sports Med. 2003;24:372 - 38.

第六章 肌肉骨骼损伤相关残疾

前 言

过去 30 年，肌肉骨骼相关损伤和功能障碍是军事残疾索赔中增长最快的一部分。从 1981 年到 2005 年，肌肉骨骼伤残致退伍人数占总退伍军人数的比例从 70/100 000 人增加到 950/100 000 人[1]。有许多因素可能增加退伍人数，例如战斗任务的增加或对伤残认知的不断提高，但最近的研究分析表明，肌肉骨骼相关残疾的索赔几乎增加了 12 倍，且主要来自于年轻、受教育程度较低、应征入伍的男女军人[1]。此类伤残的医治需要消耗大量的资源[2-4]，因此必须对这些疾病有基本的了解，以制定和实施有效的损伤预防策略，并对这些患者的治疗进行优化[5]。本章讨论军队中一些较常见的肌肉骨骼伤病相关的残疾负担。

上 肢

肩关节不稳和上盂唇前后向撕裂

Provencher 等人[6] 在对 275 名连续就诊的海军肩关节不适患者进行评估后发现，那些接受手术处理病变（不稳定，肩袖或盂唇撕裂）的患者其结果得分低于非手术治疗的患者。这表明那些需要手术治疗肩关节损伤的现役患者在修复术后仍可能会继续出现持续的疼痛和功能下降。显然，那些接受非手术治疗的患者，其肩关节疾病严重程度要低于接受手术治疗的患者，但如果考虑患者期望的预后，这一发现仍然具有重要意义。此外，他们还发现，就不同的肩关节损伤（上盂唇前后向撕裂、肩袖撕裂和肩关节不稳）而言，其疗效评分相似[6]。这表明，决定结果的有可能是肩部受伤这一事实，也可能是损伤的类型或固定方法。

一项类似的研究对 179 名 2 型肩关节上盂唇前后向撕裂（SLAP）的现役海军患者进行了前瞻性评估，并随访了将近 4 年。该项研究显示，肩关节修复术后单项评价量化指标（SANE）的平均评分从 50 分提高到 85 分，美国肩肘外科医师协会（ASES）标准化肩关节评估的平均评分从 65 分改善到 88 分。鉴于任何高于 90 分的评分都被认为是"正常"的肩关节，则上述结果表明 2 型 SLAP 撕裂可以牢固修复的，并且大多数患者可以恢复到基线活动水平[7]。

单独研究肩关节不稳会发现，患者第一次肩关节脱位的年龄似乎比其他任何事情都重要[8]。因肩关节不稳而接受 Bankart 手术治疗的老年患者比年轻患者更不易复发。某项研究发现，患者接受 Bankart 修复时的年龄每大一岁，其脱位率就降低 7%[8]。有研究对 3 854 名接受 Bankart 修复手术的军人进行了分析，结果表明有 5% 的人因肩关节不稳而接受了翻修手术，有 8.8% 在随访 2～7 年间因肩关节不稳而医疗退役[9]。按照地方文献中对恢复体育运动的报道进行推导，大约 90% 的运动员可望在术后 6 个月左右恢复到伤前的活动水平，其 ASES 评分平均提高 20 分[8,10,11]。但需要注意的是，患者有多次脱位的病史，试图恢复到伤前的活动水平而又没有花足够的时间进行康复或手术，不太可能全康复[11,12]。就手术修复慢性不稳定而言，关节镜或开放 Bankart 修复术后发生骨关节炎（OA）的程度相对较低；不过，这可能取决于关节盂和/或肱骨头的骨丢失程度[13]。对于更为严重的、存在骨丢失的肩关节不稳定病例，需行 Latarjet 手术，其治疗结果似乎很光明。有研究对 68 名接受 Latarjet 手术的年轻人进行了分析，结果显示，在 20 年的研究期间，平均 Rowe 评分提高了近 38 分[14]。然而，与仅采用 Bankart 手术治疗的患者相比，接受 Latarjet 手术治疗肩关节不稳的患者发生 OA 的风险更高[15]。

肩　　袖

目前还没有任何针对部队肩袖损伤结果的研究。但是，Provencher 等人的研究表明，就术后功能评分而言，肩袖损伤修复的效果不如 SLAP 撕裂或肩关节不稳病例，甚至更差[6]。

有研究回顾分析了 78 例工伤赔偿患者，他们因肩袖全层撕裂而接受关节镜下肩袖修复术，结果发现，近 90% 的患者术后平均 7.6 个月就能够恢复到术前工作水平[16]。这些研究结果表明，一年内未完全恢复工作的现役人员不太可能进一步康复。康复还可能取决于每个患者工作的身体需求，与重体力工作者相比，从事轻体力工作的患者能以更快的速度返回工作岗位[16]。不考虑职业因素，绝大多数因肩袖损伤而行修复手术的患者在伤后第一年和第二年都有良好的结果[17,18]。几乎没有研究评估过肘部或腕部受伤后恢复工作的问题。

上肢截肢

上肢截肢对患者残疾有重大影响[19,20]。尽管假肢和康复方面有所进展[21]，但最近一项研究比较了越南战争与伊拉克自由行动/持久自由运动（OIF/OEF）冲突中的上肢截肢患者，结果表明，两组患者的满意度几乎没有差异[22]。此外，有研究表明，与下肢截肢患者相比，上肢截肢患者总体上残疾等级明显更高，并且找到适合工作的可能性很低[23]。

假肢进展可能不会对患者满意度产生更大影响，原因之一是许多上肢截肢患者倾向于避免使用假肢。最新数据表明，无论假肢类型如何，所有上肢截肢患者中有 30%～50% 的人报告其假肢的日常使用量极少[22]。此外，拥有肌电装置的 OIF/OEF 上肢截肢患者中，只有 50% 会每天使用，而 68% 的 OIF/OEF 上肢截肢患者会每天使用其机械假肢[22]。上肢远端截肢患者的生活满意度高于近端截肢患者的部分原因可能在于不常使用假肢[22]，因其实现功能时对假肢的依赖性较小。

需要指出，在伤后 90 天以上进行的上肢截肢，即延期上肢截肢可能无法完全消除某些保肢相关问题。一项研究显示，延期上肢截肢的患者中有部分是由于肢体异位骨化和神经源性疼痛，术后有一半患者这些问题复发[24]。

上肢保肢

很少有研究评估上肢保肢结果或相关残疾。传统观点一直认为：即使是保留最少功能的上肢也比完全没有上肢更好[19,20,24]。尽管这种观点可能有些道理[25]，但该类患者中并发症很常见，例如异位骨化、神经瘤形成和感染[24,26]。

脊　　柱

脊柱疾病在军队中非常普遍，特别是在战斗环境中[5,27,28]。然而，遭受这些伤害的军事人员，其长期结果和残疾情况仍不清楚。先前的地方研究发现，出现胸腰椎骨折的多发伤患者如伴有神经系统损伤，其身体功能恢复较差[29]。虽然可以推测，在战斗中遭受脊髓损伤的现役军人中有 17% 结果同样较差[28]，且战伤残疾持续存在，但尚无长期随访报道。

在军队中，与战斗无关的脊柱损伤也是致残的常见原因。一项对比利时军队中的办公室工作人员的横断面调查发现，一年中有 51% 的军人经常出现颈部疼痛，而这些患者中有 63% 表示这种疼痛会影响其生活[30]。

一项调查军队中腰椎退行性椎间盘疾病的研究发现，年龄较大、女性、应征入伍患者比年轻患者更容易罹患退行性椎间盘疾病[27]。尽管美军内部尚无关于退行性椎间盘疾病致残的公开数据，但该人群中腰痛的发生率和患病率可能很高。研究还表明，对于那些因腰背痛而被要求离开工作岗位或去急诊科就诊的患者而言，初始检查时即有慢性疼痛或功能不良预示结果更差[31,32]。

下 肢

软骨损伤

仅有一项研究调查了军队中膝关节软骨保留和修复手术相关的结果和残疾情况。该研究在单个中心评估了连续 38 例骨软骨自体移植的患者，其中 42% 由于膝关节术后持续功能障碍而无法以任何形式重返工作岗位。29% 的患者完全康复归队，其中只有两个患者表示他们没有症状，可以不受限制地活动[33]。尽管可能有许多混杂因素影响这些结果，但该研究表明，膝关节内的软骨缺损会使几乎所有军人无法恢复至伤前的功能状态。

上述针对军人的研究结果与那些已发表大学和专业运动员的研究报告形成鲜明的对比。那些研究发现，有 65%～79% 的运动员在软骨病变手术治疗一年内达到了伤前的运动水平，并且将近 90% 的运动员能以部分能力恢复比赛[34,35]。年龄大于 25 岁且术前症状持续时间超过 12 个月会对运动员恢复比赛产生负面影响[34]。目前尚不清楚为什么这些结果无法在军人中复现。

前交叉韧带损伤

没有文献研究现役军人前交叉韧带（ACL）损伤所致的短期或长期功能障碍，而有关此类损伤的地方文献结果差异很大[36]。但是，可以根据先前运动员重返比赛能力的研究结果，推断出现役军人康复归队的能力。尽管在 ACL 重建术后有 60%～80% 的高中和大学运动员恢复到了伤前的比赛水平[37,38]，但只有 40% 的运动员认为他们在 ACL 重建术后恢复到了先前的身体功能水平[38]。多达 85% 的 ACL 损伤患者的伤侧膝关节最终进展为创伤后骨关节炎（PTOA）。有研究表明，ACL 断裂等同于对原膝关节增加 30 年的退变性磨损[39]。尽管这些估计值可能偏高，但仍表明即使现役军人 ACL 伤后能够康复归队，但受伤的膝关节将来仍可能导致他们出现某种形式的残疾。

半月板

有趣的是，半月板在 ACL 受伤时的状态似乎是患膝进展为 PTOA 的主要决定因素[39]。现役军人的半月板受伤率几乎是平民的 10 倍[40,41]。但是，还没有研究关注这些损伤对现役人员产生的后果或长期残疾。虽然地方文献报道的结果通常为良好或优，但由于部队人员身体素质要求特别高，因此很难将这些结果直接运用于现役军人。对于半月板严重损伤的、年轻的、活动量大的军人，半月板移植是一种引人关注的治疗方法，但其的远期效果尚未确定[40]。

下肢截肢

对于在战斗中受伤的军人来说，下肢截肢在最常见的不适状态中排名第五；如果统计各种损伤的致残百分比和各种残疾出现的频率，那么这种损伤影响最大[5]。这些事实说明此类外伤会导致军人短期和长期残疾。

根据针对军人的军队肢体创伤截肢/保肢（METALS）研究，与遭受类似外伤的保肢患者相比，截肢患者自我报告结果评分明显提高[42]。然而，这些患者是在研发更具重点的保肢康复技术，以及坚强的动力外骨骼矫形器（IDEO）出现之前遭受创伤并行截肢的。METALS 研究结果表明，对于肢体缺失患者而言，重点康复可能是疗效的最大决定因素，可以提高治疗结果[43]。

一项研究发现，接受改良 Ertl 和改良 Burgess 胫骨截肢术的二组患者，其 SF－36 评分或假体评估问卷评分无差异。但接受改良 Ertl 截肢术的患者需行二次截肢的可能性明显更高[44]。接受髋关节离断或经骨盆截肢的军人可能需要他人终生照顾，其心理评估得分要高于躯体评估[45]。

评估截肢患者的重返工作和部署能力时，可以发现因 Gustilo Ⅲ 型胫骨骨折而截肢的患者康复归队比率为 12.5%[46]。该比率低于那些遭受相同损伤的保肢患者，其康复归队率为 20.5%；也低于那些使用 IDEO 矫形器进行下肢恢复奔跑（RTR）方式训练的下肢保肢军人，其康复归队率为 51%[47]。在所有与战斗有关的截肢患者中，只有 5% 的人在截肢后仍可部署；但是，特种部队成员在截肢后的部署率为 48%。与一般军人相比，他们具有更强的社会心理支持和动机，这可能是其部署率高的根源[48]。

下肢保肢

下肢评估项目（LEAP）的数据表明，保肢和截肢之间没有差异。METALS 研究发现，保肢预后较差，而且其重返激烈运动的比例也较低，筛查出抑郁症可能性明显更高[49,50]。但是，一项前瞻性研究观察了能采用 IDEO 和 RTR 途径保肢的患者，结果发现，其在 4 周和 8 周时的躯体能力测试、疼痛和自我评估测试均有显著改善。同样重要的是，研究开始时有 50 例患者因下肢创伤而最初考虑截肢，接受了 8 周的 IDEO 和 RTR 的训练和康复之后，有 41 例更愿意选择保肢[49]。

尽管如此，尝试下肢保肢的患者中仍有 10%～15% 后期会要求截肢[51,52]。此外，研究表明，在因胫骨和后足创伤而保肢的军人中，出现并发症的患者同没有并发症的患者相比，其康复归队的可能性要低得多[53,54]。最终，对于受战伤的军人而言，PTOA 是其最普遍的致残原因[5]，在保肢人群中也非常普遍。

骨关节炎

骨关节炎（Osteoarthritis，OA）是一种慢性退行性疾病，会影响受累关节的关节软骨、骨和周围的软组织。据估计，在美国有超过 2 700 万名的成年人受到这种致残疾病的影响[55]。已知的 OA 危险因素包括女性、肥胖、关节损伤史以及从事需要大量反复弯腰、下蹲、跪姿和抬举物体的职业[6,56-65]。虽然通常认为 OA 是一种老年性疾病，但最近的研究表明，OA 可能会影响三四十岁的人群，特别是存在上述已知风险因素的情况下[59,66]。十多年来，OA 一直是美军致残和病退的主要原因[67]。

军队现役人员会经常暴露在上述已知的多种 OA 危险因素之中。由于军体训练的要求和工作性质的原因，军人遭受急性创伤性关节损伤的风险在增加[41,68-71]。此外，部队军体训练和职业要求需要他们做大量反复弯腰、下蹲、跪下和抬举动作。最后，虽然军人基本上并不肥胖，但许多人仍需要在训练和执行任务期间背负沉重装备。肥胖个体会出现过度负荷导致的关节损伤，其结果与背负装备近似。

新的数据表明，与普通人群相比，现役美国军人中 OA 的发生率明显更高[72,73]。Cameron 等人利用国防医疗监视系统的数据进行了一项回顾性队列研究，用于调查军人中骨关节炎的发生率和负担[73]。作者假设，现役军人中退行性骨关节疾病的发生率将比普通人群明显升高。作者观察到，与普通人群相比，每个年龄段军人中 OA 的发生率均显著高于普通人群；并且随着年龄的增长，军人与普通人群之间 OA 发生率的差距也越来越大。尽管作者无法将本研究中 OA 发病率的增加与既往关节损伤病史或上述其他危险因素联系起来，但他们推测在军队人群中观察到的 OA 发病率增加，可能与多年服役期间关节损伤的高发生率以及体能达标伴发的累积应力有关。

在另一项研究中，Scher 等人研究了现役军人中髋关节 OA 的发生率[72]。总发病率为 35/（10 万人·年），男性为 32/（10 万人·年），女性为 54/（10 万人·年）。他们观察到髋关节 OA 的发病率低于以往的文献报道，但这可能是因为大多数已发表的研究都集中在年龄较大的人群。将普通人群的数据按性别和年龄进行分层分析后，再同 Scher 等人[72] 的数据进行比较[57]，结果可以发现，现役男军人的 OA 发病率是普通人群的 4.76～6.30 倍，现役女军人的 OA 发病率是普通人群的 18.32 倍。在这个相对年轻和健康的人群中观察到的髋关节 OA 发病率令人不安，同时考虑到军人 OA 的总体发生率较普通人群高，这些都引起了人们对服役多年后承重关节 OA 负担的担忧。

军队人员不仅各种 OA 和髋关节 OA 的发病率均较高，PTOA 还被认为是部队战斗伤员残疾的主要原因[74]。Rivera 等人[74] 观察战创伤后发现，由爆炸装置引起的骨折和关节开放伤导致了 75％ PTOA 问题。下肢负重关节受伤后，其 PTOA 的发生率尤其高，膝关节为 100％，踝关节为 91％。在上肢的肘关节也观察到了较高的 PTOA 发生率，为 96％。Rivera 及其同事报道的最令人震惊的发现是，从受伤到确诊 PTOA、再到分类为残疾、直至病历记录归档的平均时间为 19（±10）个月。尽管已经观察到普通人群中 PTOA 的发展速度较快（如在受伤 10 年之内）[59]，但在军人中，战斗相关伤害所致的 PTOA 的发展速度似乎是普通人群的 5～10 倍。

并发的心理健康状况

在接受治疗的第一年内，有超过 50％的截肢患者和保肢患者被诊断出患有精神疾病[75]。一项筛查研究显示，退伍军人中超过 75％的人也可能持续存在这些疾病，在执行任务多年后仍存在较高的烦躁、睡眠障碍、健忘和焦虑问题[76]。此类心理健康疾病可能对短期和长期残疾都有深远影响，因为与没有心理困扰的同类人群相比，有心理困扰患者的结果评分较低。

创伤性脑损伤

最近在 OIF/OEF/"新曙光行动"冲突中发现的一种残疾是创伤性脑损伤（traumatic brain injury，TBI）。据估计，从行动部署返回的军人中，有 10％～25％至少患有轻度 TBI，这一比率与各种外伤模式基本一致[75,78,79]。虽然大多数此类病例可在治疗第一年内缓解，但仍发现有 1％～5％的军人存在持续性 TBI 症状[78]。TBI 能够以多种方式影响残疾及远期结果。首先，它可能会妨碍军人参与康复的能力。其次，研究发现，TBI 患者易患慢性神经行为性和疼痛性疾病，会极大降低其生活质量[75,79]。

创伤后应激障碍

创伤后应激障碍（PTSD）是影响战伤军人的第三常见残疾[5]。而且，该疾病不仅仅影响那些新近部署的军人[78]。与没有此病症的人相比，患有 PTSD 的退伍军人的生活满意度可能较低，处理个人和职业关系更加困难[80]。与 TBI 类似，PTSD 患者遭受疼痛相关功能障碍的风险有所增加，并且 PTSD 可使伴发的肌肉骨骼损伤的康复和复原变得非常复杂[78,81]。最后，一项研究发现，保肢患者的 PTSD 发病率明显高于截肢患者（分别为 32％和 18％）[75]。虽然尚不清楚这种差异的原因，但在为保肢患者提供咨询并制订其治疗计划时，请务必注意这点。

康复归队

目前已经发现，能够在较低治疗水平处理而无需升级为较高治疗水平的伤员，有高达 90％的机会康复归队，而那些需要升级为较高治疗水平的患者，其康复归队率低至 0～3％[82]。在确定伤员康复归队的能力时，伤员对工作的描述也很重要。在对截肢患者的分析中可以发现，与其他军事专业相比，特种部队截肢伤员适应工作的可能性明显更高[83]。在通过择期手术康复归队方面，行全膝或髋关节置换术的现役人员中有 86％能重返现役，而且 70％的人能够被部署到战斗区域并完成其任务[84]。

对肌肉骨骼伤病康复归队相关因素的研究还很缺乏。目前，康复归队的标准是基于专家的意见和临床判断，而不是可靠的科学证据。这可能就是为什么运动员和军人受伤后复发率如此之高的原因。因此，迫切需要确定受伤和康复归队时，与成功归队以及降低再损伤风险均有关的因素。这些因素可用于制定和实施循证的康复归队标准，有助于高风险军队人员的二级预防。

总　　结

　　一支完全由志愿者组成的军队加上 14 年持续冲突形成的累积效应已使判定为残疾的人数显著增加，战斗力随之下降，并对部队战备产生了重大影响。虽然新兵和战斗力仍能保持，但肌肉骨骼损伤的负担和残疾医疗费用十分庞大。

〔宋迪煜　译〕

参考文献

［1］　Bell NS，et al. The changing profile of disability in the U. S. Army：1981—2005. Disabil Health J. 2008；1（1）：14 - 24.

［2］　Sharma L，et al. Knee adduction moment，serum hyaluronan level，and disease severity in medial tibiofemoral osteo-arthritis. Arthritis Rheum. 1998；41（7）：1233 - 40.

［3］　Masini BD，et al. Resource utilization and disability outcome assessment of combat casualties from Operation Iraqi Freedom and Operation Enduring Freedom. J Orthop Trauma. 2009；23（4）：261 - 6. 4］　Harrold LR，et al. Evaluating the predictive value of osteoarthritis diagnoses in an administrative database. Arthritis Rheum. 2000；43（8）：1881 - 5.

［5］　Schouten JS，de Bie RA，Swaen G. An update on the relationship between occupational factors and osteoarthritis of the hip and knee. Curr Opin Rheumatol. 2002；14（2）：89 - 92.

［6］　Provencher MR，et al. An analysis of shoulder outcomes scores in 275 consecutive patientsdisease-specific correlation across multiple shoulder conditions. Mil Med. 2012；177：975 - 82.

［7］　Provencher MT，et al. A prospective analysis of 179 type 2 superior labrum anterior and posterior repairs：outcomes and factors associated with success and failure. Am J Sports Med. 2013；41（4）：880 - 6.

［8］　Dumont GD，Golijanin P，Provencher MT. Shoulder instability in the military. Clin Sports Med. 2014；33（4）：707 - 20.

［9］　Waterman BR，et al. Outcomes after Bankart repair in a military population：predictors for surgical revision and long-term disability. Arthroscopy. 2014；30（2）：172 - 7.

［10］　Ozturk BY，et al. Return to sports after arthroscopic anterior stabilization in patients aged younger than 25 years. Arthroscopy. 2013；29（12）：1922 - 31.

［11］　Gerometta A，et al. Arthroscopic Bankart shoulder stabilization in athletes：return to sports and functional out-comes. Knee Surg Sports Traumatol Arthrosc. 2014.

［12］　Dickens JF，et al. Return to play and recurrent instability after in-season anterior shoulder instability：a prospec-tive multicenter study. Am J Sports Med. 2014；42：2842 - 50.

［13］　Harris JD，et al. Long-term outcomes after Bankart shoulder stabilization. Arthroscopy. 2013；29（5）：920 - 33.

［14］　Bhatia S，et al. The outcomes and surgical techniques of the Latarjet procedure. Arthroscopy. 2014；30（2）：227 - 35.

［15］　Mizuno N，et al. Long-term results of the Latarjet procedure for anterior instability of the shoulder. J Shoulder El-bow Surg. 2014；23（11）：1691 - 9.

［16］　Bhatia S，et al. Early return to work in workers' compensation patients after arthroscopic fullthickness rotator cuff repair. Arthroscopy. 2010；26（8）：1027 - 34.

［17］　Holtby R，Razmjou H. Impact of work-related compensation claims on surgical outcome of patients with rotator cuff related pathologies：a matched case-control study. J Shoulder Elbow Surg. 2010；19（3）：452 - 60.

［18］　Mohtadi NG，et al. A randomized clinical trial comparing open to arthroscopic acromioplasty with mini-open rotator cuff repair for full-thickness rotator cuff tears：disease-specific quality of life outcome at an average 2-year follow-up.

Am J Sports Med. 2008;36(6):1043 - 51.

[19] Gill HS, O'Connor JJ. Heelstrike and the pathomechanics of osteoarthrosis: a pilot gait study. J Biomech. 2003;36 (11):1625 - 31.

[20] Marchessault JA, McKay PL, Hammert WC. Management of upper limb amputations. J Hand Surg Am. 2011;36 (10):1718 - 26.

[21] Behrend C, et al. Update on advances in upper extremity prosthetics. J Hand Surg Am. 2011;36(10):1711 - 7.

[22] Felson DT, et al. The incidence and natural history of knee osteoarthritis in the elderly. The Framingham osteoarthritis study. Arthritis Rheum. 1995;38(10):1500 - 5.

[23] Tennent DJ, et al. Characterisation and outcomes of upper extremity amputations. Injury. 2014;45(6):965 - 9.

[24] Gandevia SC, Refshauge KM, Collins DF. Proprioception: peripheral inputs and perceptual interactions. Adv Exp Med Biol. 2002;508:61 - 8.

[25] Kumar AR, et al. Lessons from the modern battlefield: successful upper extremity injury reconstruction in the subacute period. J Trauma. 2009;67(4):752 - 7.

[26] Bernstein ML, Chung KC. Early management of the mangled upper extremity. Injury. 2007;38(Suppl 5):3 - 7.

[27] Kopec JA, et al. Descriptive epidemiology of osteoarthritis in British Columbia, Canada. J Rheumatol. 2007;34(2): 386 - 93.

[28] Blair JA PJ, Schoenfeld AJ, Cross Rivera JD, Grenier ES, Lehman RA, Hsu JR. Skeletal trauma research consortium (STReC), spinal column injuries among Americans in the global war on terrorism. J Bone Jt Surg Am. 2012;94: e135(1 - 9).

[29] Blair JA, et al. Are spine injuries sustained in battle truly different? Spine J. 2012;12(9):824 - 9.

[30] United States Bone and Joint Decade. Arthritis and related conditions. In the burden of musculoskeletal diseases in the United States. Rosemont: American Academy of Orthopaedic Surgeons; 2008. pp. 71 - 96.

[31] Du Bois M, Szpalski M, Donceel P. Patients at risk for long-term sick leave because of low back pain. Spine J. 2009;9(5):350 - 9.

[32] Friedman BW, et al. Predicting 7-day and 3-month functional outcomes after an ED visit for acute nontraumatic low back pain. Am J Emerg Med. 2012;30(9):1852 - 9.

[33] Shaha JS, et al. Return to an athletic lifestyle after osteochondral allograft transplantation of the knee. Am J Sports Med. 2013;41(9):2083 - 9.

[34] Krych AJ, et al. Return to athletic activity after osteochondral allograft transplantation in the knee. Am J Sports Med. 2012;40(5):1053 - 9.

[35] Mithoefer K, et al. Return to sports participation after articular cartilage repair in the knee: scientific evidence. Am J Sports Med. 2009;37(Suppl 1):167 - 76.

[36] Barber-Westin SD, Noyes FR. Factors used to determine return to unrestricted sports activities after anterior cruciate ligament reconstruction. Arthroscopy. 2011;27(12):1697 - 705.

[37] Kamath GV MT, Creighton RA, Viradia N, Taft TN, Spang JT. Anterio cruciate ligament injury, return to play, and reinjury in the elite collegiate athlete: analysis of an NCAA division I cohort. Am J Sports Med. 2014;30(42): 1638 - 43.

[38] McCullough KA, Phelps KD, Spindler KP, Matava MJ, Parker RD, MOON Group, Reinke EK. Return to high school- and college-level football after anterior cruciate ligament reconstruction: a multicenter orthopaedic outcomes network (MOON) cohort study. Am J Sports Med. 2012;40(11):2523 - 9.

[39] Friel NA, Chu CR. The role of ACL injury in the development of posttraumatic knee osteoarthritis. Clin Sports Med. 2013;32(1):1 - 12.

[40] Rue JP, Pickett A. Meniscal repair and transplantation in the military active-duty population. Clin Sports Med. 2014;33(4):641 - 53.

[41] Jones JC, et al. Incidence and risk factors associated with meniscal injuries among activeduty US military service members. J Athl Train. 2012;47(1):67 - 73.

[42] Doukas WC, et al. the military extremity trauma amputation/limb salvage (metals) study: outcomes of amputation

versus limb salvage following major lower-extremity trauma. J Bone Joint Surg Am. 2013;95(2):138 - 45.

[43] Michaud CM, et al. The burden of disease and injury in the United States 1996. Popul Health Metr. 2006;4:11.

[44] Keeling JJ, et al. Comparison of functional outcomes following bridge synostosis with non-bone-bridging transtibial combat-related amputations. J Bone Joint Surg Am. 2013;95(10):888 - 93.

[45] Ebrahimzadeh MH, et al. Long-term clinical outcomes of war-related hip disarticulation and transpelvic amputation. J Bone Joint Surg Am. 2013;95(16):e114(1 - 6).

[46] Kopec JA, et al. Trends in physician-diagnosed osteoarthritis incidence in an administrative database in British Columbia, Canada, 1996 - 1997 through 2003—2004. Arthritis Rheum. 2008;59(7):929 - 34.

[47] Blair JA PJ, Blank RV, Owens JG, Hsu JR. Skeletal trauma research consortium (STReC), return to duty after integrated orthotic and rehabilitation initiative. J Orthop Trauma. 2014;28(4):e70 - 4.

[48] Krueger CA, Wenke JC. Initial injury severity and social factors determine ability to deploy after combat-related amputation. Injury. 2014;45(8):1231 - 5.

[49] Bedigrew KM, et al. Can an integrated orthotic and rehabilitation program decrease pain and improve function after lower extremity trauma? Clin Orthop Relat Res. 2014;472(10):3017 - 25.

[50] MacKenzie EJ BM, Pollak AN, Webb LX, Swiontkowski MF, Kellam JF, Smith DG, Sanders RW, Jones AL, Starr AJ, McAndrew MP, Patterson BM, Burgess AR, Castillo RC. Longterm persistence of disability following severe lower-limb trauma. J Bone Jt Surg Am. 2005;87:1801 - 9.

[51] Johnson AE, Cross JD. Impact of traumatic arthritis on a cohort of combat casualties. American Academy of Orthopaedic Surgeons annual meeting. 2011. San Diego, CA.

[52] Krueger CA, Wenke JC, Ficke JR. Ten years at war: comprehensive analysis of amputation trends. J Trauma Acute Care Surg. 2012;73(6 Supp 5):S438 - 44.

[53] Hochberg MC. Epidemiology and genetics of osteoarthritis. Curr Opin Rheumatol. 1991;3(4):662 - 8.

[54] Napierala MA, et al. Infection reduces return-to-duty rates for soldiers with type Ⅲ open tibia fractures. J Trauma Acute Care Surg. 2014;77(3 Suppl 2):S194 - 7.

[55] Lawrence RC, et al. Estimates of the prevalence of arthritis and other rheumatic conditions in the United States. Part Ⅱ. Arthritis Rheum. 2008;58(1):26 - 35.

[56] Richmond SA, et al. Are joint injury, sport activity, physical activity, obesity, or occupational activities predictors for osteoarthritis? A systematic review. J Orthop Sports Phys Ther. 2013;43(8):515 - B19.

[57] Oliveria SA, et al. Incidence of symptomatic hand, hip, and knee osteoarthritis among patients in a health maintenance organization. Arthritis Rheum. 1995;38(8):1134 - 41.

[58] Lohmander LS, et al. The long-term consequence of anterior cruciate ligament and meniscus injuries: osteoarthritis. Am J Sports Med. 2007;35(10):1756 - 69.

[59] Lohmander LS, et al. High prevalence of knee osteoarthritis, pain, and functional limitations in female soccer players twelve years after anterior cruciate ligament injury. Arthritis Rheum. 2004;50(10):3145 - 52.

[60] Seidler A, et al. The role of cumulative physical work load in symptomatic knee osteoarthritis—a case-control study in Germany. J Occup Med Toxicol. 2008;3:14.

[61] Felson DT. Obesity and vocational and avocational overload of the joint as risk factors for osteoarthritis. J Rheumatol Suppl. 2004;70:2 - 5.

[62] Felson DT, et al. Osteoarthritis: new insights. Part 1: the disease and its risk factors. Ann Intern Med. 2000;133(8):635 - 46.

[63] Felson DT, Zhang Y. An update on the epidemiology of knee and hip osteoarthritis with a view to prevention. Arthritis Rheum. 1998;41(8):1343 - 55.

[64] Felson DT. Risk factors for osteoarthritis: understanding joint vulnerability. Clin Orthop Relat Res, 2004(Suppl 427):S16 - 21.

[65] Issa SN, Sharma L. Epidemiology of osteoarthritis: an update. Curr Rheumatol Rep. 2006;8(1):7 - 15.

[66] Englund M, Lohmander LS. Risk factors for symptomatic knee osteoarthritis fifteen to twenty-two years after meniscectomy. Arthritis Rheum. 2004;50(9):2811 - 9.

［67］ Patzkowski JC, et al. The changing face of disability in the US Army: the Operation Enduring Freedom and Operation Iraqi Freedom effect. J Am Acad Orthop Surg. 2012;20(Suppl 1):S23 - 30.

［68］ Cameron KL, Owens BD. The burden and management of sports-related musculoskeletal injuries and conditions within the US military. Clin Sports Med. 2014;33(4):573 - 89.

［69］ Cameron KL, Owens BD, DeBerardino TM. Incidence of ankle sprains among active-duty members of the United States Armed Services from 1998 through 2006. J Athl Train. 2010;45(1):29 - 38.

［70］ Owens BD, et al. Incidence of shoulder dislocation in the United States military: demographic considerations from a high-risk population. J Bone Joint Surg Am. 2009;91(4):791 - 6.

［71］ Owens BD, et al. Incidence of anterior cruciate ligament injury among active duty U. S. military servicemen and servicewomen. Mil Med. 2007;172(1):90 - 1.

［72］ Scher DL, et al. The incidence of primary hip osteoarthritis in active duty US military service members. Arthritis Rheum. 2009;61(4):468 - 75.

［73］ Cameron KL, et al. Incidence of physician diagnosed osteoarthritis among active duty United States military service members. Arthritis Rheum. 2011;63(10):2974 - 82.

［74］ Rivera JC, et al. Posttraumatic osteoarthritis caused by battlefield injuries: the primary source of disability in warriors. J Am Acad Orthop Surg, 2012;20(Suppl 1):S64 - 9.

［75］ Davis MA, et al. The association of knee injury and obesity with unilateral and bilateral osteoarthritis of the knee. Am J Epidemiol. 1989;130(2):278 - 88.

［76］ Scholten JD, et al. Analysis of US veterans health administration comprehensive evaluations for traumatic brain injury in Operation Enduring Freedom and Operation Iraqi Freedom veterans. Brain Inj. 2012;26(10):1177 - 84.

［77］ Potter MQ, et al. Psychological distress negatively affects self-assessment of shoulder function in patients with rotator cuff tears. Clin Orthop Relat Res. 2014;472:3926 - 32.

［78］ Otis JD, et al. Complicating factors associated with mild traumatic brain injury: impact on pain and posttraumatic stress disorder treatment. J Clin Psychol Med Settings. 2011;18(2):145 - 54.

［79］ Hootman JM, Helmick CG. Projections of US prevalence of arthritis and associated activity limitations. Arthritis Rheum. 2006;54(1):226 - 9.

［80］ Schnurr PP, et al. Posttraumatic stress disorder and quality of life: extension of findings to veterans of the wars in Iraq and Afghanistan. Clin Psychol Rev. 2009;29(8):727 - 35.

［81］ Outcalt SD, et al. Pain experience of Iraq and Afghanistan Veterans with comorbid chronic pain and posttraumatic stress. J Rehabil Res Dev. 2014;51(4):559 - 70.

［82］ Cohen SP, et al. Spine-area pain in military personnel: a review of epidemiology, etiology, diagnosis, and treatment. Spine J. 2012;12(9):833 - 42.

［83］ Belisle JG, Wenke JC, Krueger CA. Return-to-duty rates among US military combat-related amputees in the global war on terror: job description matters. J Trauma Acute Care Surg. 2013;75(2):279 - 86.

［84］ Glebus GP, et al. Return to duty and deployment after major joint arthroplasty. J Arthroplasty. 2013;28(8):1270 - 3.

第二篇
肌肉骨骼疾病的
流行病学解剖部位损伤

第七章　肩部损伤

导　言

1994年1月，武装部队流行病学委员会（AFEB）成立了外伤预防与控制工作组，就监测、预防和控制军人外伤向陆军卫生局局长提供指导和建议[1]。工作组的主要目标是确定各军种外伤问题的严重程度，明确外伤原因、风险因素和预防策略，评估医学数据库的价值，并就研究和预防提出建议。该工作组的报告有一份关于军人外伤的执行摘要，提出了几个重要结论。作者发现，无论平时还是战时，军事损伤对美国武装部队健康和战备状态的持续负面影响比任何其他类别的医疗投诉都要多。作者还报告，门诊治疗的训练相关损伤在军队人员总发病率中占很大比例，继而出现的残疾需要数额巨大的赔偿金——每年超过7.5亿美元[1]。

运动损伤、机动车事故和跌倒是所有军种受伤的主要原因[2]。每个士兵都是运动员的军事口号是正确的，因为军队是一个独特的组织，它要求每个成员达到身体健康标准，并对每个成员进行半年一次的身体评估测试。军体训练（PT）计划对保持武装部队的体能战备状态至关重要，但也会在总体上导致高比率全身肌肉骨骼损伤。新兵的受伤率男性每月10~15人/100人，女性每月15~25人/100人，海军特战候选人员为每月30~35人/100人[3,4]。

虽然训练和职业性损伤造成了严重残疾，但军人参加娱乐和竞技运动，也发生了大量外伤。经过6年的观察，Lauder等人研究发现，男女军人的运动损伤率分别为每万人每年38次和18次[5]。这些外伤每年平均导致29 435天的缺勤，其中男性平均每次外伤缺勤13天，女性平均每次外伤11天。在男女军人中，膝关节均为受伤最严重的身体部位（占所有损伤的25％以上），而在男性中，肩关节是第八名，在女性中是第六位（男、女受伤率均不到5％）[5]（图7-1）。在关节脱位中，肩关节是男性中最常见的部位，总受伤率是每万人每年0.44，在橄榄球比赛中最多见，而在女性是第二高发，发生率是每万人每年0.11，最常见于篮球运动[5]。

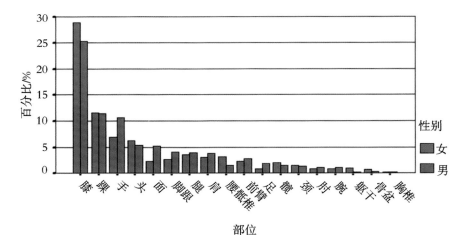

图7-1　按性别划分的身体运动损伤部位的百分比分布[5]

骨科外伤是陆军、海军、空军和海军陆战队致残的主要原因，在各军种所有体格评估委员会

（PEB）病例中占比在 22%～63%[2,6]。总体而言，每年有 1%～2% 的现役人员接受外伤评估，其中约 60% 会导致从部队退伍或永久退役[2]。肌肉骨骼伤病在陆军中呈明确上升趋势，1992 年的初次数据显示，肌肉骨骼伤病占所有入院人数（2.8 万人）的 30%，占所有士兵缺勤天数（50 万天以上）的 40%。根据美国海军医学评估委员会 1989—1993 年的数据，在致残的十大外伤诊断中，肩关节脱位总体上排名第八，是未涉及下肢且位于前列的诊断，占总病例的 2.9%[6]。

肩关节问题在美军中很常见，军人在初级诊所和三级专科机构经常向医疗专业人员抱怨肩痛。Walsworth 等人对到三级军队医疗机构就诊的患者进行了前瞻性描述性分析，以更好地描述那些以肩痛为主诉患者的诊断[7]。在最终接受手术的患者中，84% 的患者有一种以上的病变，其中最常见的 3 种诊断为盂唇损伤（80%）、肩袖撞击病变（49%）和不稳定（29%）[7]。76% 的患者能够回忆起具体的损伤机制，报告的前 3 种损伤机制按患病率顺序排列，为军体锻炼/运动相关的过度使用，军体锻炼/运动相关创伤，以及跌倒[7]。

这项研究强调了美国军人肩部伤病的复杂性，肩伤往往累及多种结构（84%），就诊前症状持续时间较长（平均 33.75 个月），并且往往在手术前没有足够长时间的非手术治疗（96%）[7]。在初级诊所就诊时，军人患者将其病情归因于特定损伤的比率（76%），明显高于地方患者，后者报告有外伤机制者在 12%～33%[8]。外伤史比例较高进一步表明，军人职业及其对上肢机能的需求和标准，存在着固有职业风险。

Provencher 等人对在骨科主诉肩部功能障碍的年轻现役军人进行了进一步调查[9]。该组连续纳入 275 名患者，平均年龄 36.5 岁，在初诊时完成了一系列经过验证的疗效问卷，以更好地了解军队肩部疾病患者的疾病类型和严重程度。图 7-2[9] 中列出了 10 种临床诊断。调查人员发现，在各种条件下，有肩部疾病的军人所报告的评分约为正常的 50%，说明整体功能相当差[9]。上盂唇前后（SLAP）撕裂患者的总体评分最低，说明功能障碍最严重，其次是不稳定和肩袖撕裂。毫无疑问，需手术军人的评分普遍比非手术治疗成功的军人要低。

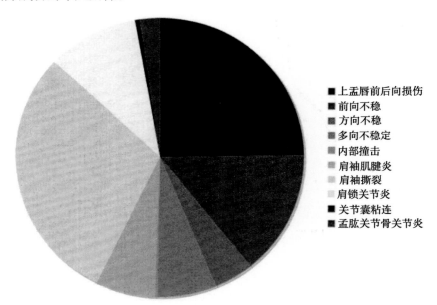

图例：
- 上盂唇前后向损伤
- 前向不稳
- 方向不稳
- 多向不稳定
- 内部撞击
- 肩袖肌腱炎
- 肩袖撕裂
- 肩锁关节炎
- 关节囊粘连
- 盂肱关节骨关节炎

图 7-2　因肩痛就诊于骨科的军人患者的病种分布[9]

肩部战伤

如第三章所述，疾病和非战斗损伤（DNBI）仍然是伊拉克自由行动（OIF）和持久自由行动（OEF）中部署到伊拉克和阿富汗的部队发生伤残的主要原因。最近，Skeehan 等人对部署的士兵进行了流行病学调查，发现 19.5% 的士兵至少报告有一次 DNBI，85% 的士兵在部署期间因存在症状至少寻求一次治疗[10]。最常见的两个外伤原因是运动/田径和举重，百分比分别为 22.3% 和 19.6%[10]。Belmont 等人报道了美国陆军战斗旅在 OIF 的一次镇压叛乱行动中发生的 DNBI，他们发现肌肉骨骼损伤是最常见的损伤，占所有 DNBI 的 50.4%[11]。研究期间，肩部相关伤病占所有 DNBI 的 11.8%，是位于手、膝、踝和腰椎之后的第五大最常见损伤部位。初次肩关节脱位是第四位最常见的损伤，排在踝扭伤、前交叉韧带（ACL）断裂和足底筋膜炎之后，发病率为 1.2/（1 000 人·年）[11]。这与之前报道的美军 1.69/（1 000 人·年）的发病率类似，比地方报告的 0.11～0.24 人/（1 000 人·年）的发病率高出约 10 倍[12,13]。

Roy 最近调查了在 2006—2007 年的 15 个月时间里参与阿富汗行动的另一支战斗旅，以确定部署环境中的肌肉骨骼损伤的患病率以及损伤机制。这项研究较好地界定了部署环境下肩部损伤的军事职业风险特质。肩部是第四个最易受伤的身体部位，在 1 619 名受调查者中占 164 人（10.1%）[14]。按军事职业专长（MOS）细分时，肩部损伤在工程师中最普遍，为 12%[14]。工程师和维修人员的肩部撞击综合征占比最高。这可能是由多种因素引起的，但很可能说明军事工程师职业固有的过顶上举和操作重型设备动作存在风险。有趣的是，这项研究证实，工程师在部署环境中发生上肢损伤更多，为 25%，而非部署部队的工程师为 15%[14]。

研究者对部署环境中的损伤风险因素进行了调查。在阿富汗一支部队的受调查人员中，肩部是第三最常损伤部位，发生率为 10%，总体平均来看，每次受伤后限制执勤时间为 8.5 天（图 7-3[15]）。导致损伤的最常见活动包括搬运（9.8%）、徒步巡逻（9.6%）和军体训练（8.0%）[15]。高外伤率的特定危险因素有年龄较大、士兵军衔较高、女性、部署按月计时间较长、力量训练时间较长、负重极大以及提举较重物体或更频繁地抬举重物[15]。

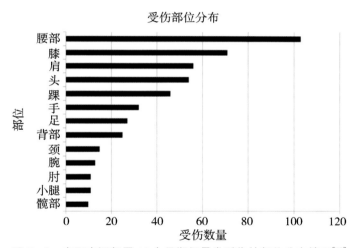

图 7-3　在阿富汗部署 12 个月期间最常受伤的部位分布情况[15]

Roy 进一步研究了在 2009 年 7 月至 2010 年 7 月期间，即 Stryker 战斗旅的早期部署阶段（最初的 3 个月），搬运任务和损伤之间的关系。士兵们报告说，他们平均每周工作 6 天，穿着防弹背心，并背负其他负重（总计 47.7 磅）每天超过 8 小时[16]。超过 23% 的士兵在部署的第 3 个月受伤，肩部是第二常见的损伤部位，占比为 14.5%。性别、每周搬运物品的天数较多、搬运物品的高度较高都与外伤显著相关[16]。

在部署环境中最常见的 15 个外伤诊断中，有 3 个涉及肩部，撞击占所有诊断的 3%，肩锁（AC）分离占 1.6%，胸肌拉伤占 0.7%[14]。最常见的 5 种损伤机制中有 3 种是过度使用（22%）、在健身房举重（8%）和运动（8%），这与非部署部队的最常见外伤机制不同，后者为跌倒、车辆事故和运动[1,14]。就肩部外伤而言，阿富汗部队的肩部损伤发生率（10.1%）低于伊拉克报告的发生率（17.0%）[14,17]。造成此差异的一种推测是在伊拉克，个人拦截防弹衣（IBA）用三角肌腋部保护器

（DAP）进行了加强，但在阿富汗没有添加此装备。DAP 由两个独立的左右通用部件组成——三角肌保护器和腋窝保护器，它们被添加到防护背心系统中。鉴于过度使用损伤和肩部撞击综合症的发病率较高，DAP 因带来额外负重并可能改变肩部生物力学，可能是肩部损伤患病率较高的原因之一。DAP 对过度使用损伤的潜在负面影响必须与其报道的预防爆炸和肩部直接贯通伤等潜在益处进行权衡。Gondusky 等报告了海军陆战队一个轻型装甲侦察营在 OIF 期间的外伤发生率，当时该单位对肩部和腋窝保护器进行实地测试，爆炸和穿透伤造成的肩部总外伤率为 5%[18]。

Owens 等人查阅了联合战区创伤登记处（JTTR）记录的 2001 年 10 月至 2005 年 1 月期间在 OIF 和 OEF 中美国军人的全部创伤，不包括 DNBI[19]。他们发现，共有 1 566 名士兵受了 6 609 处战伤，其中 1 281 名士兵四肢发生了 3 575 处战伤，53% 是软组织穿透伤，26% 是骨折[19]。915 例骨折平均分布在上肢（461 例，50%）和下肢（454 例，50%），其中 45 例（9.8%）发生在锁骨（13 例）和肩胛骨（32 例）[19]。53% 的锁骨骨折和 87% 的肩胛骨骨折是开放的[19]。总体而言，在 OIF 和 OEF 中，肩关节占所有开放性骨折的 5%，与我们唯一报告的肩部开放骨折数据—正义事业行动（译者注：美国入侵巴拿马）—相类似，后者发生率为 7%[19,20]。

Mack 等人还回顾了 2003 年 3 月至 2007 年 1 月 OIF/OEF 期间一家三级医疗机构救治肩关节周围开放性骨折的经验[21]。作者回顾了 44 例肩关节周围开放性骨折的患者，他们发现这些损伤非常复杂，伴有较高的神经系统损伤（41%）、血管损伤（23%）和其他损伤（86%）发生率[21]。43% 的患者发生了肩带损伤并伴有多处骨折，最常累及的部位包括肱骨近端（66%）、肩峰（36%）、关节盂（25%）、锁骨（23%）和喙突（18%）[21]。其治疗较为困难，并发症率高，其中 37% 的患者发生异位骨化，术后深部感染/骨髓炎占 14%，非致命性肺栓塞占 11%，伤口裂开占 6%，总截肢率为 9%[21]。

在 OIF 和 OEF 期间受伤，并出现长期伤残和随后退伍的军人中，骨科相关损伤占很大比例。陆军体格评估委员会记录了 2001 年 10 月至 2005 年 1 月期间 464 名军人的伤情，69% 的士兵有不适合服役的骨科疾患[22]。对这一人群的战斗相关骨科外伤按解剖部位进行详细分析显示，仅肩部一项就占受伤总数的 8%，伤残的 10%，现役军人的平均伤残百分比为 23%[22]。

肩带损伤

肩锁关节扭伤

肩锁关节损伤在年轻运动员中很常见，鉴于竞技运动员和现役军人对体能需求有一定关系，因此在军人中也很常见[23,24]。肩锁关节损伤通常发生在 20 多岁，据报道，地方人群中男性的发病率是女性的 5 倍[25]。然而，在最近 4 年对美国军校学员前瞻性纵向队列研究的数据显示，男女学员之间的发病率差异较小，男性患者出现肩锁关节损伤的概率仅是女性的 2 倍[24]。这可能是由于该队列中的平均年龄较小，其中女性参加高风险校际体育比赛的频率较高。

Pallis 等人报告说，美国军校学员肩锁关节损伤的总体 IR 为 9.2/（1 000 人·年）[24]。根据 Rockwood 的分类系统，这些损伤中的大多数（89%）归类为较低的 I 级或 II 级，其中绝大多数（91%）是参加体育比赛造成的[24,25]。损伤的分布包括肩锁关节扭伤（87%）、骨折（7%）、胸锁关节扭伤（3%）和炎症/骨溶解（3%）。肩锁关节损伤导致每位运动员平均病假 18.4 天，其中低等级损伤平均为 10.4 天，而高等级损伤平均为 63.7 天[24]。校际运动员的损伤 IR 明显高于校内运动员，其发生率比（IRR）为 2.11[24]。高等级损伤的手术干预率比低等级损伤高 19 倍[24]。

锁骨骨折

锁骨骨折是平民和军人常见的肩带损伤之一，占所有成人骨折的 5%，占普通人群肩带损伤的 35%[26,27]。鉴于军人独特的职业需求，锁骨骨折的致残隐患应引起重视。军人不仅经常进行高风险的过顶提拉活动，还参加包括俯卧撑、引体向上、强制性格斗训练、翻越障碍训练在内的日常体能训练，并经常长时间背负背包和个人防弹衣等沉重的肩上装备[16,24]。肩带损伤，包括锁骨骨折，会使士兵在一段时间内完全无法执行上述职业特定任务。

非手术治疗锁骨中段移位骨折的地方患者具有较高的不愈合率，以患者为中心的评分也较差，对此类创伤治疗的趋势已转向手术治疗，以改善其结果[26,28,29]。考虑到战士在非手术治疗后出现的疼痛性锁骨中段骨折不愈合会带来特殊职业残疾，该趋势也特别适用于军人[30]。有观点认为军人患者使用内固定物可能引起不适症状，因而不能耐受锁骨钢板，Huh 等人对此观点提出了质疑，并显示在军人组中使用钢板固定锁骨中段骨折具有较好的早期临床效果，3 个月后愈合率为 93％，患者满意率为 75％，肩部全范围活动的恢复率为 79％[26]。他们还报告了军人的临床效果，75％的人可以做俯卧撑，71％的人可以穿防弹衣，68％的人可以背背包，即使在短时间（6 个月）研究窗口期中，21％的人可在术后参加部署[26]。

尽管军人患者钢板固定取得了这些令人振奋的结果，但也有一些人对该理念提出了质疑。Wenninger 等人回顾 62 例接受锁骨中段骨折手术治疗的患者，发现钢板固定组的并发症发生率（31％）高于 Hagie 针固定组（9％）[31]。两组均常见的并发症是硬植入物的不适症状和软组织刺激，总发生率为 16％[32]。

Hsiao 等人查询了 1999—2008 年间国防医学流行病学数据库，以明确美军锁骨骨折的发生率，并找出所有的潜在人口学外伤风险因素[33]。作者报告在高危人群中共有 12 514 例锁骨骨折，每年随访 13 770 767 人，总体 IR 为 0.91/（1 000 人·年）[33]。与锁骨骨折发病率增加显著相关的特定人口统计学变量包括性别、年龄、种族、军种和职级[33]。男性发生锁骨骨折的发生率是女性的 2 倍多，男性每 1 000 人/年的 IR 为 0.67，而女性为 0.29。与女性相比，男性调整后的 IRR 为 2.30[33]。白人军人锁骨骨折的发生率明显高于黑人军人和选择"其他"种族的军人。白人军人调整后的 IR 为 0.66/（1 000 人·年），"其他"类别的军人为 0.49，黑人军人为 0.27。这显示白人军人的风险比黑人军人增加了 2 倍多，调整后的 IRR 为 2.45[33]。锁骨骨折发生率一般随年龄增长而下降，损伤发生率以＜20 岁和 20～24 岁年龄组最高。年龄＜20 岁、20～24 岁和 25～29 岁的军人组计算的 IR 分别比＞40 岁组高 38％、42％和 18％[33]。就军种而言，海军陆战队的 IR 最高，其次是陆军、空军和海军。与风险最低的类别——海军相比，海军陆战队、陆军和空军的 IR 分别高出 44％、16％和 6％[33]。军衔也与锁骨骨折的发生率有关，初级士兵军衔的 IR 最高，其次是高级士兵军衔、初级军官和高级军官。初级士兵军衔、高级士兵军衔和初级军官的 IR 分别比高级军官高 46％、35％和 12％[33]。总体而言，美国军人中锁骨骨折的 IR［0.91/（1 000 人·年）］高于之前公布的地方城市人群，后者 IR 为 0.06～0.50/（1 000 人·年）[27,33,34]。军人中风险最高的人口因素是男性、白人和年龄＜30 岁[33]。

盂肱关节不稳定

不稳定

盂肱关节不稳定是一个常见的骨科疾病，可导致疼痛，以及参与体力活动（如竞技运动和特定军事职业达标）的能力下降[35]。有研究评估了美国军校的一组年轻、爱运动的学员以及整个军人群体，希望发现军人群体中肩关节不稳定的真实发生率和特征[13,36]。他们的研究结果强调，在军队中无论是从最初的治疗处理角度还是从预防的角度，解决可变和不可变风险因素对处理该伤病都很重要。

一些研究报告了地方人群中肩关节脱位的发生率。Simonet 等人估计明尼苏达州 Olmstead 县的普通人群原发性肩关节前脱位的发病率为 0.08/（1 000 人·年）[37]。欧洲研究估计，丹麦某城市人口中发病率为 0.17/（1 000 人·年），瑞典某城镇中发病率为 0.24/（1 000 人·年）[21,38]。

Zacchilli 等人对美国地方人群肩关节脱位进行了最大规模的研究，报告的发病率为 0.24/(1 000 人·年)，这一数据已提交急救部门[39]。在这项研究中，作者利用国家电子外伤监测系统，计算出男性的 IR 为 0.35/(1 000 人·年)，相对于女性的 IRR 为 2.64，即 71.8% 的脱位发生在男性[39]。以每 10 岁为单位，20～29 岁患者的 IR 最高 (0.48)，其中 46.8% 的脱位发生在 15～29 岁患者。在这个队列中，种族之间没有差异[39]。

Owens 等人在美国军校学员封闭式样本研究中显示，初次创伤性肩关节脱位的发生率比以前研究报道的军校学员要大一个数量级[36]。肩关节不稳定 (定义为半脱位或脱位) 发生概率为每学年 2.8%，发病比男性为 2.9%，女性发病率为 2.5%[36]。总的来说，该队列 IR 为 4.35/(1 000 人·年)[36]。本研究中 IR 明显较高，原因在于对封闭人群采用了有效的数据收集方法，同时这些军校学员更年轻，运动水平更高。

在所有肩关节不稳定病例中，84.6% 为半脱位，15.4% 为真正的盂肱脱位，因此仅观察脱位病例时，发病率比为 0.43%[36]。大部分肩关节整体不稳定为前方脱位 (88%)，18 例脱位中有 17 例 (94%) 发生在前方[36]。这与以前报道的普通人群中 97% 的前脱位率一致[38]。损伤机制方面，43.6% 的不稳定是接触性损伤造成的，41% 来自非接触性损伤[36]。脱位和半脱位并发关节内病变的比率都很高。在此军队人群中，前脱位并发 Bankart 损伤 (93%) 和 Hill-Sachs 损伤 (86%) 百分比很高，与先前报道的因不稳定接受手术的患者中 Bankart 损伤和 Hill-Sachs 损伤情况一致，后者发生病例分别为 97% 和 90%[36,40]。该研究首次报道了半脱位亚组的病变发生率，Bankart 损伤发生率为 49%，Hill-Sachs 损伤发生率为 48%[36]。

有研究采用国防医学流行病学数据库评估全体军人的肩关节脱位，发现总的 IR 为 1.69/(1 000 人·年)[36]。同样，这比先前地方研究中报告的 0.08～0.24/(1 000 人·年) 的比率高出 10 倍[12,37,38]。损伤的重要独立危险因素包括男性、白人和年龄<30 岁[13]。男性 IR 为 1.82/(1 000 人·年)，女性 IR 为 0.90/(1 000 人·年)；当以种族、年龄、军种和衔级为因素校正后，男性相对于女性 IRR 为 1.95[13]。白人军人外伤率为 1.78，而 "其他" 种族为 1.59，黑人为 1.41。与黑人种族相比，白人种族校正后比率为 1.25[13]。年龄也对 IR 有显著影响，随着组别年龄减小，相关的受伤率不断增加。最高的 IR[2.35/(1 000 人·年)] 出现在最年轻的年龄组 (<20 岁)，但所有<30 岁组的风险都比较大年龄组明显更大[13]。关于兵种，最高的 IR 出现在陆军 (2.34) 和海军陆战队 (2.28)[13]。最后，军衔与肩关节脱位风险显著相关，初级和高级士兵军衔的比率明显高于已任命军官。初级士兵军衔、高级士兵军衔和军官的未校正 IR 分别为 2.20/(1 000 人/年)、1.32/(1 000 人/年) 和 1.12/(1 000 人/年)[13]。

上盂唇前后向撕裂

上盂唇前后向 (SLAP) 撕裂是年轻活跃患者肩部疼痛和残疾的原因之一。损伤机制包括直接创伤，伸展手臂过头牵拉，以及反复过头投掷动作，尤其是运动员。由于军人职业的身体特征、创伤风险和常规军体训练的要求，军人患者更容易受伤。因疼痛、不稳定或其他原因接受肩关节镜检查的军人患者中 SLAP 病变的发生率 (38.6%) 明显高于地方人群 (11.1%)[41]。有肩部外伤史 (85.2%) 或不稳定症状的患者更有可能出现 SLAP 病变[41]。根据 Snyder 分类，该组的 SLAP 病变中，20.5% 为 I 型，69.3% 为 II 型，5.1% 为 III 型，5.15% 为 IV 型[41,42]。

最近，Waterman 等人进行了第一次基于人群的研究，以评估 2002—2009 年年轻的、体力活跃、有肩部病变风险的军人 SLAP 病变的发病率趋势[32]。作者称，他们研究中最重要的发现是，在军人中，男性、年龄较大、白人种族、士兵军衔和在海军陆战队服役者的 SLAP 病变发生率最高[32]。总体而言，在研究期间，每年每 1 000 人发现大约 2 例 SLAP 撕裂病例[32]。

在关节镜检查诊断为 SLAP 病变的患者中，并发的肩关节病变比率很高 (90%)[41]。伴发病变最常见于 II 型 SLAP 病变。按出现频率高低的顺序，这些病变包括肩袖病变 (83%)、Hill-Sachs 病变

（69%）、Bankart 撕裂（63%）和麻醉下检查时的前向不稳（67%）[41]。

无论是孤立的军人 SLAP 损伤还是合并相关其他病变，均可通过手术成功治疗[43,44]。对地方患者包括过头训练的运动员进行 1~3 年随访后显示，关节镜下修复 II 型 SLAP 损伤有 94%~97% 的优良率，91% 的患者恢复了其伤前的功能水平[45-47]。军人体格要求有别于地方职业，因此对肩关节功能有更高要求，这是外科医生处理该人群疾患中的一个特殊挑战。Enad 等人研究表明，尽管存在这些挑战，但关节镜下治疗军人患者的 SLAP 损伤，其结果可与之前公布的地方人群数据相似[44]。27 名接受 II 型 SLAP 撕裂锚钉缝合修复的患者，平均随访 30.5 个月显示，96% 的患者在术后 4.4 个月恢复全勤，根据加州大学洛杉矶分校（UCLA）和美国肩肘外科医生（ASES）的评分，97% 的患者最终恢复了至少80% 的术前功能，76% 的患者除军事职业专长之外还恢复了以前的娱乐竞技运动水平[44]。Enad 等人在一个单独的队列研究中观察了 36 名年龄匹配的男军人，他们分别发生了孤立 II 型 SLAP 撕裂和合并其他病变的 II 型 SLAP 撕裂，均接受关节镜治疗，结果显示，每组的康复归队率相同，均为 94%[43]。该研究还强调了同时治疗合并病变的重要性，在 SLAP 修复的同时处理了肩关节外并发病变的患者，术后 ASES 评分和视觉模拟等级（VAS）疼痛评分有了明显的改善[43]。

胸大肌撕裂

胸大肌肌肉或肌腱断裂是一种罕见的损伤，近几十年来发病率有所增加，部分原因可能是社会上休闲竞技运动参与率有所增加[48]。胸大肌腱断裂通常发生在暴力屈曲肩关节的运动中，例如重量训练（特别是卧推）或可能造成暴力创伤性肩关节伸展的运动，例如足球、摔跤或橄榄球[49,50]。研究还提及了一些军人独特的损伤机制，包括一名士兵在空袭速降时致其"制动手"侧胸大肌肌腱撕裂，而另一起事故是在进行固定缆绳式跳伞时降落伞的上升器卡住了伞兵手臂[51,52]。White 等人研究表明，现役军人中 92% 的主要肌腱断裂，包括胸肌肌腱损伤，都发生在参加体育运动或类似的加强伸展-收缩运动期间[48]。胸大肌腱损伤的高峰发生在 20~40 岁的活跃男性中，这相当于现役军人的一大部分[53]。

White 等人研究表明，在现役军人中，胸大肌肌腱断裂占所有主要肌腱断裂的 14%，最常见的是继发于卧推举重（71%）[48]。描述性统计研究显示，按种族划分，71% 的胸大肌肌腱损伤发生于黑人，白人和其他种族各为 14%。评估所有主要肌腱断裂，包括胸大肌、跟腱、髌腱和股四头肌断裂时，经年龄和性别校正后，黑人和白人的比率为 13.3，拉丁裔和白人的比率为 2.9[48]。年龄在肌腱损伤中也起着重要作用，24 岁以下的伤员只占损伤的 8%，25~34 岁的伤员占 55%，35 岁或以上的伤员占 37%[48]。

急性和慢性胸大肌肌腱断裂均可手术成功修复。Antosh 等人在一项为期 8 年回顾性研究中发现，14 名现役军人患者在手术修复后总体结果良好，与延迟组相比，即刻修复组效果更好，差异有统计学意义[53]。患者的平均年龄为 31.4 岁（21~48 岁），这与以前的报道一致，14 例患者中有 11 例（79%）的损伤机制是卧推举重[53]。不幸的是，在这一队列中，有一些残留功能不全较为常见，平均术后的臂部、肩关节和手残疾（DASH）评分为 12.74 分，根据患者报告的数据，最大卧推重量平均减少 39%，2 分钟俯卧撑极限次数平均减少 34%[53]。

退行性病变

肩袖撞击

肩峰下撞击综合征（SIS）是普通人群肩部疼痛最常见的原因之一。这种综合征包括从肩峰下滑囊炎到肩袖肌腱病以及部分和全层肩袖撕裂等一系列病理变化[54]。肩袖疾病的病因仍然存在争议，可能是由多因素引起，如外部撞击（来自肩峰、喙肩韧带和 AC 关节）、固有的年龄相关的肌腱退变、反复创伤和血管损害所致[54]。非手术治疗是 SIS 患者初始治疗的主要手段，对大多数初始治疗失败的患者进行手术干预是成功的。手术干预的选择包括开放或关节镜下肩峰成形术、清创术、滑囊切除术和肩袖修复术。

据报道，肩袖疾病在普通人群中的发病率随着年龄的增长而增加。60 多岁的人群大约 25％、80 多岁的人群大约 50％会出现肩袖全层撕裂[55]。无症状的全层肩袖撕裂很常见，发病率随着年龄而增加，在 65 岁以上的患者大约有 50％对侧会出现有症状的肩袖全层撕裂[55]。

一些研究通过尸体标本和使用各种成像技术研究了无症状和有症状患者肩袖部分和全层撕裂的患病率。尸体和活检研究估计一般人群肩袖损伤的发生率为 5％～40％[56,57]。Lehman 等人在尸体研究中发现了全层撕裂与年龄之间的关系，在 60 岁以下的标本中，发生率为 6％，在 6 岁以上的标本中为 30％[58]。肩袖部分撕裂的位置及发生率也有报道，滑囊侧撕裂为 2.4％、肌腱内撕裂为 7.2％和关节侧撕裂为 3.6％[59]。

超声和磁共振成像（MRI）等手段已用于评估无症状和有症状的肩袖部分和完全性撕裂。已证明无症状者可出现肩袖撕裂，总体患病率在 17％～34％之间，有症状患者为 36％[60,61]。

所有研究均显示，肩袖撕裂的发生率随年龄增加而增加。Sher 等人研究称在无症状的受试者中，MRI 显示 40 岁以下患者的部分撕裂和全层撕裂的确诊率分别为 4％和 0％，40～60 岁的患者分别为 24％和 4％，60 岁以上的患者分别为 26％和 28％[60]。Yamamoto 等人报道称，总体来说，60～69 岁肩袖撕裂率为 25.6％，80～89 岁者肩袖撕裂率高达 50％[61]。

最近的一项系统回顾显示，在较年轻的年龄组（平均年龄 54.7 岁）更有可能发生创伤性肩袖撕裂，而不是劳损性、慢性、非创伤性肩袖撕裂[62,63]。该研究报道了具体肌腱受累情况：冈上肌腱占 84％，肩胛下肌腱占 78％，冈下肌腱占 39％[62]。撕裂大小<3 cm 者为 22％，3～5 cm 者为 36％，>5 cm 为 42％[62]。因此，与非创伤性/劳损性撕裂相比，创伤性撕裂患者的年龄更小，撕裂更大，肩胛下肌腱受累明显更多[62]。

肩袖疾病，包括撞击、部分和全层撕裂，是影响美军的最常见肩部问题之一。Walsworth 等人对军队三级医疗机构接诊的患者进行了前瞻性描述性分析研究，以明确以肩痛为主诉患者的诊断。共 55 名患者最终接受手术，平均年龄为 40.6 岁，84％发现一种以上的病变，肩袖撞击（49％）是第二常见的病变[7]。76％的患者能回忆起特定的损伤机制（排前 3 位的损伤机制包括与军体训练/运动相关的过度使用、与军体训练/运动相关的创伤以及跌倒），这进一步说明了年轻患者群体中创伤性肩袖撕裂发生率较高[7]。在这个军人样本中，与撞击和肩袖撕裂伴发的最常见的合并损伤包括盂唇撕裂、关节不稳定和 AC 关节关节炎[7]。

Provencher 等人研究了 275 名向骨科医生提出了肩部功能障碍主诉的年轻、活跃军人患者，平均年龄为 36.5 岁。在 10 种病变中，肩袖撕裂（部分和全层）占所有病例的 29％，肩袖肌腱病占另外 7％（图 7-2[9]）。这项研究还报告，此类伤病带来的残疾水平相当高，肩袖部分或全层撕裂患者的平均西安大略省肩袖指数（WORC）得分明显低于仅有撞击的患者[9]。

肩关节骨关节炎

在美国，骨关节炎是导致成年人残疾的最常见原因，影响到总人口中近 2 700 万人[64]。骨关节炎也是因医治而退出现役的美国军人残疾的最常见原因[22]。

Cross 等人查阅了 2001 年 10 月至 2005 年 1 月期间在战斗中受伤的 464 名军人的记录，他们参加了陆军体格评估委员会的听证会，以确定是否适合继续服役。骨科疾病占所有不适合服役伤病的 69％，退行性关节炎是军人无法出勤的头号疾病[22]。战伤继发的退行性关节炎占所有不适合服役伤病的 29％，平均残疾百分率为 15％[22]。

以骨关节炎为主要不适合服役疾病的军人中，肩部损伤的患病率仅次于脊柱，32％的患者出现该种情况[65]。60%肩部的战伤会导致关节炎，这凸显了此类日趋严重的肩部伤病的严重性，及其造成的长期伤残对受伤士兵所产生的长远影响[65]。在现役军人中，创伤性损伤导致的骨关节炎占所有现役骨关节炎患者的 94.4%，其中 75% 是由爆炸装置造成的骨折或关节切开引起的[65]。

晚期创伤性骨关节炎（PTOA）的治疗包括人工全关节置换术，在髋关节、膝关节和肩关节最常见。治疗这些受伤战士面临的挑战是，因 PTOA 接受关节置换术的退伍军人其平均年龄远低于普通人群[66]。Fehringer 等人研究了退伍军人管理局（VA）国家手术质量改进计划（NSQIP）1999—2006 财政年度的数据，以分析美国退伍军人进行全关节置换的手术情况[67]。他们发现，全肩关节置换术（TSA）占退伍军人所有关节置换术的 2.3%[67]。有趣的是，与全膝关节置换术（TKA）（2.2 小时）或全髋关节置换术（THA）（2.4 小时）相比，TSA 的平均手术时间（3.0 小时）更长，但其 30 天死亡率和术后并发症发生率均显著较低。THA、TKA 和 TSA 的 30 天死亡率分别为 1.2%、1.1% 和 0.4%。THA、TKA 和 TSA 的术后并发症总发生率分别为 7.6%、6.8% 和 2.8%[67]。在控制多种危险因素的情况下，我们断定在退伍军人管理局负责的患者中，TSA 比 TKA 和 THA 住院时间更短、术后并发症更少、再入院率更低。

结　论

肩关节损伤在美军中很常见。职业需求，包括强制性军体训练标准，以及与战斗训练和作战部署相关的各种风险，给处理此类患者的医务人员带来了突出困难。肩关节损伤可导致现役士兵严重缺勤，也会给退休人员带来长期残疾，或造成军人退伍。军人的肩带区域可发生各种急性和慢性过度使用损伤，这些损伤伴发的退行性疾病和骨关节炎发病率很高。与平民相比，军人中肩部损伤的发生率要高得多，因此需要不断向现役士兵和退伍军人提供有效的骨科治疗方法。了解这些肩关节损伤的可变和不可变危险因素对于制定和实施初级预防战略，以期减轻军人肩关节损伤负担也是至关重要的。

免责声明　作者是美国联邦政府雇员。本文中包含的观点或主张是作者的私人观点，不得解释为官方观点或反映美国政府或国防部的观点。

〔郝　岩　朱方正　译〕

参考文献

［1］　Jones BH，Canham-Chervak M，Canada S，et al. Medical surveillance of injuries in the U. S. Military descriptive epidemiology and recommendations for improvement. Am J Prev Med. 2010;38 Suppl 1:S42 - S60.

［2］　Jones BH，Hansen BC. An Armed Forces Epidemiological Board evaluation of injuries in the military. Am J Prev Med. 2000;18 Suppl 3:S14 - S25.

［3］　Kaufman KR，Brodine S，Shaffer R. Military training-related injuries: surveillance, research, and prevention. Am J Prev Med. 2000;18 Suppl 3:54 - 63.

［4］　Peterson SN，Call MH，Wood DE，et al. Injuries in naval special warfare sea, air, and land personnel: epidemiology and surgical management. Oper Tech Sports Med. 2005;13:131 - 5.

［5］　Lauder TD，Baker SP，Smith GS，et al. Sports and physical training injury hospitalizations in the Army. Am J Prev Med. 2000;18 Suppl 3:118 - 28.

［6］　Songer TJ，LaPorte RE. Disabilities due to injury in the military. Am J Prev Med. 2000;18 Suppl 3:33 - 40.

［7］　Walsworth MK，Doukas WC，Murphy KP，et al. Descriptive analysis of patients undergoing shoulder surgery at a tertiary care military medical center. Mil Med. 2009;174:642 - 4.

［8］　Wofford JL，Mansfield RJ，Watkins RS. Patient characteristics and clinical management of patients with shoulder pain in U. S. primary care settings: secondary data analysis of the National Ambulatory Medical Care Survey. BMC Musculoskelet Disord. 2005;6:4.

［9］　Provencher MT，Frank RM，Macian D，et al. An analysis of shoulder outcomes scores in 275 consecutive patients: disease-specific correlation across multiple shoulder conditions. Mil Med. 2012;177:975 - 82.

［10］　Skeehan CD，Tribble DR，Sanders JW，et al. Nonbattle injury among deployed troops: an epidemiologic study. Mil Med. 2009;174:1256 - 62.

［11］　Belmont PJ Jr，Goodman GP，Waterman B，et al. Disease and nonbattle injuries sustained by a U. S. Army Brigade Combat Team during Operation Iraqi Freedom. Mil Med. 2010;175:469 - 76.

［12］　Nordqvst A，Petersson CJ. Incidence and causes of shoulder girdle injuries in an urban population. J Shoulder Elbow Surg. 1995;4:107 - 12.

［13］　Owens BD，Dawson L，Burks R，et al. Incidence of shoulder dislocation in the United States military: demographic considerations from a high-risk population. J Bone Joint Surg Am. 2009;91:791 - 6.

［14］　Roy TC. Diagnoses and mechanisms of musculoskeletal injuries in an infantry brigade combat team deployed to Afghanistan evaluated by the brigade physical therapist. Mil Med. 2011;176:903 - 8.

［15］　Roy TC，Knapik JJ，Ritland BM，et al. Risk factors for musculoskeletal injuries for soldiers deployed to Afghanistan. Aviat Space Environ Med. 2012;83:1060 - 6.

［16］　Roy TC，Ritland BM，Knapik JJ，et al. Lifting tasks are associated with injuries during the early portion of a deployment to Afghanistan. Mil Med. 2012;177:716 - 22.

［17］　Rhon DI. A physical therapist experience，observation，and practice with an infantry brigade combat team in support of Operation Iraqi Freedom. Mil Med. 2010;175:442 - 7.

［18］　Gondusky JS，Reiter MP. Protecting military convoys in Iraq: an examination of battle injuries sustained by a mechanized battalion during Operation Iraqi Freedom Ⅱ. Mil Med. 2005;170:546 - 9.

［19］　Owens BD，Kragh JF，Macaitis J，et al. Characterization of extremity wounds in Operation Iraqi Freedom and Operation Enduring Freedom. J Orthop Trauma. 2007;21:254 - 7.

［20］　Jacob E，Erpelding JM，Murphy KP. A retrospective analysis of open fractures sustained by U. S. military personnel during Operation Just Cause. Mil Med. 1992;157:552 - 6.

［21］　Mack AW，Groth AT，Frisch HM，et al. Treatment of open periarticular shoulder fractures sustained in combat-related injuries. Am J Orthop. 2008;37:130 - 5.

［22］　Cross JD，Ficke JR，Hsu JR，et al. Battlefield orthopaedic injuries cause the majority of longterm disabilities. J Am Acad Orthop Surg. 2011;19Suppl 1:S1 - S7.

［23］　Mazzocca AD，Arciero RA，Bicos J. Evaluation and treatment of acromioclavicular joint injuries. Am J Sports Med. 2007;35:316 - 29.

［24］　Pallis M，Cameron KL，Svoboda SJ，et al. Epidemiology of acromioclavicular joint injury in young athletes. Am J Sports Med. 2012;40:2072 - 7.

［25］　Rockwood CJ，Williams G，Young D. Disorders of the acromioclavicular joint. In: Rockwood CJ，Matsen FA Ⅲ，Editors. The shoulder. 2nd ed. Philadelphia: WB Saunders; 1998. pp. 483 - 553.

［26］　Huh J，Posner MA，Bear RR，et al. Performance of military tasks after clavicle plating. Mil Med. 2011;176:950 - 5.

［27］　Nordqvst A，Petersson C. The incidence of fractures of the clavicle. Clin Orthop Relat Res. 1994;300:127 - 32.

［28］　Canadian Orthopaedic Trauma Society. Nonoperative treatment compared with plate fixation of displaced midshaft clavicular fractures. A multicenter，randomized clinical trial. J Bone Joint Surg Am. 2007;89:1 - 10.

［29］　McKee MD，Pederson EM，Jones C，et al. Deficits following nonoperative treatment of displaced midshaft clavicular fractures. J Bone Joint Surg Am. 2006;88:35 - 40.

［30］　Edwards A，Khan F，Smith AL. Five case studies of soldiers with painful clavicular fracture non-union. J R Army Med Corps. 1999;145:31 - 3.

［31］　Wenninger JJ Jr，Dannenbaum JH，Branstetter JG，et al. Comparison of complication rates of intramedullary pin fix-

ation versus plating of midshaft clavicle fractures in an active duty military population. J Surg Orthop Adv. 2013;22:
77 – 81.

[32] Waterman BR, Cameron KL, Hsiao M, et al. Trends in the diagnosis of SLAP lesions in the US military. Knee
Surg Sports Traumatol Arthrosc. 2013; Epub ahead of print, doi: 10. 1007/s00167 – 013 – 2798 – z.

[33] Hsiao MS, Cameron KL, Huh J, et al. Clavicle fractures in the United States military: incidence and characteristics.
Mil Med. 2012;177:970 – 4.

[34] Nowak J, Mallmin H, Larsson S. The aetiology and epidemiology of clavicular fractures. A prospective study during
a two-year period in Uppsala, Sweden. Injury. 2000;31:353 – 8.

[35] DeBerardino TM, Arciero RA, Taylor DC, et al. Prospective evaluation of arthroscopic stabilization of acute, initial
anterior shoulder dislocations in young athletes. Two-to five-year follow-up. Am J Sports Med. 2001;29:586 – 92.

[36] Owens BD, Duffey ML, Nelson BJ, et al. The incidence and characteristics of shoulder instability at the United
States Military Academy. Am J Sports Med. 2007;35:1168 – 73.

[37] Simonet WT, Melton LJ, Cofield RH, et al. Incidence of anterior shoulder dislocation in Olmstead County, Minne-
sota. Clin Orthop Relat Res. 1984;186:186 – 91.

[38] Kroner K, Lind T, Jensen J. The epidemiology of shoulder dislocations. Arch Orthop Trauma Surg. 1989;108:
288 – 90.

[39] Zacchilli MA, Owens BD. Epidemiology of shoulder dislocations presenting to emergency departments in the United
States. J Bone Joint Surg Am. 2010;92:542 – 9.

[40] Taylor DC, Arciero RA. Pathologic anatomy associated with dislocation of the shoulder: arthroscopic and physical
examination findings in first-time, traumatic anterior dislocations. Am J Sports Med. 1997;25:306 – 11.

[41] Kampa RJ, Clasper J. Incidence of SLAP lesions in a military population. J R Army Med Corps. 2005;151:171 – 5.

[42] Snyder SJ, Karzel RP, Del Pizzo W, et al. SLAP lesions of the shoulder. Arthroscopy. 1990;6:274 – 9.

[43] Enad JG, Kurtz CA. Isolated and combined Type II SLAP repairs in a military population. Knee Surg Sports Trau-
matol Arthrosc. 2007;15:1382 – 9.

[44] Enad JG, Gaines RJ, White SM, et al. Arthroscopic superior labrum anterior-posterior repair in military patients. J
Shoulder Elbow Surg. 2007;16:300 – 5.

[45] Kim SH, Ha KI, Kim SH, et al. Results of arthroscopic treatment of superior labral lesions. J Bone Joint Surg Am.
2002;84:981 – 5.

[46] Kurtz CA, Gaines RJ, Enad JG. Arthroscopic management of superior labrum anterior and posterior (SLAP) le-
sions. Oper Tech Sports Med. 2005;13:157 – 61.

[47] Morgan CD, Burkhart SS, Palmeri M, et al. Type II SLAP lesions: three subtypes and their relationships to superi-
or instability and rotator cuff tears. Arthroscopy. 1998;14:553 – 65.

[48] White DW, Wenke JC, Mosely DS, et al. Incidence of major tendon ruptures and anterior cruciate ligament tears in
US Army soldiers. Am J Sports Med. 2007;35:1308 – 14.

[49] Peliton J, Ellingson CI, Sekiya JK. Pectoralis major muscle ruptures. Oper Tech Sports Med. 2005;13:162 – 68.

[50] Peliton J, Carr DR, Sekiya JK, et al. Pectoralis major muscle injuries: evaluation and management. J Am Acad Or-
thop Surg. 2005;13:59 – 68.

[51] Komurcu M, Yildiz Y, Ozdemir MY, et al. Rupture of the pectoralis major muscle in a paratrooper. Aviat Space
Environ Med. 2004;75:81 – 4.

[52] Warme WJ, Whitaker DC. Pectoralis major tendon avulsion from rappelling. Mil Med. 2004;169:151 – 4.

[53] Antosh IJ, Grassbaugh JA, Parada SA, et al. Pectoralis major tendon repairs in the activeduty population. Am J Or-
thop. 2009;38:26 – 30.

[54] Harrison AK, Flatow EL. Subacromial impingement syndrome. J Am Acad Orthop Surg. 2011;19:701 – 8.

[55] Tashjian RZ. Epidemiology, natural history, and indications for treatment of rotator cuff tears. Clin Sports Med.
2012;31:589 – 604.

[56] Matsen FA, Titelman RM, Lippitt SB, et al. Rotator cuff. In: Rockwood CA, Matsen FA, Wirth MA, et al. , Edi-
tors. The shoulder. Philadelphia: WB Saunders; 2004. pp. 795 – 878.

[57] Neer CS. Impingement lesions. Clin Orthop. 1983;173:70 - 7.

[58] Lehman C, Cuomo F, Kummer FJ, et al. The incidence of full thickness rotator cuff tears in a large cadaveric population. Bull Hosp Jt Dis. 1995;54:30 - 1.

[59] Yamanaka K, Fukada H. Pathologic studies of the supraspinatus tendon with reference to incomplete partial thickness tear. In: Takagishi N, Editor. The shoulder. Tokyo: Professional Postgraduate Services; 1987. pp. 220 - 4.

[60] Sher JS, Uribe JW, Posada A, et al. Abnormal findings on magnetic resonance images of asymptomatic shoulders. J Bone Joint Surg Am. 1995;77:10 - 5.

[61] Yamamoto A, Takagishi K, Osawa T, et al. Prevalence and risk factors of a rotator cuff tear in the general population. J Shoulder Elbow Surg. 2010;19:116 - 20.

[62] Mall NA, Lee AS, Chahal J, et al. An evidence-based examination of the epidemiology and outcomes of traumatic rotator cuff tears. Arthroscopy. 2013;29:366 - 76.

[63] Solomon DJ, Provencher MT, Bell SJ, et al. Arthroscopic rotator cuff repair in active duty military personnel: a young cohort of patients with rotator cuff tears. Oper Tech Sports Med. 2005;13:136 - 42.

[64] Lawrence RC, Felson DT, Helmick CG, et al. Estimates of the prevalence of arthritis and other rheumatic conditions in the United States. Part Ⅱ. Arthritis Rheum. 2008;58:26 - 35.

[65] Rivera JC, Wenke JC, Buckwalter JA, et al. Posttraumatic osteoarthritis caused by battlefield injuries: the primary source of disability in warriors. J Am Acad Orthop Surg. 2012;20 Suppl 1:S64 - 9.

[66] Kuklo TR, Heekin RD, Temple HT, et al. A review of total joint replacement in active duty soldiers. Mil Med. 1997;162:201 - 4.

[67] Fehringer EV, Mikuls TR, Michaud KD, et al. Shoulder arthroplasties have fewer complications than hip or knee arthroplasties in US veterans. Clin Orthop Relat Res. 2010;468:717 - 22.

第八章　　肘部、腕部和手部损伤

概　　述

　　军队中的上肢损伤不仅会显著影响日常生活和部队表现，还会对心理健康、执勤战备和士气产生负面影响，但关于上肢损伤的文献却很少[1,2]。

　　军队中的上肢损伤可以分为非战斗损伤和战斗相关损伤。上述损伤作为部队职业伤害的后遗症，与致伤活动增加有关，也与明显暴露于简易爆炸装置（IED）和敌人（以及友军）炮火有关。非战斗损伤的严重程度、伤因、治疗及预后与非军事损伤非常相似，实际上可以类比；而战伤及其处理促成了一类新文献类型的诞生。非军事人群中外伤的流行病学可能与历史上的非军事文献报道有所不同。本章旨在通过参考现有文献阐明非战斗损伤与战斗相关损伤的流行病学、伤因和潜在的治疗方法。

　　有人研究了部署和非部署卫生环境的差异。对 1998—2001 年和 2002—2006 年的医疗监测数据进行回顾性调查比较，结果显示上肢损伤增加了 3％，其中最显著的是截肢、烧伤、臂丛损伤和桡、尺神经病变。此外，不同军种的增长率也不同。有趣的是，在陆军中很少发生脱位、骨折、腱鞘囊肿和肩袖/肩关节综合征[3]。

　　在非部署卫生环境中，根据国防医疗监测系统（DMSS）2006 年的美军数据，总计 3 331 例受伤住院，上肢外伤为 532 例，肩部受伤在总住院数中占 13.5％，1.3％为肘部/前臂受伤，0.7％为腕部受伤，0.5％为手部受伤。门诊总计 537 155 次，可行走患者占 98 489 次，其中肩部占总就诊人数的 12.3％，肘部/前臂占 2.4％，腕部占 2.3％，手占 1.4％[4]。

　　在部署卫生环境中，非战斗损伤和战斗相关损伤也有区别。总的来说，在撤离战区的医疗后送人员中，非战斗损伤人员所占比例最大。在 2003—2006 年伊拉克自由行动（OIF）中因非战斗损伤后送 9 530 人，在 2000—2006 年持久自由行动（OEF）中因非战斗损伤（NBI）后送 1 515 人，上述转运后送中分别有 34.5％和 36.1％是因为上肢受伤；此外，分别有 12.9％和 12.3％的患者是因为手和腕部外伤而行后送[5]。目前正在努力减少为进一步评估而后送的伤员人数；早期对陆军远程医疗计划的分析显示，在 170 名原拟后送行骨科会诊的患者中，仅 25％的人建议进行手术，仅 16％的人建议进行后送[6]。

　　除了非战斗损伤在战区和部署前频繁发生的问题，还有个问题，即这些损伤是否会影响士兵部署状态。一项研究对 OIF 部署前 3 个月有骨科损伤的 158 名士兵行纵向随访，以明确其可部署状态。158 名士兵中上肢损伤有 35 人，其中 17 人（48.6％）能及时部署，与下肢和脊柱损伤相比，上肢损伤影响最小[7]。

第一部分：和平时期/非战斗外伤

肱二头肌腱远端断裂[4]

　　与普通人群相比，闭合性肱二头肌实质部断裂在美军固定缆绳跳伞中更常见[8]。一项为期 1 年的部队固定缆绳跳伞回顾显示，上臂损伤率为 7.4％，肘部损伤率为 2.6％[9]。在对超过 24.2 万次跳伞的回顾中，2 000 例报告发生损伤，其中 4.4% 是肱二头肌实质部撕裂[8]。

跳伞者离开飞机时，当固定缆绳位于手臂内侧时，肱二头肌最容易发生断裂。随着下降并内收手臂，周围的固定缆绳突然绷紧导致手臂受压、强力外展及外旋[10]。

这种损伤通常需要手术治疗，手术修复可使屈肘力量恢复到健侧的 76.5%～79%[10,11]。

为避免固定缆绳跳伞出现肱二头肌断裂，需要听从跳伞指挥员的指示，从飞机跳出时，双手握紧装备，将静力绳拉到身体外侧[12]。虽然二头肌断裂是创伤性的，但既往退变会增加二头肌断裂的风险。

外部可变危险因素可引起二头肌退变，包括尼古丁和使用合成代谢类固醇。在一项双侧二头肌腱断裂的研究中，断裂者比一般人群有更高的尼古丁和合成代谢类固醇滥用率。尼古丁暴露在军队中很普遍，军人可能比一般人面临更大的二头肌断裂的风险。在世界范围内，18～25 岁的军人吸烟率约为41%，而类似年龄的普通男性中这一比例为 28%[14]。吸食其他形式的烟草，如雪茄和无烟烟草，在年轻的新兵中越来越多。此外，在最近一项对美国现役、预备役和国民警卫队人员的调查研究中，17.3%的人员报告使用健身补充剂[16]。应持续教育军人吸烟以及某些健身补充剂对健康不良影响，并提出戒断策略。正如 Forgas 等人所建议的，如能减少这些产品在军队营区的供应，上述措施将明显起效[5,15]。

前臂骨折

1998 年美国国立医院门诊医疗调查显示，ICD-9 编码为手和前臂骨折的共有 1 465 874 例，前臂骨折的发生率为 44%[17]。

前臂应力骨折是一种罕见的损伤，通常发生于年轻、健康的运动员和对双上肢功能要求较高的士兵。两个参加步枪训练的新兵病例组显示，前臂应力性骨折的发生率分别为 1% 和 5.6%[18,19]。Kuo 等人报道称 91.7% 的前臂骨折发生在优势侧，50% 发生双侧应力性骨折，只有 1 例报道为桡骨骨折[18]。这些新兵参加了为期 4～6 个月的训练，其中 5 天的训练计划包括每天花 5 小时将 6.8 kg 重的步枪在空中以每分钟 100 次的速度重复转动。在他们参加正式会操之前，日常训练会增加 2 周。此外，新兵每天要做 100～200 个俯卧撑。由于休息后症状会消失或减轻而且 X 光检查通常要到症状出现 3 周后才会有阳性结果，因此诊断常常会被延误[19]。Kuo 等人的研究显示，在确诊之前，症状平均持续时间为 4.2 周（2～9 周）[18]。

尺骨应力性骨折（图 8-1）是由举起重型步枪时前臂重复过度旋前，以及突然增加每天训练时间引起的[19]。新兵也未在疼痛发作后停止训练，特别是其优势侧前臂。因此可以想见，双侧应力性骨折并不奇怪，因新兵为减轻其优势侧前臂的疼痛，会在练习时用非优势手承担更多的步枪重量，俯卧撑时将身体重量转移到非优势手侧。这样，就可能导致非优势侧尺骨出现继发应力性骨折[19]。

两项研究中的所有应力性骨折均采用非手术治疗。对完全性应力性骨折的患者进行石膏固定治疗，随后继续限制活动；而在 X 线片正常或出骨膜反应的患者仅需停止步枪训练和前臂剧烈运动 6 周[18,19]。

为减少前臂应力性骨折的发生率，提出如下建议。最重要的是，部队主官和新兵应该接受关于疲劳骨折的教育，以便制订正确训练计划，并鼓励早期诊断和治疗。建议将训练方案调整为：①在最初 6 周的训练中使用更轻的替代品来代替步枪；②循序渐进地延长每天的训练时间数；③均匀延长训练时间，分配强化训练期间的训练负荷，延长该时段的持续时间[19]。此外，高度怀疑前臂应力性骨折时应建议进行骨扫描，95% 的患者在骨应力性损伤后 24 小时内显示病理摄取[20]。

对应力损伤风险因素增加者进行早期筛查同样重要。虽然前面提到的所有研究都是以男性为研究对象，但在军事条件下，女性应力性骨折与男性比例是（4～6）:1[21]，这是运动员比例的 2 倍[21]。据推测，随着负荷的增加，女性的骨骼更容易发生应力损伤。有应力性骨折的女兵应监测维生素 D 水平，并应获得完整的月经史。女运动员三联征，即饮食紊乱、闭经和骨质疏松症，可使女兵易于发生应力性骨折。然而在最近对 423 名现役女性的研究中，没有一个人表现出完整的女运动员三联征[22]。此外，一些研究表明，持续使用孕酮类避孕药可能会降低女性的骨密度，特别是那些从事高水平体育活动的女性[23]。

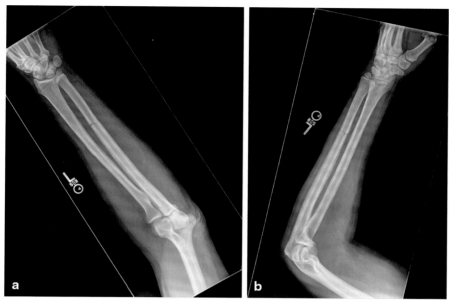

图 8-1　前臂尺骨应力性骨折的前后位片（a）和侧位片（b）

鹰嘴滑囊炎

　　Wasserzug 等人对 18 人年龄 19～20 岁、进行基本军事训练的两个步兵排进行回顾分析[24]。10 个月里，其中一个排里 9 名士兵发生了化脓性鹰嘴滑囊炎，这是一种广泛的局部感染，伴有严重的囊周蜂窝织炎或感染性皮肤病变并伴有全身症状或体征，如发热＞37.7 ℃、寒战，或外周血白细胞超过 10 000/mm³。作者报道了中、重度肘部皮肤损伤的士兵发生化脓性鹰嘴滑囊炎的相对风险为 3.86（CI，1.1～13.6；$P = 0.04$）。他们认为这种皮肤损伤是细菌的"入口"。尽管金黄色葡萄球菌分离率在两组中为 81%，而在普通人群中为 20%～37%，但金黄色葡萄球菌的携带状态对化脓性鹰嘴滑囊炎的发生并没有统计学意义。在化脓性鹰嘴滑囊炎暴发后，上述两组队列均使用鼻用莫匹罗星软膏进行局部治疗和鼻部金黄色葡萄球菌根除。经过这 5 天的治疗，没有出现新发的化脓性鹰嘴滑囊炎。

　　尽管携带状态和临床感染之间缺乏统计学意义，但鼻用莫匹罗星治疗后的无新发病例，以及特定的金黄色葡萄球菌株与严重感染有关等事实，均支持金黄色葡萄球菌携带状态对发病的影响。此外，62% 的分离株与其他分离株相关，表明在步兵训练期间，由于密切接触和共用装备而导致传播[24]。此外，士兵应该接受陆军野战卫生标准的教育，包括在接触任何可能传播细菌的物品后用肥皂和水洗手，经常洗澡以减少病原体。此外，根据规定，在野外训练演习中，全体军人必须自备肥皂、洗发水、浴巾、毛巾、牙刷、牙线、含氟牙膏、滑石粉、足粉等盥洗用品；而且不能共用这些物品，以防止感染的传播。此外，由于严重皮肤损伤是化脓性鹰嘴滑囊炎的重要风险因素，并且主要发生于优势侧的肘部，该侧肘部承受着士兵武器的大部分重量，应该鼓励士兵使用护肘，这是标准作战装备的一部分[24]。

肱骨内、外上髁炎

　　肱骨外上髁炎和内上髁炎是肘部常见的肌腱止点疾病，分别影响桡侧腕短伸肌、桡侧腕屈肌及旋前圆肌的起点。一项对大约 1 200 万名美国军人的流行病学研究表明，未校正的外上髁炎发病率为 2.98/（1 000 人·年）。相比之下，内上髁炎的患病率为 0.81/（1 000 人·年）。外、内上髁炎发病率随着年龄增长而增加。女性的外上髁炎发生率高于男性［校正后发病率比为 1.22（95% CI 1.19～1.26）］，但男性和女性的内上髁炎发生率无差异。

这两种肌腱病最初都采用非手术治疗，包括支具、职业治疗和多种类型的注射如皮质类固醇、自体血液和肉毒杆菌毒素[26]。手术方法包括某些肌腱清创术，可通过开放切口或关节镜进行。然而无论是否接受治疗，大多数外上髁炎的病例在经过大约 1 年的保守治疗后痊愈[27]。因此，向现役军人及其各级领导就治疗的预期和持续时间提供建议是很重要的，因为非手术治疗可能会在较长时间内影响他们执行必要军事任务的能力。

外上髁炎和内上髁炎与目前和既往吸烟有关[28]。据推测，尼古丁的血管收缩特性可能使肌腱受伤的风险更高，并减缓或阻止愈合。如前所述，通过教育和降低获得低成本烟草产品机会等综合措施可能有助于减少军人中尼古丁使用率。这些肌腱疾病也与高标准职业中的重复和剧烈活动有关，在长期从事这些活动的患者发生外上髁炎的风险更高。这种关联支持这样一种假说，即内、外上髁炎是由屈肌腱和伸肌腱起始处的重复微损伤引起的。同样，需要患者及其各级领导共同努力以找到方法来调整他们的肘部负荷并减少肘部的重复活动。

肱三头肌肌腱断裂

Stannard 和 Bucknell 报道了一名 35 岁现役士兵三头肌肌腱实质部断裂，滥用合成类固醇为可疑影响因素。该撕裂位于鹰嘴肱三头肌止点近端 2 cm 处，是该士兵在举重时过度屈曲造成的损伤。患者为治疗鹰嘴滑囊炎，在 1 年多的时间里间断接受了 6 次类固醇注射，该损伤发生在最后一次注射后大约 3 周。这名士兵还报告了大约 6 个月前滥用合成代谢类固醇的历史。

一般来说，肌腱是肌肉肌腱链中最强的一环，对收缩的三头肌施加过大应力通常会导致鹰嘴骨折，而不是肌腱断裂（图 8 - 2）[29]。因此，该病例可疑合成代谢类固醇滥用和局部类固醇注射都有可能对正常肌腱造成损害。类似于二头肌肌腱的断裂，这一案例强调应筛查士兵滥用合成代谢类固醇的情况。作者还建议在对肌肉和肌腱有很高要求的力量性运动员群体中谨慎使用局部类固醇注射治疗炎症组织。

舟状骨骨折

根据美国国家电子损伤监测系统（NEISS）2002—2006 年的数据，美国普通人群中舟状骨骨折的发生率，为 909 309 例腕部骨折中有 21 481 例，估计骨折发生率为 1.47/（10 万人·年）10 万人/年。这并不奇怪，因为年轻活跃的男性，舟状骨骨折的发生率最高，所以在军人中发病率更高。国防医学流行病学数据库（DMED）的一项评估证实了这一点，该评估表明军人发病率有数量级级别的增高，为 1.21/（1 000 人·年）。在 Tripler 陆军医疗中心，从 2001—2003 年，发病率为 43/（10 万人·年）。

受伤的机制很典型，即手伸出位跌倒或直接打击手腕部，如拳击棍打斗训练时腕部直接受到打击。在军队系统中，舟状骨骨折由非专科医生通过单位诊所和营救护站转诊。由于此伤漏诊率高，漏

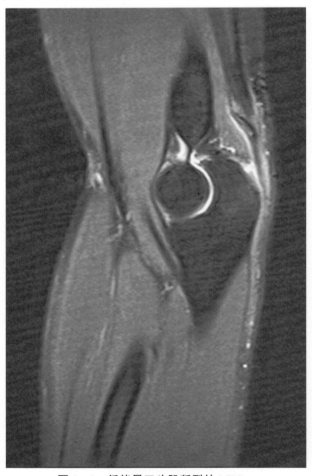

图 8 - 2 低能量三头肌断裂的 MRI

诊后并发症破坏性大，我们提出了基于临床场景的检诊和转诊规则[32]。

此外，军方医院也提出了经皮螺钉固定治疗非移位性急性舟状骨骨折的建议。Bond 等人在 2001 年一项前瞻性随机研究中提出，与石膏固定相比，经皮空心螺钉固定临床显性愈合时间更短，康复归队时间更早（8 周而不是 15 周）[33]。考虑到康复归队对部署、个人职业生涯和军队需求有许多影响，其意义很重要。

手和腕部软组织损伤

手和腕部软组织损伤诊断颇多，包括过度使用和归类为"扭伤"的急性损伤。根据 DMSS 的数据，2006 年，军队因手部和腕部"扭伤和拉伤"而就诊的次数为 17 395 次，因挫伤而就诊的次数为 12 385 次。共有 11 815 次就诊与手和腕部过度使用损伤有关[4]。

具体来说，军队中桡骨茎突狭窄性腱鞘炎的发病率已有报道。在 DMED 中查询从 1998—2006 年的 ICD‐9 诊断编号 727.04，在 12 117 749 人/年中发现了 11 332 例病例。女性患桡骨茎突狭窄性腱鞘炎发病率明显高于男性的 0.6/（1 000 人·年），为 2.8 例/（1 000 人·年）。此外，40 岁以上人员的发病率为 2.0/（1 000 人·年），20 岁以下人员为 0.6/（1 000 人·年），并且存在种族差异，黑人发病率为 1.3/（1 000 人·年），而白人为 0.8/（1 000 人·年）[34]。

文献中描述的另一种与军队有关的疾病是腕管综合征（CTS）。美国海军 1980—1988 年的一项流行病学研究发现，男性的发病率为 493/（4 095 708 人·年），女性的发病率为 90/（365 668 人·年）。女性的发病率更高，尤其是白人女性。标准化发病率比较高的职业包括航空保障设备技师、轮机员、船体维修军士、帆缆兵和轮机军士长。在女性中，标准化发病率显著较高的职业包括帆缆兵、轮机员、医院医护兵、海洋系统技术员和人事人员[35]。

根据对 1998—2006 年 DMED 数据的 ICD‐9 代码（354.0）查询，在 12 298 088 人/年中，美军 CTS 的总发病率为 3.98/（1 000 人·年）。这与以往对某些人群或工作人群的流行病学研究一致，报告的发病率在 1.5～3.5/（1 000 人·年）之间[36-40]。同样，女性的发病率较高，调整后的发病率比为 3.29，士官和高级军官的发病率更高，这表明可能存在职业关系[41,22]。

2011 年发表的一份更严格的分析报告显示，2000—2010 年 CTS 发病率从 2.71/（1 000 人·年）下降至 1.37/（1 000 人·年），总发病率为 1.71/（1 000 人·年）。该发病率与一般人群相似。然而，考虑到该分析需要进行两次门诊确诊而不是一次，该发病率被认为是低估了。研究再次表明，女性和年龄较大的人员的发病率更高。其他职业风险包括空军、卫生保健和行政职业。

具体来说，从事反复屈曲和扭转手及腕部活动及使用振动工具的人员，患 CTS 的风险相对较高。Lalumandier 等人研究了牙科人员出现 CTS 症状的可能性，描述了该问题的发生率。经调查分析，有 25.4% 的人被认为 CTS 发生率很高。此外，在 18 个牙科工作专业中，牙科治疗助理和牙科保健师的 CTS 患病率最高，分别为 73% 和 57%[43]。此外，另一项在抽样人员中使用确实的临床和电生理数据明确，即使在培训前，牙科人员的正中神经异常的基线发生率也高于健康人群中报告的 5%，但低于前面提到的 25%[44]。另一项研究观察了不同样本，显示即使经过训练，正中神经异常的电生理诊断率也没有变化[45]。

手外伤

手外伤很常见，是战区后送的常见原因。这些外伤不一定是由于战伤，事实上，在一项为期 6 年的关于英国军队中单纯手外伤的研究中，只有 9% 是战斗造成的。在这 6 年期间，6 337 例医疗病例后送回英国，其中 6.5% 被确定为手外伤。一半的损伤发生骨折，73% 的患者需要手术。在需要手术的人员中，1/3 的人在部署环境下进行了手术，这些进行一期神经或肌腱修复的患者往往比那些后送行二期手术的患者效果更差。另一项英国研究描述了 2004 年在英军驻 Shaibah 的部队医院就诊的手外伤情况，接诊的 5 614 名患者中有 478 人（8.5%）有手外伤。大部分手外伤属于非战斗损伤（92%），特别是软组织损伤。这些创伤最常发生在男性、体力劳动者、作战士兵和工程师/机械师。作者还发现，许多患者需要限制出勤（52％），一些患者需要后送（8％），特别是那些需要手术的患者[47]。

美国军方报告的非战斗相关手外伤比例也很高。对伊拉克巴格达 Ibn Sina 医院 2007—2009 年数据的分析表明，在 7 520 名就诊患者中，有 331 名手外伤，其中 74 人需要后送。手外伤机制主要与工作事故有关，特别是在关闭车门、舱门和炮塔时所受的伤害。

手部骨折

韩国龙山第 121 作战支援医院的一项研究报告了掌骨骨折的发生率。每周到医院就诊的肌肉骨骼患者中有 37％与手外伤有关。2006—2007 年，66 例掌骨骨折患者就诊于职业治疗诊所。这些患者有很大比例是第一次执行任务的单身男性，受伤机制是出于愤怒而击打他人或物体。这与一般人群中所谓的拳击手骨折的人口统计学和机制没有什么不同。同样，在男性中，小指掌骨骨折与社会剥夺有关，外伤机制通常是攻击或击打伤[50]。

手部骨骼过度使用损伤也可能表现为应力性骨折。一份病例报告[51] 指出，俯卧撑可能是导致腕和掌骨应力性骨折的潜在微创伤的来源。

手部软组织损伤

在非战斗环境下，大多数的手部损伤不是骨折而是软组织损伤，因此具体的手部软组织损伤并没有很好地阐释。Tripler 陆军医疗中心的一项研究描述了拇指掌指关节（MCP）的副韧带损伤。在 5 年的时间里，56 例患者出现拇指 MCP 关节不稳，18％的患者出现桡侧副韧带损伤。桡侧副韧带功能不全的损伤机制很可能是轴向负荷损伤，而尺侧副韧带功能不全的损伤机制很可能是外展-内收力矩。总的来说，与尺侧副韧带损伤组相比，桡侧副韧带损伤的患者更年轻，需要手术的更多（67％ vs 40％）[52]。

第二部分：战斗创伤

爆炸创伤的流行病学

战伤的幸存比例持续增加，其中大部分得益于防护设备、后送系统和现代医疗技术的改进。防护设备的进步已经防止了由于腹部穿透伤造成的大量损伤，但对包括小臂和手在内的四肢进行保护的措施并不明显[54]。战场上大约 70％的伤情发生于四肢。许多这类伤害是由简易爆炸装置、迫击炮、火箭、火箭榴弹和各种类型的枪支造成的高能量伤害[55,56]。伤口经常污染，损伤区域非常大。高能创伤的关注点包括感染控制、软组织管理、手术固定时机、尝试保肢和截肢治疗等。一般来说，这些损伤的处理包括早期细致的清创、感染控制和伤口处理以及后期重建[56,57]。

2007 年，联合战区创伤登记处（JTTR）对 OIF 和 OEF 中战伤造成的肢体损伤进行了分析，发现从 2001—2005 年，1 281 名士兵遭受了 3 575 处创伤，包括 915 处骨折，其中 75％是爆炸伤；461 例，即 50％的骨折发生在上肢，其中手部骨折最常见，占 36％[58]。根据美国海军/海军陆战队战伤登记处（CTR）对 2004—2005 年在伊拉克接受战伤治疗的患者进行分析，665 名肢体战伤患者中，261 人（39％）上肢受伤，181 人（27％）上肢和下肢均受伤。在这项分析中，按简化伤害量表（AIS）评分，上肢创伤不太可能编码为严重或致命[59]。

烧 伤

烧伤占现代战伤的 5％～20％[60]。在美国，战斗烧伤伤员被送往 Brooke 陆军医疗中心的美国陆军烧伤中心。2003 年 3 月至 2005 年 6 月，收治的 299 例 OIF/OEF 战斗烧伤伤员中 285 人伤后幸存。其中 221 人（78％）至少有一只手烧伤，143 人（65％）康复后归队[61]。为了应对这种情况，2005 年 12 月发布了一份全陆军活动（ALARACT）简报，强调了手部保护重要性，但实际有效性存疑[62]。

神经损伤

另一种需要注意的特殊类型损伤是周围神经损伤。在英国文献中，一项流行病学研究发现 100 名军人中发生了 261 次周围神经损伤。最常见的上肢神经损伤是尺神经损伤。共有 164 名伤者因爆炸受伤，213 人因开放性伤口受伤；事实上，有 50 名患者出现了严重的组织缺损[63]。

早期处理

在紧急情况下，处理这些战伤必须遵循一条经过时间考验的原则——早期积极清创原则，该原则在 1917 年的联合外科会议上首次被广泛认同。正是在这个时候，"清创术"一词出现了，它的意思是切开并切除受损的深层组织。一般来说，需要切除皮肤边缘，扩大伤口，探查所有层次，并切除受伤的肌肉[64]。

值得注意的是，这些损伤大多不是孤立的。至少 60％的手部枪弹伤患者伴有其他部位的损伤[65]。经过充分的评估和优先排序后，应对手和上肢伤口进行检查和手术处理。初始手术的目标包括保护重要结构，恢复组织活力和预防败血症。这需要谨慎清创、控制、清除血肿、复位骨折，并在可行的情况下进行血管重建。伤口应该保持开放，二期手术应继续遵循最大限度地保留重要结构的原则，再次评估其组织活力，并为下一步的重建手术奠定基础[66]。

战斗环境中爆炸伤的治疗与目前平民损伤控制骨科有许多相似之处。与平民创伤一样，早期使用抗生素是降低开放性骨折和截肢感染率的关键。在部署环境中的一个关键点是，使用广谱抗生素覆盖革兰氏阳性、革兰氏阴性和厌氧菌非常重要[67]。建议使用大剂量的静脉注射青霉素或红霉素、氯霉素或头孢菌素来降低气性坏疽的风险，气性坏疽是由厌氧梭菌引起的[68]。建议所有患者接受破伤风类毒素治疗，并为免疫接种状况不明的患者添加抗破伤风免疫球蛋白。美军部署前的筛查应确保所有现役士兵都进行了最新的免疫接种——包括破伤风疫苗[69]。在严重的开放性骨折中，特别是那些有较大缺损的骨折，使用聚甲基丙烯酸甲酯抗生素珠袋是一种推荐的技术，可以提供高浓度的抗生素，减少伤口无效腔，并减少骨萎缩，直到伤口完成覆盖。

早期伤口管理和伤员后送的另一个重要方法是负压伤口治疗。已有许多研究发现负压伤口治疗作为开放、复杂伤口的辅助治疗非常有益，因其可以改善伤口肉芽生长、收缩创面、提高对伤口渗出物的控制、减少伤口水肿、减少皮肤浸渍和改善疼痛管理[70-74]。在一项研究中，有 31 名登记的患者共 40 处不同伤口，使用这种设备乘坐飞机，其结果良好且可预测，没有增加伤口并发症或增加机组人员的工作量，这些设备在最开始处理上述伤口时就应广泛应用[75]。事实上，基于纱布的局部负压敷料系统还可用作功能性夹板，且比标准敷料和石膏夹板更有效[76]。

使用负压治疗是由于战斗环境和转运期间通常无法早期覆盖伤口。在一系列开放性骨折中，Gustilo 和 Anderson 研究显示，当骨折在受伤后 10 天内得到覆盖，感染率会从 83％下降到 18％[77]。与平民外伤不同的是，爆炸伤造成的大量失活组织和深部撞击碎片通常不能通过早期伤口覆盖进行治疗。

清创术的重点应该是刮除污染的骨端以清除异物，同时清除所有非金属异物和小的、失活的骨碎片，并将失活的脂肪、肌肉和筋膜切除直至健康组织[68]。冲洗和清创术通常每 24～48 小时进行一次，并保持伤口开放，直到伤口清洁并出现肉芽组织[67]。因此，使用克氏针、外固定器或石膏进行早期固定仍然是骨折治疗的主要方法。最近的一项回顾性调查显示，在战场上接受内固定治疗的美军人员，仅有一例在翻修内固定手术后，发生术后感染[24]。然而，作者承认其治疗的伤情比我们在当前冲突中看到的伤害要轻。由于在战斗环境中通常无法进行充分的外科清创术来实现最终的固定和伤口闭合，因此快速后送到更高级医疗机构至关重要。Lin 等人报道，美军开放性骨折的士兵平均后送时间为 8.0 天[69]。伤口覆盖平均在伤后 12 天内完成。

最后，除了考虑预防感染和为最终的伤口覆盖做准备，还应更多考虑预防早期异位骨化（HO）的问题。非甾体抗炎药并未显示可预防肘关节外伤手术治疗后发生 HO[78]。手术后 72 小时内进行放射治疗可以有效减少肘部 HO 的发生[79]。与平民创伤不同，对战伤使用放疗存在若干禁忌：严重的全身多发创伤，需要连续清创的开放性和污染性伤口，以及需要手术固定和融合的骨折或脊柱损伤[80]。

上肢重建

在损伤急性期之后，当患者达到最终治疗目的地时，上肢的重建应在此亚急性期开始。病例系列和专家共识报告了成功率各异的重建技术和方法。许多患者，由于软组织损伤重和损伤范围广，需要复杂的软组织重建，包括从刃厚皮植皮到游离组织移植或上述的任意组合。

Kumar 等人报道了 26 例软组织移植病例，其中 6 例为游离组织移植，均通过 Bethesda 保肢方案进行治疗。在亚急性期，需要每 48～72 小时对所有伤口进行彻底清创和冲洗，直到伤口清洁和有活力。在冲洗间隙，将负压治疗［创面真空辅助闭合（VAC）治疗，KCI，圣安东尼奥，得克萨斯州］用于所有的肢体创面，直到覆盖或重建创面。当伤口临床准备完成后，可开始皮瓣重建。在该组中，所有患者都有多发伤，并经历了多次重建前冲洗，其中许多人（46%）伤口培养阳性。伤口都位于上肢。皮瓣重建的平均时间为 31 天，范围为 9～131 天。皮瓣成功率很高，仅有一例失败，且未导致截肢[81]。

从那以后，2003—2011 年，在 Bethesda 的 Walter Reed 国家军事医学中心/国家海军医学中心共进行了 151 例保肢手术，其中 75 例采用了上肢皮瓣，76 例采用了下肢皮瓣。在最近几年（2009—2011 年），更多的上肢皮瓣（比例 3∶2）得到应用，游离组织移植的比例是带蒂皮瓣重建的两倍。皮瓣成功率均超过 95%[82]。上述文献描述的皮瓣中有一例是健侧前臂桡侧血流桥接皮瓣，可同时重建血管并为复杂掌侧爆炸损伤提供软组织覆盖[83]。图 8-3 和图 8-4 描述了一个这样的重建案例。该患者按照方案进行了伤口处理，然后行尺骨骨折切开复位内固定和股前外侧游离皮瓣移植覆盖前臂大创面。

另一份来自 Brooke 陆军医学中心的游离组织移植报告记录了 8 名患者在 OIF 期间接受的 4 个背阔肌皮瓣和 4 个前臂桡侧皮肤筋膜瓣移植。软组织缺损的原因除了一个是摔伤和另一个直升机坠毁外，其余都是由于爆炸。所有游离皮瓣均获得成功，仅有 3 例皮瓣相关并发症需要手术干预[84]。

带蒂皮瓣在上肢重建中也有重要作用。与游离组织移植相比，其优点包括血管供应远离损伤区、供区发病率低、手术时间短、失血量少，这对某些患者至关重要。一份病例报告描述了同时应用带蒂皮瓣

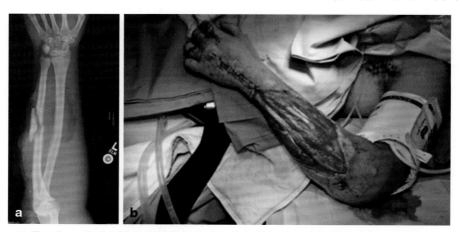

图 8-3　这是一名 21 岁的现役海军陆战队下士，在阿富汗的一次爆炸中受伤，受到多发贯通伤和钝挫伤。在诸多损伤中，包括了左上肢尺骨开放性骨折和前臂脱套伤。临床照片（b）显示其前臂尺侧有大面积软组织损伤，肌腱外露。X 线片（a）显示尺骨骨折伴约 2 cm 的节段性骨缺损

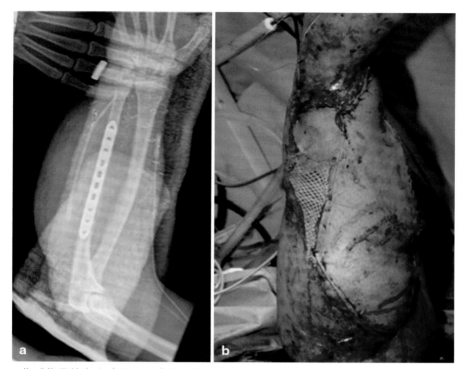

图 8-4　伤后伤员的右上肢和双下肢放置战地止血带后，医疗后送至阿富汗坎大哈的三级医疗机构，在那里对其右上肢进行了初步冲洗和清创。前臂伤口包扎，并用夹板固定。第二天，伤员被转移到德国兰德斯图尔地区医疗中心的四级医疗机构，在那里进行了第二次冲洗和清创，并开始对其前臂进行负压伤口治疗。4月 10 日，患者被转移到马里兰州 Bethesda 的五级医疗机构。随后接受了冲洗和清创手术，以处理伤口，直到为接受最终的手术做好准备。伤后 3 周半，行尺骨切开复位内固定，同种异体骨移植修复骨缺损，显微血管吻合股前外侧皮瓣游离移植覆盖左前臂。X 线片（a）显示最终固定，临床照片（b）显示最终的软组织覆盖

覆盖前臂和手部开放伤的两个成功案例。在所述病例中，第一个患者同时使用下方蒂的右腹壁浅动脉皮瓣和左腹壁浅动脉皮瓣，第二个患者使用了上方蒂的腹壁浅动脉皮瓣和右旋髂浅动脉皮瓣[85]。

战伤的晚期后遗症

根据基础科学研究和临床对高能量机制（典型战伤）所致的严重软组织损伤患者的研究，异位骨化（HO）作为战伤的晚期后遗症，其发生越来越成为战伤研究的前沿。例如，据报道，截肢患者的 HO 形成率约为 64%，其中至少有 19% 的患者需要再次手术切除 HO[86]。Alfieri 等人推荐对症状性的 HO 至少保守治疗 6 个月的治疗策略，包括物理治疗、止痛药以及与 HO 伴发的神经瘤行选择性注射和神经消融治疗[87]。由于担心在异位骨充分皮质化和成熟之前进行切除会有较高的复发率，传统上 HO 切除术会推迟 12~18 个月[88]。然而，有观点认为早期切除可以最大限度地减少挛缩、肌肉萎缩和软骨退行性变，功能恢复更快[89]。肘部的活动范围在美国军队中尤为重要。陆军条例 40~501、《医疗健康标准》要求现役军人肘关节的活动范围至少为屈 100°至伸 15°[90]。在一项战伤致关节周围骨折的回顾性研究中，肘关节的 HO 97% 为 Hastings Ⅱ 级，这意味着他们在屈伸和/或旋前、旋后方面存在功能限制。在 HO 切除同时行关节囊切除或粘连松解后，屈伸活动范围平均增加了 47.2°（范围：15°~110°）。43例手术的肘关节中，有 6 例出现复发性关节纤维化[78]。

结　论

军事人员中，战斗和非战斗原因导致上肢损伤发病情况较为严重。应持续采取预防措施，最大限度

地减低外伤风险，提高认识，并采取措施减少伤害，尽可能保障部队战斗力，最重要的是，保护并治疗伤员。随着海外冲突的平息以及严重爆炸伤害的长期后遗症不断清晰，可通过流行病学和结果研究进行进一步调查。

〔王晓宇　译〕

参考文献

[1] Morse TF，Dillon C，Warren N，Levenstein C，Warren A. The economic and social consequences of work-related musculo-skeletal disorders：the Connecticut Upper-Extremity Surveillance Project（CUSP）. Int J Occup Environ Health. 1998;4(4):209 - 16.

[2] Peake JB. Reflections on injuries in the military：the hidden epidemic. Am J Prev Med. 2000;18(Suppl 3):4 - 5.

[3] Brininger TL，Antczak A，Breland HL. Upper extremity injuries in the U. S. military during peacetime years and wartime years. J Hand Ther. 2008;21(2):115 - 22，(quiz 123). doi:10. 1197/j. jht. 2007. 10. 010.

[4] Jones BH，Canham-Chervak M，Canada S，Mitchener TA，Moore S. Medical surveillance of injuries in the U. S. Military descriptive epidemiology and recommendations for improvement. Am J Prev Med. 2010;38(1 Suppl):S42 - S60. doi:10. 1016/j. amepre. 2009. 10. 014.

[5] Hauret KG，Taylor BJ，Clemmons NS，Block SR，Jones BH. Frequency and causes of nonbattle injuries air evacuated from operations Iraqi freedom and enduring freedom，U. S. Army，2001—2006. Am J Prev Med. 2010;38(1 Suppl):S94 - S107. doi:10. 1016/j. amepre. 2009. 10. 022.

[6] Blank E，Lappan C，Belmont PJJ，et al. Early analysis of the United States Army's telemedicine orthopaedic consultation program. J Surg Orthop Adv. 2011;20(1):50 - 5.

[7] Frank AJ. Orthopedic injuries before combat deployment - will the soldiers be ready for combat when their unit is called upon? Mil Med. 2011;176(9):1015 - 8.

[8] Wilson DJ，Parada SA，Slevin JM，Arrington ED. Intrasubstance ruptures of the biceps brachii：diagnosis and management. Orthopedics. 2011;34(11):890 - 6. doi:10. 3928/01477447 - 20110922 - 25.

[9] Neves EB，de Souza MN，de Almeida RMVR. Military parachuting injuries in Brazil. Injury. 2009;40(8):897 - 900. doi:10. 1016/j. injury. 2009. 01. 136.

[10] Traumatic isolated closed rupture of the short head of the biceps brachii in a military paratrooper. Knee Surg Sports Traumatol Arthrosc. 2010;18(12):1759 - 61. doi:10. 1007/s00167 - 010 - 1108 - 2.

[11] Heckman JD，Levine MI. Traumatic closed transection of the biceps brachii in the military parachutist. J Bone Joint Surg Am. 1978;60(3):369 - 72.

[12] Bricknell MC，Craig SC. Military parachuting injuries：a literature review. Occup Med (Lond). 1999;49(1):17 - 26.

[13] Schneider A，Bennett JM，O'Connor DP，Mehlhoff T，Bennett JB. Bilateral ruptures of the distal biceps brachii tendon. J Shoulder Elbow Surg. 2009;18(5):804 - 7. doi:10. 1016/j. jse. 2009. 01. 029.

[14] Nelson JP，Pederson LL. Military tobacco use：a synthesis of the literature on prevalence，factors related to use，and cessation interventions. Nicotine Tob Res. 2008;10(5):775 - 90. doi:10. 1080/14622200802027123.

[15] Forgas LB，Meyer DM，Cohen ME. Tobacco use habits of naval personnel during Desert Storm. Mil Med. 1996;161(3):165 - 8.

[16] Jacobson IG，Horton JL，Smith B，et al. Bodybuilding, energy, and weight-loss supplements are associated with deployment and physical activity in U. S. military personnel. Ann Epidemiol. 2012;22(5):318 - 30. doi:10. 1016/j. annepidem. 2012. 02. 017.

[17] Chung KC，Spilson SV. The frequency and epidemiology of hand and forearm fractures in the United States. J Hand

Surg Am. 2001;26(5):908 - 15. doi:10. 1053/jhsu. 2001. 26322.

[18] Kuo C-L, Pan R-Y, Wu J-L, Huang W-S, Wang S-J. Stress fractures of forearm bones in military recruits of rifle drill training. J Trauma. 2009;67(4):742 - 5.

[19] Wu J-L, Huang G-S, Wu C-C, Lee C-H, Wu S-S. Stress fracture of the ulna occurring in military recruits after rifle drill training. Mil Med. 2004;169(10):839 - 41.

[20] Matin P. Basic principles of nuclear medicine techniques for detection and evaluation of trauma and sports medicine injuries. Semin Nucl Med. 1988;18(2):90 - 112.

[21] Constantini N, Finestone AS, Hod N, et al. Equipment modification is associated with fewer stress fractures in female Israel border police recruits. Mil Med. 2010;175(10):799 - 804.

[22] Lauder TD, Williams MV, Campbell CS, Davis G, Sherman R, Pulos E. The female athlete triad: prevalence in military women. Mil Med. 1999;164(9):630 - 5.

[23] Babatunde OO, Forsyth JJ. Association between depot medroxyprogesterone acetate (DMPA), physical activity and bone health. J Bone Miner Metab. 2013. doi:10. 1007/s00774 - 013 - 0497 - y.

[24] Wasserzug O, Balicer RD, Boxman J, Klement E, Ambar R, Zimhony O. A cluster of septic olecranon bursitis in association with infantry training. Mil Med. 2011;176(1):122 - 4.

[25] Army HDOT, MC C. FM 21 - 10 MCRP 4 - 11. 1D. 2000.

[26] Wolf JM, Mountcastle S, Burks R, Sturdivant RX, Owens BD. Epidemiology of lateral and medial epicondylitis in a military population. Mil Med. 2010;175(5):336 - 9.

[27] Smidt N, van der Windt DAWM, Assendelft WJJ, Deville WLJM, Korthals-de Bos IBC, Bouter LM. Corticosteroid injections, physiotherapy, or a wait-and-see policy for lateral epicondylitis: a randomised controlled trial. Lancet. 2002;359(9307):657 - 62. doi:10. 1016/S0140-6736(02)07811 - X.

[28] Shiri R, Viikari-Juntura E, Varonen H, Heliovaara M. Prevalence and determinants of lateral and medial epicondylitis: a population study. Am J Epidemiol. 2006;164(11):1065 - 74. doi:10. 1093/aje/kwj325.

[29] Stannard JP, Bucknell AL. Rupture of the triceps tendon associated with steroid injections. Am J Sports Med. 1993; 21(3):482 - 5.

[30] Van Tassel DC, Owens BD, Wolf JM. Incidence estimates and demographics of scaphoid fracture in the U. S. population. J Hand Surg Am. 2010;35(8):1242 - 5. doi:10. 1016/j. jhsa. 2010. 05. 017.

[31] Wolf JM, Dawson L, Mountcastle SB, Owens BD. The incidence of scaphoid fracture in a military population. Injury. 2009;40(12):1316 - 9. doi:10. 1016/j. injury. 2009. 03. 045.

[32] Burtis MT, Faillace J, Martin LF, Hermenau S. Scaphoid fracture detection in a military population: a standardized approach for medical referral. Mil Med. 2006;171(5):404 - 8.

[33] Bond CD, Shin AY, McBride MT, Dao KD. Percutaneous screw fixation or cast immobilization for nondisplaced scaphoid fractures. J Bone Joint Surg Am. 2001;83 - A(4):483 - 8.

[34] Wolf JM, Sturdivant RX, Owens BD. Incidence of de Quervain's tenosynovitis in a young, active population. J Hand Surg Am. 2009;34(1):112 - 5. doi:10. 1016/j. jhsa. 2008. 08. 020.

[35] Garland FC, Garland CF, Doyle EJJ, et al. Carpal tunnel syndrome and occupation in U. S. Navy enlisted personnel. Arch Environ Health. 1996;51(5):395 - 407. doi:10. 1080/00039896. 1996. 9934428.

[36] Bongers FJM, Schellevis FG, van den Bosch WJHM, van der Zee J. Carpal tunnel syndrome in general practice (1987 and 2001): incidence and the role of occupational and non-occupational factors. Br J Gen Pract. 2007; 57 (534):36 - 9.

[37] de Krom MC, Knipschild PG, Kester AD, Thijs CT, Boekkooi PF, Spaans F. Carpal tunnel syndrome: prevalence in the general population. J Clin Epidemiol. 1992;45(4):373 - 6.

[38] Mondelli M, Giannini F, Giacchi M. Carpal tunnel syndrome incidence in a general population. Neurology. 2002;58 (2):289 - 94.

[39] Nordstrom DL, DeStefano F, Vierkant RA, Layde PM. Incidence of diagnosed carpal tunnel syndrome in a general population. Epidemiology. 1998;9(3):342 - 5.

[40] Stevens JC, Sun S, Beard CM, O'Fallon WM, Kurland LT. Carpal tunnel syndrome in Rochester, Minnesota, 1961

to 1980. Neurology. 1988;38(1):134 - 8.

[41] Wolf JM, Mountcastle S, Owens BD. Incidence of carpal tunnel syndrome in the US military population. Hand (N Y). 2009;4(3):289 - 93. doi:10. 1007/s11552 - 009 - 9166 - y.

[42] Palmer BN. Carpal tunnel syndrome, active component, U. S. Armed Forces, 2000 - 2010. MSMR. 2011;18(7): 12 - 5.

[43] Lalumandier JA, McPhee SD, Riddle S, Shulman JD, Daigle WW. Carpal tunnel syndrome: effect on Army dental personnel. Mil Med. 2000;165(5):372 - 8.

[44] Shaffer SW, Moore R, Foo S, Henry N, Moore JH, Greathouse DG. Clinical and electrodiagnostic abnormalities of the median nerve in US Army dental assistants at the onset of training. US Army Med Dep J. 2012:72 - 81.

[45] Greathouse DG, Root TM, Carrillo CR, et al. Clinical and electrodiagnostic abnormalities of the median nerve in Army dental assistants before and after training as preventive dental specialists. US Army Med Dep J. 2011:70 - 81.

[46] Penn-Barwell JG, Bennett PM, Powers D, Standley D. Isolated hand injuries on operational deployment: an examination of epidemiology and treatment strategy. Mil Med. 2011;176(12):1404 - 7.

[47] Anakwe REB, Standley DM. Hand injuries at a British Military Hospital on operations. J Hand Surg Br. 2006;31 (2):240 - 3. doi:10. 1016/j. jhsb. 2005. 06. 025.

[48] Miller MA, Hall BT, Agyapong F, Kelly KJ, McArthur T. Traumatic noncombat-related hand injuries in U. S. troops in the combat zone. Mil Med. 2011;176(6):652 - 5.

[49] Greer MA. Incidence of metacarpal fractures in U. S. soldiers stationed in South Korea. J Hand Ther. 2008;21(2): 137 - 41, (quiz 142). doi:10. 1197/j. jht. 2007. 08. 017.

[50] Anakwe RE, Aitken SA, Cowie JG, Middleton SD, Court-Brown CM. The epidemiology of fractures of the hand and the influence of social deprivation. J Hand Surg Br. 2011;36(1):62 - 5. doi:10. 1177/1753193410381823.

[51] Busche MN, Knobloch K, Rosenthal H, Vogt PM. Stress fracture of the hamate body and fourth metacarpal base following military style push-ups: an unusual trauma mechanism. Knee Surg Sports Traumatol Arthrosc. 2008;16 (12):1158 - 60. doi:10. 1007/s00167 - 008 - 0634 - 7.

[52] Taylor KF, Lanzi JT, Cage JM, Drake ML. Radial collateral ligament injuries of the thumb metacarpophalangeal joint: epidemiology in a military population. J Hand Surg Am. 2013;38(3):532 - 6. doi:10. 1016/j. jhsa. 2012. 12. 003.

[53] Gondusky JS, Reiter MP. Protecting military convoys in Iraq: an examination of battle injuries sustained by a mechanized battalion during Operation Iraqi Freedom Ⅱ. Mil Med. 2005;170(6):546 - 9.

[54] Covey DC. Combat orthopaedics: a view from the trenches. J Am Acad Orthop Surg. 2006;14(10 Spec No.):S10 - 7.

[55] Marshall TJJ. Combat casualty care: the Alpha Surgical Company experience during Operation Iraqi Freedom. Mil Med. 2005;170(6):469 - 72.

[56] Hofmeister EP, Mazurek M, Ingari J. Injuries sustained to the upper extremity due to modern warfare and the evolution of care. J Hand Surg Am. 2007;32(8):1141 - 7. doi:10. 1016/j. jhsa. 2007. 07. 007.

[57] Weil YA, Mosheiff R, Liebergall M. Blast and penetrating fragment injuries to the extremities. J Am Acad Orthop Surg. 2006;14(10 Spec No.):S136 - 9.

[58] Owens BD, Kragh JFJ, Macaitis J, Svoboda SJ, Wenke JC. Characterization of extremity wounds in Operation Iraqi Freedom and Operation Enduring Freedom. J Orthop Trauma. 2007;21(4):254 - 7.

[59] Dougherty AL, Mohrle CR, Galarneau MR, Woodruff SI, Dye JL, Quinn KH. Battlefield extremity injuries in Operation Iraqi Freedom. Injury. 2009;40(7):772 - 7. doi:10. 1016/j. injury. 2009. 02. 014.

[60] Cancio LC, Horvath EE, Barillo DJ, et al. Burn support for Operation Iraqi Freedom and related operations, 2003 to 2004. J Burn Care Rehabil. 2005;26(2):151 - 61.

[61] Chapman TT, Richard RL, Hedman TL, Renz EM, Wolf SE, Holcomb JB. Combat casualty hand burns: evaluating impairment and disability during recovery. J Hand Ther. 2008;21(2):150 - 8, (quiz 159). doi:10. 1197/j. jht. 2007. 12. 003.

[62] Hedman TL, Renz EM, Richard RL, et al. Incidence and severity of combat hand burns after All Army Activity message. J Trauma. 2008;64(2 Suppl):S169 - 72 -. (discussion S172 - 3).

［63］　Birch R，Misra P，Stewart MPM，et al. Nerve injuries sustained during warfare：part I-Epidemiology. J Bone Joint Surg Br. 2012;94(4):523 - 8. doi:10. 1302/0301 - 620X. 94B4. 28483.

［64］　Bowyer G. Debridement of extremity war wounds. J Am Acad Orthop Surg. 2006;14(10 Spec No.):S52 - 6.

［65］　Beitler AL，Wortmann GW，Hofmann LJ，Goff JMJ. Operation Enduring Freedom：the 48th Combat Support Hospital in Afghanistan. Mil Med. 2006;171(3):189 - 93.

［66］　Eardley WGP，Stewart MPM. Early management of ballistic hand trauma. J Am Acad Orthop Surg. 2010;18(2): 118 - 26.

［67］　Covey DC，Lurate RB，Hatton CT. Field hospital treatment of blast wounds of the musculoskeletal system during the Yugoslav civil war. J Orthop Trauma. 2000;14(4):278 - 86. (discussion 277).

［68］　Covey DC. Blast and fragment injuries of the musculoskeletal system. J Bone Joint Surg Am. 2002;84 - A(7):1221 - 34.

［69］　Lin DL，Kirk KL，Murphy KP，McHale KA，Doukas WC. Evaluation of orthopaedic injuries in Operation Enduring Freedom. J Orthop Trauma. 2004;18(8 Suppl):S48 - S53.

［70］　Braakenburg A，Obdeijn MC，Feitz R，van Rooij IALM，van Griethuysen AJ，Klinkenbijl JHG. The clinical efficacy and cost effectiveness of the vacuum-assisted closure technique in the management of acute and chronic wounds：a randomized controlled trial. Plast Reconstr Surg. 2006;118(2):390 - 7. (discussion 398 - 400).

［71］　Mendonca DA. Negative pressure wound therapy：an important adjunct to wound care. South Med J. 2006;99(6): 562 - 3.

［72］　Leininger BE，Rasmussen TE，Smith DL，Jenkins DH，Coppola C. Experience with wound VAC and delayed primary closure of contaminated soft tissue injuries in Iraq. J Trauma. 2006;61(5):1207 - 11.

［73］　Argenta LC，Morykwas MJ. Vacuum-assisted closure：a new method for wound control and treatment：clinical experience. Ann Plast Surg. 1997;38(6):563 - 76. (discussion 577).

［74］　Morykwas MJ，Argenta LC，Shelton-Brown EI，McGuirt W. Vacuum-assisted closure：a new method for wound control and treatment：animal studies and basic foundation. Ann Plast Surg. 1997;38(6):553 - 62.

［75］　Fang R，Dorlac WC，Flaherty SF，et al. Feasibility of negative pressure wound therapy during intercontinental aeromedical evacuation of combat casualties. J Trauma. 2010;69(1 Suppl):S140 - 5.

［76］　Taylor CJ，Chester DL，Jeffery SL. Functional splinting of upper limb injuries with gauzebased topical negative pressure wound therapy. J Hand Surg Am. 2011;36(11):1848 - 51. doi:10. 1016/j. jhsa. 2011. 08. 023.

［77］　Gustilo RB，Anderson JT. Prevention of infection in the treatment of one thousand and twenty-five open fractures of long bones：retrospective and prospective analyses. J Bone Joint Surg Am. 1976;58(4):453 - 8.

［78］　Wilson KW，Dickens JF，Heckert R，et al. Heterotopic ossification resection after open periarticular combat-related elbow fractures. J Surg Orthop Adv. 2013;22(1):30 - 5.

［79］　Stein DA，Patel R，Egol KA，Kaplan FT，Tejwani NC，Koval KJ. Prevention of heterotopic ossification at the elbow following trauma using radiation therapy. Bull Hosp Jt Dis. 2003;61(3 - 4):151 - 4.

［80］　Alfieri KA，Forsberg JA，Potter BK. Blast injuries and heterotopic ossification. Bone Joint Res. 2012;1(8):192 - 7.

［81］　Kumar AR，Grewal NS，Chung TL，Bradley JP. Lessons from the modern battlefield：successful upper extremity injury reconstruction in the subacute period. J Trauma. 2009;67(4):752 - 7. doi:10. 1097/TA. 0b013e3181808115.

［82］　Fleming ME，Watson JT，Gaines RJ，O'Toole RV. Evolution of orthopaedic reconstructive care. J Am Acad Orthop Surg. 2012;20(1 Suppl):S74 - 9. doi:10. 5435/JAAOS - 20 - 08 - S74.

［83］　Grewal NS，Kumar AR，Onsgard CK，Taylor BJ. Simultaneous revascularization and coverage of a complex volar hand blast injury：case report using a contralateral radial forearm flow-through flap. Mil Med. 2008;173(8):801 - 4.

［84］　Chattar-Cora D，Perez-Nieves R，McKinlay A，Kunasz M，Delaney R，Lyons R. Operation Iraqi freedom：a report on a series of soldiers treated with free tissue transfer by a plastic surgery service. Ann Plast Surg. 2007;58(2): 200 - 6.

［85］　Tintle SM，Wilson K，McKay PL，Andersen RC，Kumar AR. Simultaneous pedicled flaps for coverage of complex blast injuries to the forearm and hand (with supplemental external fixation to the iliac crest for immobilization). J Hand Surg Br. 2010;35(1):9 - 15. doi:10. 1177/1753193409347428.

［86］　Potter BK，Burns TC，Lacap AP，Granville RR，Gajewski D. Heterotopic ossification in the residual limbs of traumatic and combat-related amputees. J Am Acad Orthop Surg. 2006;14(10 Spec No.);S191 - 7.

[87] Alfieri KA, Forsberg JA, Potter BK. Blast injuries and heterotopic ossification. Bone Joint Res. 2012;1(8);192 - 7.

[88] Moritomo H, Tada K, Yoshida T. Early, wide excision of heterotopic ossification in the medial elbow. J Shoulder Elbow Surg. 2001;10(2);164 - 8. doi;10. 1067/mse. 2001. 112055.

[89] Baldwin K, Hosalkar HS, Donegan DJ, Rendon N, Ramsey M, Keenan MAE. Surgical resection of heterotopic bone about the elbow; an institutional experience with traumatic and neurologic etiologies. J Hand Surg Am. 2011;36(5); 798 - 803. doi;10. 1016/j. jhsa. 2011. 01. 015.

[90] Department of the Army H. Army Regulation 40 - 501. 2011.

第九章　髋部损伤

概　述

总体而言，髋部损伤问题日益严重，并且对年轻的军队运动员产生了明显影响。军队人员的体能和战术训练会使髋关节承受巨大的力和扭矩。这种在军事训练中产生的力类似于高水平运动员在高强度训练和比赛中所承受的力量。这些活动中，地面反作用力传递到全身，常常造成肌肉骨骼损伤[1]。在正常的行走和跑步过程中，髋关节承受的负荷是体重的6～8倍[2]。髋关节周围损伤和治疗的最新进展，为伤员恢复积极的生活方式创造了可能。对于活跃的运动人群，髋关节疼痛的评估和治疗越来越重要。

已有研究探讨了不同类型损伤对不同人群的影响[3-6]。这些影响对患者和经济造成了巨大的压力。与一般人群相比，军人在执勤和活动时需要承受更大的髋关节压力。这些损伤，连同其他伤害，会造成缺勤、部署任务人力损耗和卫生保健费用增加[7-10]。

有一些伤病会导致髋关节疼痛，目前已对一些伤病理解得更加深入。髋关节疼痛可分为关节内、关节外或假性疼痛。在过去此类损伤多是通过长期活动限制来治疗；然而，随着在影像学和解剖学理念的进步，最近医生已经能够更好地诊断并选择新兴的治疗方法来处理这类复杂的患者。

解剖学

髋关节的骨性解剖结构由髋臼和股骨头组成，是一个真正的球窝关节，并且能在多个平面上运动。由盂唇、关节囊和韧带组成的盂唇-关节囊复合体在正常运动中提供稳定和支持[11,12]。骨性解剖和盂唇-关节囊复合体限定了髋关节的活动度，而周围的肌肉组织负责提供动力。

了解髋关节周围的肌肉解剖结构对理解、诊断和治疗髋关节损伤至关重要。髂腰肌和股直肌是主要的髋关节屈肌，次要屈肌包括耻骨肌、缝匠肌和阔筋膜张肌[13]。臀大肌和腘绳肌负责髋关节的伸展。股薄肌和三条内收肌（内收长肌、内收肌短和内收大肌）负责髋关节内收，而臀中肌和臀小肌则负责外展。只有臀小肌和阔筋膜张肌轻微地帮助髋关节内旋。负责外旋的肌肉包括臀大肌和外旋肌群（上孖肌、下孖肌、闭孔内肌、闭孔外肌、梨状肌和股方肌）。

髋关节内疾病

盂唇撕裂

髋关节疼痛导致亚专科转诊的最常见原因之一是盂唇撕裂。退变性盂唇撕裂最早在髋关节发育不良和髋关节炎中发现，是因为盂唇负荷异常增加导致的[14]。目前来看，盂唇撕裂与多种病理状态相关，包括创伤和股骨髋臼撞击，最终导致髋臼盂唇压力增加[15-17]。随着我们对髋关节外伤的理解不断提高，我们认识到反复旋转或扭转和髋关节屈曲会增加盂唇撕裂的发生率。

患者的典型临床表现是髋部前侧或腹股沟逐渐出现疼痛，可能与特定活动相关。这种疼痛通常会因活动而加重，尤其是运动和久坐。一些患者描述该机械症状与特定运动相关，并且可能出现轻微的Trendelenburg 步态[15]。最具预测性的体格检查是髋关节屈曲、内收和内旋时撞击试验阳性[15]。

诊断盂唇撕裂有困难，患者往往要经过很长一段时间才能得到正确的诊断[15,19]。在无症状的现役军人中，超过 80％的磁共振成像可以发现盂唇撕裂[20]。在没有髋关节疼痛症状的人群中就存在如此多的盂唇撕裂，因此似乎可以认为，出现髋关节症状的人群，髋关节盂唇撕裂的发生率会更高。然而，研究表明，22％存在腹股沟疼痛的运动员和略多于一半的有机械症状的人群在核磁共振或关节镜检查中发现盂唇撕裂[21-23]。临床上，很难确定盂唇撕裂是否是髋关节功能障碍的原因，或者它仅仅是真正潜在病变的干扰。

髋关节撞击综合征

髋关节撞击综合征（FAI）的典型表现是腹股沟区疼痛。这种疼痛通常随着久坐和活动而增加，特别是那些涉及反复性髋关节屈曲和剪切的活动[24]。大多数患者描述疼痛逐渐出现，活动受限逐渐严重。FAI 是髋臼、股骨头颈交界处的变异或两者解剖均变异，引起异常接触导致的结果[25,26]。在年轻、活跃的军人群体、有髋关节疼痛症状的患者中，影像学证据显示 FAI 的患病率超过 85％。

当髋关节屈曲、内收和内旋时，髋关节撞击症患者会产生疼痛。他们的内旋角度通常＜20°，做 4字试验时，与无症状的对侧相比，患肢膝关节外侧到检查台的距离会增加。

FAI 不仅仅是现役军人髋关节损伤的主要原因。这种解剖变异的存在可能与髋关节的其他问题有关，因其会受到严格军事训练的影响。评估现役军人股骨颈应力性骨折患者发现，超过 50％的患者至少有一处影像学表现与 FAI 一致[28,29]。由于半骨盆的异常运动，还可能导致高水平运动员出现运动性耻骨痛和运动疝，其发生率为 15％～40％[30,31]。由于这些信息是从非军人、高水平运动员那里收集来的，所以将其推广到军队人群中可能导致低估或高估。因此需要更多的研究来确定这类损伤在军队人群中的流行程度。

骨性关节炎

髋关节骨性关节炎是关节进行性退变造成的，会导致明显疼痛和功能障碍。据报道，关节炎影响超过 2 700 万美国人，每年的直接损失每人 2 650～5 700 美元[32,33]。这些损失大部分是因为工作时间的损失，其次是工作能力的损失。普通人群中髋关节骨性关节炎（OA）的患病率为 2.7％～25％[34,35]。与非关节炎患者相比，髋关节骨性关节炎的并发症和死亡率更高[36,37]。

髋关节关节炎的患者主诉渐进性疼痛，并且通常无外伤病因。髋关节在早晨疼痛僵硬，开始活动后症状有所改善。这种疼痛在下午和长时间站立或活动时再次加剧。典型的 X 线片表现包括关节间隙变窄、软骨下硬化和囊肿以及骨赘形成。尽管全髋关节置换术治疗髋关节骨性关节炎的效果很好，但以这种方式治疗相对年轻的军人，会导致显著的生活方式和活动受限。

军队中髋关节炎的发病率估计为 35/（10 万人·年），可能低于平民 ［56～88/（10 万人·年）］[7]。髋关节炎调整后发生率比增加与军种（特别是陆军、海军和海军陆战队）、性别（女性）、年龄（＞40岁）和种族（黑人）相关[7]。虽然军队中髋关节 OA 的总体发病率低于普通人群，但可能是由于军队中年轻人占比很大所致。在 40 岁以上的现役人员中，发病率为 140/（10 万人·年），远高于普通人群[7]。

应力性骨折

应力性骨折是现役军人髋部疼痛的另一个常见原因。这些损伤可发生在股骨颈、髋臼或耻骨支。与应力有关的损伤并非军人独有，但由于训练要求严格，尤其是在刚入伍的新兵，发病率确实更高。据报道，多达 30％的新兵出现某个解剖区域的应力性骨折，骨盆或髋臼应力性骨折在所有应力性损伤中所占比例最小，在 1％～10％[38-40]。应力性骨折是由于健康或受损骨骼承受的载荷突然增加造成的。重复性应力会引起正常的骨重塑反应，即骨吸收和新骨形成。正常的重塑过程失去平衡，导致了吸收超过修复。营养、内分泌和其他机械因素会显著影响这一过程。

上述因素对外伤患病率的负面影响，仅次于服役和入伍训练。军队新兵股骨颈应力性骨折的患病率为 12/(1 万人·年)[41]。请注意，在军事训练期间发生股骨颈应力性骨折的人群中，有 40% 因医疗原因退役[41]。

<h1 style="text-align:center">关节外疾病</h1>

大转子疼痛综合征

大转子疼痛综合征（GTPS）占初级保健医生诊治的髋关节疼痛患者的 10%~20%[42,43]。一项尸体研究表明，大转子周围有 6 个与臀肌腱相关的滑囊[44]。臀肌腱被比作髋关节的"旋转袖"[45]。虽然 GTPS 的病因尚未得到证实，但这些肌肉和肌腱的过度使用和损伤已被认为是导致这种病理状态的原因。

在现役军人中，报告的总体发病率为 2.03/(1 000 人·年)，男女之间存在显著差异，分别为 1.33/(1 000 人·年) 和 6.16/(1 000 人·年)[9]。比较不同的军种，在陆军服役的人群更有可能患 GTPS，其发病率为 3.15/(1 000 人·年)，其次是空军，发病率为 1.67/(1 000 人·年)[9]。与平民研究类似，军队中 GTPS 发病率最高的是 40 岁或以上的军人，发病率为 3.23/(1 000 人·年)，而 20 岁以下的军人发病率为 2.94/(1 000 人·年)[9]。这项研究还显示现役军人 GTPS 发病率存在种族差异，白人较黑人有更高的发病风险[9]。

虽然这项研究向我们提供了有关 GTPS 风险因素的信息，但它没有涉及训练和部署的缺勤情况，也未述及包括物理治疗在内的医疗费用或人工。我们应继续提高预防和改进这类疾病治疗计划的能力，上述信息对此至关重要。

<h1 style="text-align:center">其他髋关节疾病</h1>

其他的原因引起的髋部疼痛也会影响运动人群，包括弹响髋综合征、运动性耻骨痛、运动疝、耻骨炎和梨状肌综合征。各医疗机构均发现在现役军人中，这些损伤模式存在一定的规律性。然而其发生率和危险因素未见探讨。对于治疗肌肉骨骼疾病的医生来说，重要的是要意识到存在上述损伤，并明白它们在运动人群中常见。然而，如果没有更多的研究来明确这些损伤的真实发病率和相关危险因素，医生仍然难以找到帮助军队控制受伤士兵发生残疾的方法。

<h1 style="text-align:center">结　　论</h1>

我们最近对人群中髋关节疾病患病率和不同人群发病率的理解变得更加成熟。这些疾病的自然病程仍在不断发现之中，治疗髋关节损伤的新方法也在不断发展。各种髋关节手术的适应证和禁忌证刚刚开始成熟。正因为在过去的一二十年中，对髋关节疾病解剖基础的理解经历了巨大的扩展，治疗这些疾病的技术才刚刚开始成为骨科亚专科诊疗的主流。由于对这些疾病的自然史了解甚少，除非最终进行控制良好的随机对照试验，否则仍难以确定这些新手术是否意味着真实的进步。军队人群是一个具有固有挑战的独特群体，所以将不完善的髋关节疾病研究从非军事且运动要求高的患者人群推广到军队人群充满了风险，会给髋关节疾病的最佳治疗增添困难。这应该作为一个强有力的"战斗号令"，以提供资源来资助研究，确定军队人群中所有与髋关节相关的损伤的患病率和发病率，并指导诊断和制订军队人群的循证治疗指南。特别是由于军队人群 FAI 高患病率、其自然病程会不可避免地导致 OA，以及地方人群

中令人信服的早期结果显示患者在短期和中期的随访中可以更好地恢复活动，所以研究重点应放在更好地认识军队人群 FAI 的长期疗效。如果军人也是上述情况，就有可能减轻该病所造成的残疾，并使现役人员在较长时间内保持高水平的表现。鉴于髋关节关节炎的发展相对缓慢，研究军队人群中 FAI 相关的关节炎，可为治疗其他患有这种疾病的人群提供信息。

〔刘春生 译〕

参考文献

［1］ Hewett TE，Myer GD，Ford KR，Heidt RS Jr，Colosimo MV，Succop P. Biomechanical measures of neuromuscular control and valgus loading of the knee predict anterior cruciate ligament injury risk in female athletes：a prospective study. Am J Sports Med. 2005;33(4):492-501.

［2］ Gabriel SE，Crowson CS，Campion ME，O'Fallon WM. Direct medical costs unique to people with arthritis. J Rheumatol. 1997;24:719-25.

［3］ Felson DT，Zhang Y. An update on the epidemiology of knee and hip osteoarthritis with a view to prevention［review］. Arthritis Rheum. 1998;41:1343-55.

［4］ Segal NA，Felson DT，Torner JC，et al. Greater trochanteric pain syndrome：epidemiology and associated factors. Arch Phys Med Rehabil. 2007;88(8):988-92.

［5］ Almeida SA，Williams KM，Shaffer RA，Brodine SK. Epidemiological patterns of musculoskeletal injuries and physical training. Med Sci Sports Exerc. 1999;31(8):1176-82.

［6］ Owens BD，Mountcastle SB，Dunn WR，DeBaradino TM，Taylor DC. Incidence of anterior cruciate ligament injury among active duty US military servicemen and servicewomen. Mil Med. 2007;172:90-1.

［7］ Scher DL，Belmont PJ，Mountcastle S，Owens BD. The incidence of primary hip osteoarthritis in active duty US military servicemembers. Arthritis Rheum. 2009;61:468-75.

［8］ Rauh MJ，Macera CA，Trone DW，Shaffer RA，Brodine SK. Epidemiology of stress fracture and lower-extremity overuse injury in female recruits. Med Sci Sports Exerc. 2006;38(9):1571-7.

［9］ Blank E，Owens BD，Burks R，Belmont PJ. Incidence of greater trochanteric pain syndrome in active duty US servicemembers. Orthopedics. 2012;35(7):e1022-e7.

［10］ van Mechelen W. Running injuries：a review of the epidemiological literature. Sports Med. 1992;14(5):320-35.

［11］ Hewitt JD，Glisson RR，Guilak F，Vail TP. The mechanical properties of the human hip capsule ligaments. J Arthroplasty. 2002;17(1):82-9.

［12］ Seldes RM，Tan V，Hunt J，Katz M，Winiarsky R，Fitzgerald RH Jr. Anatomy，histologic features，and vascularity of the adult acetabular labrum. Clin Orthop Relat Res. 2001;382:232-40.

［13］ Frank RM，Slabaugh MA，et al. Posterior hip pain in an athletic population：differential diagnosis and treatment options. Sports Health. 2010;2(3):237-46.

［14］ Haene RA，Bradley M，Villar RN. Hip dysplasia and the torn acetabular labrum：an inexact relationship. J Bone Joint Surg Br. 2007;89:1289-92.

［15］ Burnett RSJ，et al. Clinical presentation of patients with tears of the acetabular labrum. J Bone Joint Surg Am. 2006;88:1448-57.

［16］ Kelly BT，et al. Arthroscopic labral repair in the hip：Surgical technique and review of the literature. Arthroscopy. 2005;21:1496-504.

［17］ Tibor LM，Sekiya JK. Differential diagnosis of pain around the hip joint. Arthroscopy. 2008;24:1407-21.

［18］ Guanche CA，Sikka RS. Aceabular labral tears with underlying chondromalacia：a possible association with high-level running. Arthroscopy. 2005;21:580-5.

［19］ Hunt D，Clohisy J，Prather H. Acetabular tears of the hip in women. Phys Med Rehabil Clin N Am. 2007;18(3):

497－520.

[20]　Schmitz MR，Campbell SE，Fajardo RS，Kadrmas WR. Identification of acetabular labral pathological changes in asymptomatic volunteers using optimized，noncontrast 1. 5-T magnetic resonance imaging. Am J Sports Med. 2012；40：1337－41.

[21]　Narvani AA，Tsiridis E，et al. A preliminary report on the prevalence of acetabular labrum tears in sports patients with groin pain. Knee Surg Sports Traumatol Arthrosc. 2003；11：403－8.

[22]　McCarthy JC，Noble PC，et al. The Otto E Aufranc award：the role of labral lesions to development of early degenerative hip disease. Clin Orthop. 2001；393：25－7.

[23]　Groh MM，Herrera J. A comprehensive review of hip labral tears. Curr Rev Musculoskelet Med. 2009；2（2）：105－17.

[24]　Philippon MJ，Schenker ML. Arthroscopy for the treatment of femoroacetabular impingement in the athlete. Clin Sports Med. 2006；25：299－308.

[25]　Hack K，Di Primio G，Rakhra，K. ，et al. Prevalence of cam type femoroacetabular impingement morphology in asymptomatic volunteers. J Bone Joint Surg Am. 2010；92（14）：2436－44.

[26]　Ganz R，Parvizi J，Beck M，et al. Femoroacetabular impingement：a cause for osteoarthritis of the hip. Clin Orthop Relat Res. 2003；417：112－20.

[27]　Ochoa LM，Dawson L，Patzkowski JC，et al. Radiographic prevalence of femoroacetabular impingement in a young population with hip complaints is high. Clin Orthop Relat Res. 2010；468（10）：2710－4.

[28]　Kuhn KM，Riccio AI，Saldua NS，et al. Acetabular retroversion in military recruits with femoral neck stress fractures. Clin Orthop Relat Res. 2010；468（3）：846－51.

[29]　Carey T，Key C，Oliver D，Biega T，Bojescul J. Prevalence of radiographic findings consistent with femoroacetabular impingement in military personnel with femoral neck stress fractures. J Surg Orthop Advances. 2013；22（1）：54－8.

[30]　Hammoud S，Bedi A，et al. High incidence of athletic pubalgia symptoms in professional athletes with symptomatic femoroacetabular impingement. Arthroscopy. 2012；28（10）：1388－95.

[31]　Meyers WC，McKechnie A，Philippon MJ，Horner MA，Zoga AC，Devon ON. Experience with "sports hernia" spanning two decades. Ann Surg. 2008；248：656－65.

[32]　Gabriel SE，Crowson CS，Campion ME，O'Fallon WM. Direct medical costs unique to people with arthritis. J Rheumatol. 1997；24：719－25.

[33]　Maetzel A，Li LC，Pencharz J，Tomlinson G，Bombardier C，the Community Hypertension and Arthritis Project Study Team. The economic burden associated with osteoarthritis，rheumatoid arthritis，and hypertension：a comparative study. Ann Rheum Dis. 2004；63：395－401.

[34]　Lawrence RC，Hochberg MC，Kelsey JL，McDuffie FC，Medsger TA，Felts WR，et al. Estimates of the prevalence of selected arthritic and musculoskeletal diseases in the United States. J Rheumatol. 1989；16：427－41.

[35]　Jordan JM，Linder GF，Renner JB，Fryer JG. The impact of arthritis in rural populations. Arthritis Care Res. 1995；8：242－50.

[36]　Monson RR，Hall AP. Mortality among arthritics. J Chronic Dis. 1976；29：459－67.

[37]　Heliovaara M，Makela M，Impivaara O，Knekt P，Aromma A，Sievers K. Association of overweight，trauma and workload with coxarthrosis：a health survey of 7，217 persons. Acta Orthop Scand. 1993；64：513－8.

[38]　Kelly EW，et al. Stress fractures of the pelvis in female Navy recruits：an analysis of possible mechanisms of injury. Mil Med. 2000；165：142－6.

[39]　Anderson M，Greenspan A. Stress fractures. Radiology. 1996；199：1－12.

[40]　Williams TR，Puckett ML，et al. Acetabular stress fractures in military endurance athletes and recruits：incidence and MRI and scintigraphic findings. Skeletal Radiol. 2002；31：277－81.

[41]　Talbot JC，Cox G，Townend M，Langham M，Parker PJ. Femoral neck stress fractures in military personnel，a case series. J R Army Med Corps. 2008；154（1）：47－50.

[42]　Roberts WN，Williams RB. Hip pain. Prim Care. 1988；15（4）：783－93.

[43]　Lievense A，Bierma-Zeinstra S，Schouten B，Bohnen A，Verhaar J，Koes B. Prognosis of trochanteric pain in prima-

ry care. Br J Gen Pract. 2005;55(512):199 - 204.

[44] Woodley SJ，Mercer SR，Nicholson HD. Morphology of the bursae associated with the greater trochanter of the fe-
       mur. J Bone Joint Surg Am. 2008;90(2):284 - 94.

[45] Kagan A Ⅱ. Rotator cuff tears of the hip. Clin Orthop Relat Res. 1999;368:135 - 40.

第十章　膝关节损伤

概　　述

美国现役军人是一个独特的群体，是少数将身体素质标准作为必需条件的职业之一。不符合这些标准将会在个人和组织层面导致职业生涯终结，并对国防力量产生重大影响。2010 年，仅美国陆军就约有 4 个师的部队（40 000 名士兵）被归类为"医疗未就绪"，因此无法部署支援全球反恐战争（GWOT）[1]。肌肉骨骼系统损伤是造成这一人群残障的主要原因[2]。Cross 等人在 2010 年报告说，四肢损伤占所有住院费用和残疾津贴的 2/3 以上，并注意到创伤后骨关节炎是国防部（DOD）登记残障的最大单一原因[3]。这一发现凸显了"疾病/非战斗损伤"（DNBI）对美军现役人员战备的严重影响。它们常被认为是"驻军"或"非战斗"的损伤，也是战斗官兵致残的重要因素，但常常被忽视。但此类损伤每年会造成约 100 万天的缺勤[1]，对战备的影响远远大于传统战伤。即使在战争状态下也是如此。Belmont 等人在费卢杰的"增援"中跟随一个战斗旅，研究了因伤退出战场的士兵，作者发现，超过 50％ 的损伤属于肌肉骨骼的 DNBI[4]。

最常受到 DNBI 损伤的关节是膝关节，而膝关节伤病是美国现役军人手术的最常见原因[5]。在现役部队中，包括扭伤、拉伤和脱位等急性膝关节损伤的发生率是每 1 000 名士兵 21～25 人[6]。这比例高于大学运动员和普通人群。在美国大学生体育协会（NCAA）足球和篮球运动员中，每 1 000 名运动员在比赛或训练中有 1.4～3.8 人次受伤[7-10]。对普通人群研究发现，急性膝关节损伤的诊疗次数约为每年 2.29～6 人次每 1 000 人[11,12]。

某些风险因素与士兵膝关节损伤发生率增加有关（图 10‑1）。

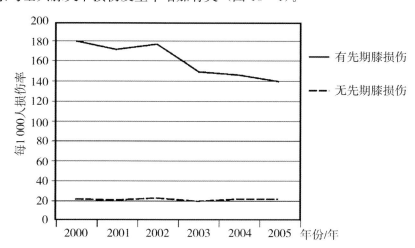

图 10‑1　2000—2005 年陆军现役军人中膝损伤的发生率：按既往是否有膝损伤分层（每千名士兵发病率每年下降超过一档）[6]

其中包括年龄、军衔、军事职业专长（MOS）、性别和具有 Ⅳ 类武装部队资格测试评分（AFQTS）的人员[6]。此外，2 年内有膝关节外伤史者，其再次发生膝关节受伤的风险要高出 10 倍[6]。因膝伤获得医疗豁免入伍的士兵，其因膝关节疾病住院的可能性会高 8.0 倍，因膝关节相关疾病而退役的可能性高 14.0 倍[13]。

在最近 5 年，共 132 731 名现役士兵接受了 148 951 次治疗肌肉骨骼系统 DNBI 的骨科手术，其中包括 60 000 多次膝关节手术[5]。遗憾的是，并非所有的患者术后都能康复归队。我们分析了许多常见骨科手术的再手术率，发现膝关节最常接受同类型翻修手术，发生率为 9％。14％的半月板切除术病例（内侧或外侧）再次接受了相同类型翻修手术，软骨成形术和前交叉韧带手术（ACL）的翻修率分别为 12％和 10％[5]。再度受伤问题令人关切，很可能是由于许多原因导致，包括生活方式对体能要求过高，以及期望尽快返回岗位的压力。近年来，战场死亡率下降使得部队康复工作需求增加，这或许会进一步导致对 DNBI 相关损伤重视程度的下降[14]。

已证明年龄增加与膝伤风险增加有关[6]。20 岁以下士兵的发病率为 15～19/1 000，而 20～30 岁士兵发病率为（20～25）/1 000[6]。超过 30 岁的现役军人发病率为（24～28）/1 000[6]。发病率随着年龄的增长而增加，这可能与既往膝伤的积累有关，或与担任领导职务者尽快返岗的压力有关。膝伤率上升不仅与年龄有关，与服役时间长短也有关，服役不到 1 年的士兵膝伤率最低，服役 10 年以上者膝伤率最高[6]。军衔也是一个因素，士兵的膝伤率为（22～26）/1 000，而军官的膝伤率略低，为（20～23）/1 000[6]。这些差异有很多可能的解释。士兵包括接受各种基础训练的人员，他们发生急性肌肉骨骼损伤的几率较高[15]，而军官较少承担这些体能要求较高的任务。

在族裔或教育方面没有差异。然而，参加 AFQTS 的士兵之间是有差异的[6]。AFQTS 与膝伤率成反比。第一组（最高分组）的人员膝伤率最低，每 1 000 人/年为 18～24 人[6]。第四组（最低分组）的损伤率为每 1 000 人/年为 24～30 人，每年比第一组高出 20％～62％[6]。

急性半月板损伤

半月板损伤及其治疗在普通人群和军人中都很常见。半月板的主要功能是在关节运动和承受静态负荷时传导压力[16]。损伤常发生于运动或日常活动中。所导致的诸如疼痛、别卡和交锁等症状往往需要手术治疗。半月板损伤的关节镜治疗非常普遍，许多医疗中心报告其手术率占所有外科手术的 10％～20％，在美国每年总共有大约 100 万次该类手术[17,18]。在军队中，对半月板损伤进行关节镜治疗是最常见的膝关节手术，每年超过 5 700 例[5]，其中近 90％是关节镜清理术。

与普通人群相比，军队急性半月板损伤的发生率较高，且有几个相关的危险因素，如性别、年龄、军衔、军种和种族。一般人群半月板损伤的发病率为 0.33～0.61/（1 000 人·年）[19,20]。军队的发病率要高出 10 倍以上，为 8.27/（1 000 人·年）[21]。类似情况也发生于其他的膝关节伤病之中。

在普通人群中，半月板损伤男性比女性更为常见，比例为（2.5～4）∶1[22]。同样，男性军人的急性半月板损伤的发生率也要比女性军人高出 20％[21]。

一项军事研究报告指出，年龄增加和半月板损伤发生率增加是相关的；然而，这与地方人群先前的数据不吻合，地方人群中 21～30 岁的男性发病率最高[21,23]。在军队中，40 岁以上士兵的半月板损伤发生率为 20 岁以下士兵的 4 倍以上。普通人群和现役军人在受伤年龄上的差异在于，随着年龄的增长平民久坐时间更长，而现役军人的日常任务则要求继续进行各种运动，从而导致半月板受伤。

从军衔等级上观察，半月板损伤的发生率存在分层。初级士兵军衔者的发生率最高，其次是高级士兵军衔和高级军官。初级军官的受伤率最低[21]。初级士兵军衔的受伤风险较高，因为这些士兵正在接受基础训练，这已被证明有内在的增加肌肉骨骼系统、尤其是膝关节受伤的风险[15]。

除了年龄和性别，不同军种也可以影响损伤的发生率。陆军或海军陆战队的现役军人急性半月板损伤的发生率高于海军和空军[21]。

对现役人群种族的分析表明，种族与损伤之间有关联性。研究分 3 个种族类别即白人、黑人和其他人种。白人和黑人的半月板损伤率相似，比其他人种低 25％[21]。

已发表的地方数据显示，内侧半月板受伤的比例是外侧半月板的 2～4 倍[19,24-26]。Jones 等人也报告了类似发现，他们将现役人群半月板损伤分为 3 组：50.3％的损伤发生在内侧半月板，22.4％发生在外侧，27.3％没有具体定位[21]。解剖学分析解释了这些差异产生的原因。与牢固附着在关节囊的内侧半月板相比，外侧半月板更具移动性，导致内侧半月板损伤发生率更高[18,27]。

半月板在膝关节稳定、润滑和本体感觉中起着重要作用[28-30]。半月板损伤将导致慢性继发性病变，包括关节功能障碍、退行性变化和骨关节炎等[31,32]。士兵半月板损伤发生率显著增加是该人群面临的一个独特问题，因为骨关节炎是美国国防部认定的最常见的独立致残原因。

对于外科军医来说，治疗半月板损伤尤其具有挑战性。士兵常常不能及时得到骨科医生的诊治，许多患者只能无谓地接受长时间的保守治疗。这种保守治疗加上军人严苛的体格要求，以及努力跟上日常军体训练的思想压力，往往导致半月板损伤加重，最终即便手术也无法弥补。半月板缝合修复只占到半月板手术的 10％左右，这说明术中所见到的半月板受损大多很严重。此外，尽快康复归队的思想压力，使得半月板缝合修复后的长时间康复相当困难。

软　骨

软骨损伤可以单独发生，也可以与其他膝关节损伤同时发生。军队每年大约进行 3 650 例软骨成形手术，是这一人群中第二常见的膝关节手术[5]。9％急性前交叉韧带（ACL）损伤的军人伴随有软骨损伤，而且随着手术治疗的延迟，其发生率还将增加[33]。各种软骨损伤的治疗方案包括从微创关节镜下清理，到更进一步的软骨移植。每种方法都要在成本、耐用性和康复时间等方面进行权衡。很少有文献对比研究军人中不同治疗方案的疗效差异，但有一些文献数据比较了年轻运动员人群中不同治疗方案的疗效，这些结论可以引申到现役军人。Gudas 等人在一项随机临床研究中，将年轻运动员的微骨折与自体骨软骨移植（OATS）进行比较，并注意到，93％的 OATS 患者恢复到以前的运动水平，但微骨折患者在同一时间内只有 52％[34]。该作者的 10 年随访研究表明，OATS 组中 75％的患者能够维持其运动能力，而在微骨折组只有 37％[35]。然而，将地方数据直接应用于军人尚存疑问。例如，用同种异体 OATS 治疗较大的软骨缺损时，并没有产生类似的效果。两项研究评估了地方人群在接受同种异体 OATS 治疗后运动能力恢复情况[26,36]，这两项研究都报告了较高的满意率，近 80％患者恢复运动能力。相比之下，Shaha 等人在军人患者的类似研究中发现只有 29％的人恢复全勤。此外，在这项研究中，只有 5％的患者声称恢复到以前的运动水平[37]。

这些研究结果的差异可能部分由某些特定的军事因素造成，这些因素使现役军人的软骨损伤更难以治疗。例如，海军陆战队不允许长时间改变运动模式，任何接受软骨治疗的海军陆战队员必须不受限制地恢复全勤，否则就因伤退役。此外，海军陆战队可给予一个非全职岗位，或一次为期 6 个月的观察期，极少数情况下能给予第二次观察期。如果在观察期结束之前没能康复归队，则将彻底离开岗位。另一种可能性在于"恢复活动"的具体定义。在大多数地方人群中，患者虽然可以恢复原岗位工作，但可以自己控制活动。而军人则对日常身体机能通常有强制性的安排和要求，不能自行限制运动。面临着康复时间有限、返岗后日常体能要求严格等困难，军人软骨损伤这一问题足以令人深思。

韧带损伤

前交叉韧带（ACL）

ACL 损伤是各种年轻活跃人群的常见损伤。鉴于士兵的日常运动体格要求很高，军队中报告的 ACL 损伤率是平民人数的 10 倍也就不足为奇了[16]。美国现役男女军人 ACL 损伤的总体发生率是每

1 000 人 2.96～3.65 例[16]。这比率大大高于地方人群的每 1 000 人 0.31～0.38 例（107 108 人）。在军事医疗系统中，ACL 重建手术每年超过 3 000 例，是第三常见的膝关节手术[5]。

有多项研究调查了军人中男性与女性 ACL 损伤率的差异。Gwinn 在美国海军学院检查了特定人群，证明海军女性军校生发生 ACL 损伤的风险较高[38]。这群人可能并不能代表整个美国军队。而且，Owens 等人研究了一个较大范围的军事人群，在控制了年龄和种族差异后，没有发现男女现役军人在 ACL 损伤发生率存在差异[16]。

一个Ⅲ级研究报告了 ACL 重建后康复归队的情况。据报道，高达 92% 的患者康复归队[39]。但是，这一数据需要进一步的解读，因为许多接受 ACL 重建的患者在较长时间内运动能力仍然受限。最近的数据表明，接受单纯 ACL 重建的军队患者中有 3/4 在术后 3 个月，出勤能力仍然受限（见资料），1/4 的患者在术后 9 个月仍旧如此[1]。

与接受初次 ACL 重建的患者相比，ACL 翻修重建手术所需康复时间更长，出勤能力受限时间也更长[39]。

ACL 损伤可以单独发生，也可以合并膝关节其他结构的损伤。ACL 损伤通常会同时伴有软骨和半月板损伤。在现役军人中，33.3% 的急性 ACL 撕裂伴有内侧半月板损伤，40% 伴有外侧半月板损伤[33]。亚急性或慢性 ACL 损伤且不限制运动的患者，其半月板损伤的发生率将增加。在亚急性组，44% 有内侧半月板受伤，51.7% 外侧半月板会受伤[33]。慢性 ACL 损伤患者半月板损伤率最高，其内侧半月板损伤为 79.5%，外侧半月板损伤为 61.5%[33]。解剖学上内侧半月板起着次级稳定的作用，膝关节初级稳定结构 ACL 撕裂的慢性患者，其内侧半月板受伤风险升高。慢性 ACL 撕裂军人的内侧和外侧半月板损伤的相对风险分别是 7.75 和 2.4[33]。来自军人的数据与普通人群的数据相似，其中急性 ACL 撕裂伴半月板损伤的发生率估计在 41%～82% 之间，慢性损伤则为 58%～100%[33]。年龄增加并不提高 ACL 撕裂伴发半月板损伤的风险[33]。与内侧半月板相比，非全层撕裂在外侧半月板中更为常见[33]。与 ACL 撕裂相关的半月板撕裂通常是全层、纵向的，常位于半月板后角的半月板关节囊结合部[33]。

软骨损伤通常也与 ACL 损伤有关。在普通人群中，ACL 损伤时软骨损伤发生率为 19%，而慢性损伤患者的软骨损伤则增加至 70%。在现役人群中，约 9% 的急性 ACL 损伤患者有软骨损伤[33]。这一数字在亚急性损伤患者中增加至 26%，在慢性 ACL 撕裂患者中高达 70%。现役士兵 ACL 损伤长期未经治疗，患软骨损伤的可能性是急性受伤士兵的 23 倍[33]。在现役人群中，55% 的 ACL 损伤患者至少伴有两处相关的软骨或半月板损伤，79% 的慢性 ACL 功能不全士兵有这两种病变，比急性组高出近 15 倍（20%）[33]。与上述数据一致，24% 的 30 岁以上患者同时存在半月板和软骨病变，明显高于 30 岁以下士兵[33]。

最近有研究对 ACL 功能不全状态下，软骨病变的治疗进行了评价。在伴有软骨病变的 ACL 重建患者的随机临床试验中，Gudas 等人比较了清理、微骨折和 OATS。经过 3 年的随访，作者发现，所有形式的软骨治疗都不如单纯的 ACL 重建，并且 OATS 组在主观满意度方面明显优于微骨折和清理组，而微骨折和清理组在统计学上没有差异[40]。这些数据表明，应尽可能恢复原始解剖结构，以最佳恢复运动能力。

膝关节多韧带损伤和膝关节脱位

膝关节多韧带损伤和膝关节脱位可能是由高能量创伤、运动损伤，甚至低能量跌倒引起的。虽然军事人群中的真实发生率还未知，但其并不罕见，而且有多个报告描述了这种灾难性损伤的病理和预后。

Owens 等人进行了一项研究并指出，100% 的膝关节脱位患者有 ACL 和后交叉韧带（PCL）断裂，另有 86% 的患者有后外侧角结构断裂，93% 的患者有外侧副韧带损伤[41]。此外，血管损伤率为 3.5%，腓神经损伤率为 75%。虽然 67% 的神经损伤患者能够完全恢复，但是神经恢复的预后与损伤的严重程度有关，而且神经完全性断裂一般无法恢复有意义的功能[41]。

军人膝关节多韧带损伤治疗后很难康复归队。Ross 等人报告说，他们康复归队的比率为 54％，46％的军人最终因伤退役[42]。在这项研究中，士兵的 MOS（军事职业专长）与因伤退役之间没有关联。另一方面，在手术后，军衔高低与返回部队岗位比率有正相关关系，军衔越高，返岗率越高[42]。一般来说，患者认为其膝关节感觉稳定，但在手术和康复后，他们只能以平时的"半速"进行运动，日常生活功能也有一些限制[42]。如再叠加膝关节以外其他部位的损伤，因伤退役的比率更高，达到 67％[42]。

膝多韧带伤最常见的治疗并发症是关节纤维化。Owens 等人指出，18％的膝关节脱位的现役士兵因为关节纤维化而需要进行二次手术，另有 13％严重的膝关节僵硬患者未要求行二次手术。手术后膝关节平均活动度为 119°，伸直缺失 1.9°，屈曲缺失 10.2°[41]。膝关节严重的多韧带损伤以及膝关节脱位治疗很困难，伴发伤以及术后并发症的发生率很高。

髌股关节

脱　　位

急性创伤性髌骨脱位约占所有膝关节损伤的 3％[43-45]，高达 93％的病例是由屈膝时的外翻力引起[46]。据报道地方人群中发生率为每 1 000 人/年 0.029～0.070 人，其中 61％的脱位是运动损伤[47-49]。体育运动与髌骨脱位有关[46,47,50]。军人髌骨脱位率明显高于平民，每 1 000 人/年 0.69 人[51]。这一发现在美国以外的军人中也得到证实[46]。髌骨脱位的发生率因年龄、性别、军种、军衔和种族而异[51]（表 10-1）。

表 10-1　　　　　　　髌骨脱位损伤发生率人群对比研究[51]

研究（周期）	人群	损伤	人群/(人·年)	年龄/岁	发生率/(1 000 人·年)
Atkin 等[52]（3 年）[a]	都市平民	74	1 102 005	11～56	0.067
Fithian 等[20]（2～5 年）[a]	都市平民	125	1 944 000	10～30 +	0.058
Sillanpaa 等[15]（5 年）	芬兰军人	73	96 200	17～30	0.774
最近（10 年）	美国军人	9 299	13 443 448	17～40 +	0.692

[a] 同一队列短期和长期随访结果。

几乎所有的髌骨脱位会导致内侧髌股韧带、内侧支持带损伤和关节积血[46]。近 25％的病例伴有骨软骨骨折[45]，而其临床意义还没有得到充分研究。脱位率与年龄成反比，年轻组的脱位率较高。与 40 岁以上现役人员相比，20 岁以下现役人员发生脱位的概率要高出 84％。地方人群也表现出类似趋势[47,50]。

与男性相比，现役女军人发生髌骨脱位的概率要高出 61％［0.63/(1 000 人·年)］，而现役男军人发病率为 0.39/(1 000 人·年)[51]。但地方文献表明，在急性初次脱位发病率方面，男女之间没有差别[49]。

某些特定的军事因素增加了髌骨脱位的风险。与海军相比，海军陆战队、陆军和空军的脱位率更高，因为与海员相比，海军陆战队发生脱位的可能性要高出 50％[51]。按军衔高低进行对比时，初级军官和有士兵军衔者的脱位率最高，而高级军官的脱位率则最少。与初级军官相比，高级士兵军衔者的脱位率更高，这表明军衔所起的作用确实比年龄更大[51]。

脱位后的康复和返回工作岗位虽然缓慢，但很明确。伤后 6 个月，多达 50％的患者运动能力下降，并且转身、跳跃、跪、蹲等活动会出现疼痛[47]。21％的患者有功能障碍，并且妨碍他们重返现役[46]。复发性不稳定和脱位将导致残疾。一些研究报告说，50％的非手术治疗患者将出现复发性不稳定和脱位[53,54]。有过 2 次或 2 次以上脱位的患者，再次脱位的可能性增加 6.5 倍[50]。无论是否有复发性不稳定，创伤性关节炎都很常见[55]。

手术治疗在军人中比在平民中更常见，因为军人无法避免剧烈运动，而这却正是保守治疗的基本要求。

髌股关节疼痛综合征

髌后运动痛或髌股疼痛综合征（PFPS）在全军中广泛存在。一项评估男性步兵新兵的研究发现，15％的新兵在 6 周内出现与过度活动相关的髌股关节疼痛[56]。确定有两个风险因素。首先是较大的胫骨内侧髁间距（受膝关节轴线和胫骨冠状面弓形的影响）导致发病率增加[56]。其次，较强的股四头肌力量与更多的症状相关[56]。随后在美国海军学院进行的一项研究将 PFPS 定义为以下至少两项活动中的髌骨后疼痛：①上下楼梯；②跳跃/慢跑；③长时间坐、跪或下蹲，膝关节韧带、半月板、滑囊和滑膜皱襞检查正常，并出现髌骨软骨面或股骨滑车的压痛[57]。在该人群中发病率为 22/（1 000 人·年），折合患病率为 13.5％，女性患有 PFPS 的概率是男性的 2.3 倍[57]。女性发病率较高，因为女性的 Q 角较大、冠状面动态外翻角增加和下肢肌肉力量较弱[57]。虽然 PFPS 是现役军人残疾和无法战备的主要原因，但其诊断名称较为混乱。PFPS 往往是一个"万能"的诊断术语，其他诊断名称诸如：外侧高压综合征、髌骨软化、髌腱炎和股四头肌紊乱等等都经常互用。主要治疗方式是保守性的康复治疗，但这种治疗方式的失败率可能被低估了。

骨关节炎

骨关节炎是美国成年人最常见的致残原因，影响约 2 690 万成年人[58]，每年自付费用 2 600～7 500 美元，影响近 2 700 万人[48,58,59]。职业需求和关节创伤与骨关节炎的发展有关。军人也不例外，骨关节炎是伤病退役的美国军人中最常见的残疾[2]。

与其他关节骨关节炎相比，膝骨关节炎有外伤因素者高达 100％[60]。军人近 95％的骨关节炎可归因于在现役期间受伤，在战斗相关骨关节炎中，因爆炸而导致的骨折和关节开放伤者占 75％。平均而言，这些膝关节损伤与骨关节炎的确诊间隔约为 19 个月[60]。

终末期膝骨关节炎的治疗通常需要全膝关节置换手术（TKA）。在军人中报告关节置换手术后 2～3 年结果良好[61,62]。接受关节置换手术的受伤军人的平均年龄明显小于平民患者的平均年龄[62]。没有针对部队人群 TKA 的长期数据。只要符合各军种相关规定，患者就可以康复归队。然而，不幸的是，由于这个人群较年轻，且运动负荷较大，TKA 仍然应用受限，因其可能会导致磨损、骨溶解、执勤能力受限等。因此，往往在患者退役或退休后进行该手术。

军人骨关节炎的另一个突出问题涉及创伤性截肢。与一般人群相比，已证明这些患者健侧肢体的膝骨关节炎（OA）患病率上升（27％）（表 10 - 2）[64]。

表 10 - 2   骨性关节炎患病率与普通人群相比[63]

骨关节炎部位	创伤性截肢者		普通人群[a]	
	男性/%	女性/%	男性/%	女性/%
膝	28.3	22.2	1.58	1.33
髋	15.3	11.1	1.13	0.98

[a] 荷兰 2000 年，按年龄及性别标准化的全科医生登记的骨性关节炎年患病率[16]。

截肢者表现出的步态变化和关节负荷增加估计是疼痛和退变的原因[62,63]，而且随着全球反恐战争导致的爆炸创伤性截肢数量的增加，随着时间的推移，创伤后关节置换很可能应用得非常普遍。

特殊活动损伤

跳 伞

也许对于士兵来说，没有比跳伞更具代表性的高风险活动了。还有一些具体的分类，包括所谓的高空低开（HALO）跳伞，其跳伞者在 15 000～30 000 英尺高度起跳，以极限速度自由落体下降，在尽可能低的高度才打开降落伞，并安全着陆。在准备、下降和着陆过程中都可能造成损伤。在准备跳伞时，可能发生固定缆绳对上肢的损伤。1994 年，由于技术的改进，这类损伤减少了[65]。如果士兵在自由落体时腿在上方，他的腿可能会被缠绕，从而导致膝关节受伤，特别是侧副韧带受伤[66]。大多数损伤是由于与地面的撞击[65-68]，其中 80％涉及下肢[68]。

据报道，军队跳伞受伤的发生率为每 1 000 人次 3～24 人[69-75]。因跳跃方式（固定缆绳与自由落体）、地形和经验不同，损伤的发生率之间相差显著。Hallell 和 Naggan 报告跳跃难度不同，受伤率不同。简易跳伞的受伤率是每 1 000 次 2.2 人次，而高难度跳伞为 25.7[71]。在一项研究中，只有 18％的损伤涉及膝关节，大多数是轻微损伤，只有 5％涉及膝关节韧带断裂[68]。在报告的所有损伤中，只有 14％伤势严重（骨折或韧带断裂）。另一项研究表明，在跳伞期间遭受的严重损伤中，30％涉及膝关节韧带断裂，1.4％涉及髌骨或胫骨平台骨折[76]。

多个因素影响跳伞过程中的受伤风险。士兵接受基本入门训练后，受伤率一般会降低，并逐渐接近更专业跳伞者的水平[68]。包括不平坦的地面和光照条件（夜间跳跃）等在内的条件难度增加也会增加受伤人数[77]。受伤率也随着年龄的增长而增加，严重伤对比轻伤的比例也随着年龄而增加[67,68]。其他因素包括更高的风速、从飞机上跳下（对比直升飞机或气球）、带装备跳伞以及女性也会增加受伤的风险。

格 斗

多年来，美国军方一直在其军事学院教授格斗课程，然而，现代陆军格斗教程（MAC）在 1995 年才启动[78]。自那时以来，逐渐遍及全军，并在 1997 年成为每个单位所必须的培训项目[78]。虽然膝伤的确切发生率尚不清楚，但它是格斗中常见的受伤部位，能影响出勤（图 10 - 2）。根据 Possley 等人的研究，膝伤占所有报告损伤的 24.5％[78]，9％的膝伤需要手术干预[78]。半月板清理手术是最常见的膝关节手术，其次是微骨折[78]。

基础训练

基础训练是军人作风培养、学习基本技能、军体训练的独特过程。在培训期间，疾病、过度使用和外伤导致每个新兵有平均 0.64 次门诊就诊，总伤病率为每 100 名新兵 18～35 次[79]。女性因受伤而缺勤时间更长，女性每 100 人/周有 32 天因肌肉骨骼损伤而执勤受限，而男性每 100 人/周有 10 天[52]。受伤的风险因素包括性别（女性）、跑步成绩差（男性和女性）、体质指数（BMI）增加和生活方式不活跃（男性）[52]。在基础训练中，过度使用性膝伤占报告损伤的 2.1％～16％[52,79]，而创伤性膝伤约占所有外伤的 19％[79]。Kaufman 等人发表了一篇回顾性研究，将基础训练与其他类型专业军事训练进行比较，结果表明，在几乎所有级别的训练中，膝关节都是主要的损伤部位（表 10 - 3）[80]。

结 论

膝关节伤是美国现役军人执勤受限和长期残疾的常见原因。职业高标准、士兵个人无法自我控制运动水平以及康复时间不足等，使得治疗这一群体的膝伤十分复杂。全球反恐战争开始后，战斗节奏已成

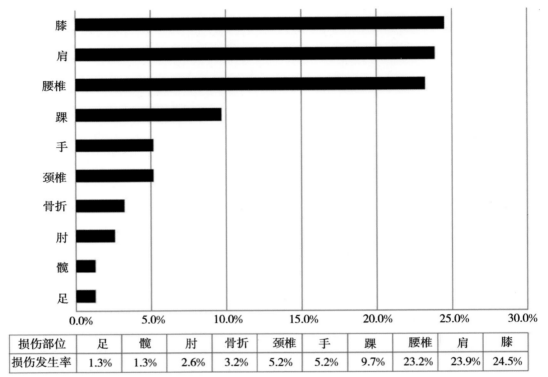

损伤部位	足	髋	肘	骨折	颈椎	手	踝	腰椎	肩	膝
损伤发生率	1.3%	1.3%	2.6%	3.2%	5.2%	5.2%	9.7%	23.2%	23.9%	24.5%

图 10-2　格斗训练中各部位损伤的发生率[78]

表 10-3　　　　　　　　　　　　　军人下肢损伤的分布[33]

研究	年份	人群	观察周期/周	部位（损伤百分率/%）				
				足	踝	小腿	膝	下腰
Riddell[81]	1990	皇家海军突击队训练中心，全男性，N=18,040	52	(1981) 14.7	16.7	3.8	—	
			52	(1985) 11.9	14.2	5.5	—	
Linenger 等人[77]	1993	海军特战单位，N=88	25	9.8	15.0	11.2	34.3	6.3
Jones 等人[27]	1993	陆军步兵，N=303，全男性	12	10.9	10.9	8.6	10.2	5.9
Knapik 等人[50]	1993		26	6.6	12.3	2.4	10.4	6.6
Almeida 等人[37]	1999		12	34.9	12.9	3.1	21.7	4.1
Brodine，Shaffer[a]	1995		25	9.8	14.0	11.2	34.3	6.3
Shaffer 等人[58]	1999		9	24.0	22.0	18.7	21.7	9.9
			13	5.4	14.3	21.4	33.8	8.6
			10	13.7	23.5	20.3	24.8	7.5

[a]SB，RS. 尚未发布数据，1999。

为常态，膝伤的发生率和复杂性将持续增加，越来越需要对现役士兵和退役军人进行更确切的治疗。

〔傅　捷　译〕

参考文献

［1］ JM T. Military contributions that advance AANA's mission. Paper presented at Arthroscopy association of North America. 2013; San Antonio, Texas.

［2］ Cross JD, Ficke JR, Hsu JR, Masini BD, Wenke JC. Battlefield orthopaedic injuries cause the majority of long-term disabilities. J Am Acad Orthop Surg. 2011;19 Suppl 1:1 - 7.

［3］ Cross JD. Sources of long-term disability in the US military. Paper presented at: extremity war injuries. 2010; Washington, DC.

［4］ Belmont PJ Jr, Goodman GP, Waterman B, DeZee K, Burks R, Owens BD. Disease and nonbattle injuries sustained by a US Army Brigade Combat Team during Operation Iraqi Freedom. Mil Med. 2010;175(7):469 - 76.

［5］ JM T. The repeat ratio of surgeries to treat common musculoskeletal disease/non battle injuries within the active duty military population, 2005—2010. Paper presented at: society of military orthopaedic surgeons. 2009; San Diego, CA.

［6］ Hill OT, Kay AB, Wahi MM, McKinnon CJ, Bulathsinhala L, Haley TF. Rates of knee injury in the US Active Duty Army, 2000—2005. Mil Med. 2012;177(7):840 - 4.

［7］ Agel J, Evans TA, Dick R, Putukian M, Marshall SW. Descriptive epidemiology of collegiate men's soccer injuries: national collegiate athletic association injury surveillance system, 1988—1989 through 2002—2003. J Athl Train. 2007;42(2):270 - 7.

［8］ Agel J, Olson DE, Dick R, Arendt EA, Marshall SW, Sikka RS. Descriptive epidemiology of collegiate women's basketball injuries: national collegiate athletic association injury surveillance system, 1988—1989 through 2003—2004. J Athl Train. 2007;42(2):202 - 10.

［9］ Dick R, Hertel J, Agel J, Grossman J, Marshall SW. Descriptive epidemiology of collegiate men's basketball injuries: national collegiate athletic association injury surveillance system, 1988—1989 through 2003—2004. J Athl Train. 2007;42(2):194 - 201.

［10］ Dick R, Putukian M, Agel J, Evans TA, Marshall SW. Descriptive epidemiology of collegiate women's soccer injuries: national collegiate athletic association injury surveillance system, 1988—1989 through 2002—2003. J Athl Train. 2007;42(2):278 - 85.

［11］ Ferry T, Bergstrom U, Hedstrom EM, Lorentzon R, Zeisig E. Epidemiology of acute knee injuries seen at the emergency department at Umea University Hospital, Sweden, during 15 years. Knee Surg Sports Traumatol Arthrosc. 2014;22(5):1149 - 55. doi:10. 1007/s00167 - 013 - 2555 - 3.

［12］ Gage BE, McIlvain NM, Collins CL, Fields SK, Comstock RD. Epidemiology of 6. 6 million knee injuries presenting to United States emergency departments from 1999 through 2008. Acad Emerg Med. 2012;19(4):378 - 85.

［13］ Cox KA, Clark KL, Li Y, Powers TE, Krauss MR. Prior knee injury and risk of future hospitalization and discharge from military service. Am J Prev Med. 2000;18 Suppl 3:112 - 7.

［14］ Clark ME, Bair MJ, Buckenmaier CC 3rd, Gironda RJ, Walker RL. Pain and combat injuries in soldiers returning from Operations Enduring Freedom and Iraqi Freedom: implications for research and practice. J Rehabil Res Dev. 2007;44(2):179 - 94.

［15］ Knapik JJ, Craig SC, Hauret KG, Jones BH. Risk factors for injuries during military parachuting. Aviat Space Environ Med. 2003;74(7):768 - 74.

［16］ Owens BD, Mountcastle SB, Dunn WR, DeBerardino TM, Taylor DC. Incidence of anterior cruciate ligament injury among active duty US military servicemen and servicewomen. Mil Med. 2007;172(1):90 - 1.

［17］ Cook JL. The current status of treatment for large meniscal defects. Clin Orthop Relat Res. 2005;(435):88 - 95.

［18］ Renstrom P, Johnson RJ. Anatomy and biomechanics of the menisci. Clin Sports Med. 1990;9(3):523 - 38.

［19］ Baker BE, Peckham AC, Pupparo F, Sanborn JC. Review of meniscal injury and associated sports. Am J Sports

Med. 1985;13(1):1-4.

[20] Lauder TD, Baker SP, Smith GS, Lincoln AE. Sports and physical training injury hospitalizations in the Army. Am J Prev Med. 2000;18 Suppl 3:118-28.

[21] Jones JC, Burks R, Owens BD, Sturdivant RX, Svoboda SJ, Cameron KL. Incidence and risk factors associated with meniscal injuries among active-duty US military service members. J Athl Train. 2012;47(1):67-73.

[22] Greis PE, Bardana DD, Holmstrom MC, Burks RT. Meniscal injury: I. Basic science and evaluation. J Am Acad Orthop Surg. 2002;10(3):168-76.

[23] Poehling GG, Ruch DS, Chabon SJ. The landscape of meniscal injuries. Clin Sports Med. 1990;9(3):539-49.

[24] Campbell SE, Sanders TG, Morrison WB. MR imaging of meniscal cysts: incidence, location, and clinical significance. AJR Am J Roentgenol. 2001;177(2):409-13.

[25] Majewski M, Susanne H, Klaus S. Epidemiology of athletic knee injuries: a 10-year study. Knee. 2006;13(3):184-8.

[26] McDermott ID, Amis AA. The consequences of meniscectomy. J Bone Joint Surg Br. 2006;88(12):1549-56.

[27] Englund M, Roos EM, Roos HP, Lohmander LS. Patient-relevant outcomes fourteen years after meniscectomy: influence of type of meniscal tear and size of resection. Rheumatology (Oxford). 2001;40(6):631-9.

[28] Assimakopoulos AP, Katonis PG, Agapitos MV, Exarchou EI. The innervation of the human meniscus. Clin Orthop Relat Res. 1992;(275):232-36.

[29] Levy IM, Torzilli PA, Warren RF. The effect of medial meniscectomy on anterior-posterior motion of the knee. J Bone Joint Surg Am. 1982;64(6):883-8.

[30] Levy IM, Torzilli PA, Gould JD, Warren RF. The effect of lateral meniscectomy on motion of the knee. J Bone Joint Surg Am. 1989;71(3):401-6.

[31] Englund M, Guermazi A, Lohmander SL. The role of the meniscus in knee osteoarthritis: a cause or consequence? Radiol Clin North Am. 2009;47(4):703-12.

[32] Lohmander LS, Englund PM, Dahl LL, Roos EM. The long-term consequence of anterior cruciate ligament and meniscus injuries: osteoarthritis. Am J Sports Med. 2007;35(10):1756-69.

[33] Yuksel HY, Erkan S, Uzun M. The evaluation of intraarticular lesions accompanying ACL ruptures in military personnel who elected not to restrict their daily activities: the effect of age and time from injury. Knee Surg Sports Traumatol Arthrosc. 2006;14(11):1139-47.

[34] Gudas R, Kalesinskas RJ, Kimtys V, et al. A prospective randomized clinical study of mosaic osteochondral autologous transplantation versus microfracture for the treatment of osteochondral defects in the knee joint in young athletes. Arthroscopy. 2005;21(9):1066-75.

[35] Gudas R, Gudaite A, Pocius A, et al. Ten-year follow-up of a prospective, randomized clinical study of mosaic osteochondral autologous transplantation versus microfracture for the treatment of osteochondral defects in the knee joint of athletes. Am J Sports Med. 2012;40(11):2499-508.

[36] Krych AJ, Robertson CM, Williams RJ 3rd, Cartilage Study G. Return to athletic activity after osteochondral allograft transplantation in the knee. Am J Sports Med. 2012;40(5):1053-9.

[37] Shaha JSCJ, Rowles DJ, Bottoni CR, Shaha SH, Tokish JM. Return to an athletic lifestyle following osteochondral allograft transplantation of the knee. Am J Sports Med. 2013;(Accepted, in press).

[38] Gwinn DE, Wilckens JH, McDevitt ER, Ross G, Kao TC. The relative incidence of anterior cruciate ligament injury in men and women at the United States Naval Academy. Am J Sports Med. 2000;28(1):98-102.

[39] Enad JG, Zehms CT. Return to full duty after anterior cruciate ligament reconstruction: is the second time more difficult? J Spec Oper Med. 2013;13(1):2-6.

[40] Gudas R, Gudaite A, Mickevicius T, et al. Comparison of osteochondral autologous transplantation, microfracture, or debridement techniques in articular cartilage lesions associated with anterior cruciate ligament injury: a prospective study with a 3-year follow-up. Arthroscopy. 2013;29(1):89-97.

[41] Owens BD, Neault M, Benson E, Busconi BD. Primary repair of knee dislocations: results in 25 patients (28 knees) at a mean follow-up of four years. J Orthop Trauma. 2007;21(2):92-6.

[42]　Ross AE, Taylor KF, Kirk KL, Murphy KP. Functional outcome of multiligamentous knee injuries treated arthro-scopically in active duty soldiers. Mil Med. 2009;174(10):1113 - 7.

[43]　Arendt EA, Fithian DC, Cohen E. Current concepts of lateral patella dislocation. Clin Sports Med. 2002;21(3): 499 - 519.

[44]　Harilainen A, Myllynen P, Antila H, Seitsalo S. The significance of arthroscopy and examination under anaesthesia in the diagnosis of fresh injury haemarthrosis of the knee joint. Injury. 1988;19(1):21 - 4.

[45]　Stefancin JJ, Parker RD. First-time traumatic patellar dislocation: a systematic review. Clin Orthop Relat Res. 2007;455:93 - 101.

[46]　Sillanpaa P, Mattila VM, Iivonen T, Visuri T, Pihlajamaki H. Incidence and risk factors of acute traumatic primary patellar dislocation. Med Sci Sports Exerc. 2008;40(4):606 - 11.

[47]　Atkin DM, Fithian DC, Marangi KS, Stone ML, Dobson BE, Mendelsohn C. Characteristics of patients with prima-ry acute lateral patellar dislocation and their recovery within the first 6 months of injury. Am J Sports Med. 2000;28 (4):472 - 9.

[48]　Gabriel SE, Crowson CS, Campion ME, O'Fallon WM. Direct medical costs unique to people with arthritis. J Rheu-matol. 1997;24(4):719 - 25.

[49]　Waterman BR, Belmont PJ Jr, Owens BD. Patellar dislocation in the United States: role of sex, age, race, and ath-letic participation. J Knee Surg. 2012;25(1):51 - 7.

[50]　Fithian DC, Paxton EW, Stone ML, et al. Epidemiology and natural history of acute patellar dislocation. Am J Sports Med. 2004;32(5):1114 - 21.

[51]　Hsiao M, Owens BD, Burks R, Sturdivant RX, Cameron KL. Incidence of acute traumatic patellar dislocation a-mong active-duty United States military service members. Am J Sports Med. 2010;38(10):1997 - 2004.

[52]　Jones BH, Bovee MW, Harris JM 3rd, Cowan DN. Intrinsic risk factors for exercise-related injuries among male and female Army trainees. Am J Sports Med. 1993;21(5):705 - 10.

[53]　Cofield RH, Bryan RS. Acute dislocation of the patella: results of conservative treatment. J Trauma. 1977;17(7): 526 - 31.

[54]　Maenpaa H, Lehto MU. Patellofemoral osteoarthritis after patellar dislocation. Clin Orthop Relat Res. 1997(339): 156 - 62.

[55]　Maenpaa H, Huhtala H, Lehto MU. Recurrence after patellar dislocation. Redislocation in 37/75 patients followed for 6 - 24 years. Acta Orthop Scand. 1997;68(5):424 - 6.

[56]　Milgrom C, Finestone A, Eldad A, Shlamkovitch N. Patellofemoral pain caused by overactivity. A prospective study of risk factors in infantry recruits. J Bone Joint Surg Am. 1991;73(7):1041 - 3.

[57]　Boling M, Padua D, Marshall S, Guskiewicz K, Pyne S, Beutler A. Gender differences in the incidence and preva-lence of patellofemoral pain syndrome. Scand J Med Sci Sports. 2010;20(5):725 - 30.

[58]　Lawrence RC, Felson DT, Helmick CG, et al. Estimates of the prevalence of arthritis and other rheumatic condi-tions in the United States. Part Ⅱ. Arthritis Rheum. 2008;58(1):26 - 35.

[59]　The burden of musculo-skeletal diseases in the United States. Prevalence, Social and Economic Cost. Paper presen-ted at American Academy of Orthopaedic Surgeons. 2008; Rosemont, IL.

[60]　Rivera JC, Wenke JC, Buckwalter JA, Ficke JR, Johnson AE. Posttraumatic osteoarthritis caused by battlefield in-juries: the primary source of disability in warriors. J Am Acad Orthop Surg. 2012;20 Suppl 1:64 - 9.

[61]　Haspl M, Pecina M, Orlic D, Cicak N. Arthroplasty after war injuries to major joints. Mil Med. 1999;164(5): 353 - 7.

[62]　Kuklo TR, Heekin RD, Temple HT, Islinger RB, Horan PJ. A review of total joint replacement in active duty sol-diers. Mil Med. 1997;162(3):201 - 4.

[63]　Norvell DC, Czerniecki JM, Reiber GE, Maynard C, Pecoraro JA, Weiss NS. The prevalence of knee pain and symptomatic knee osteoarthritis among veteran traumatic amputees and nonamputees. Arch Phys Med Rehabil. 2005;86(3):487 - 93.

[64]　vHC SPA, Hitters MW, Smeets RJ. The prevalence of osteoarthritis of the intact hip and knee among traumatic leg

amputees. Arch Phys Med Rehabil. 2009(90):440 - 6.

[65] Bricknell MC, Craig SC. Military parachuting injuries: a literature review. Occup Med (Lond). 1999;49(1):17 - 26.

[66] Richman RM, Barnes KO. Acute instability of the ligaments of the knee as a result of injuries to parachutists. J Bone Joint Surg Am. 1946;28:473 - 90.

[67] D D. Retrospective study of injuries in military parachuting. Med J Armed Forces India. 2007;(63):353 - 55.

[68] Ekeland A. Injuries in military parachuting: a prospective study of 4499 jumps. Injury. 1997;28(3):219 - 22.

[69] Essex-Lopresti P. The hazards of parachuting. Br J Surg. 1946;34:1 - 13.

[70] Farrow GB. Military static line parachute injuries. Aust N Z J Surg. 1992;62(3):209 - 14.

[71] Hallel T, Naggan L. Parachuting injuries: a retrospective study of 83,718 jumps. J Trauma. 1975;15(1):14 - 9.

[72] Kiel FW. Hazards of military parachuting. Mil Med. 1965;130:512 - 21.

[73] Lillywhite LP. Analysis of extrinsic factor associated with 379 injuries occurring during 34236 military parachute descents. J R Army Med Corps. 1991;137(3):115 - 21.

[74] Petras AF, Hoffman EP. Roentgenographic skeletal injury patterns in parachute jumping. Am J Sports Med. 1983;11(5):325 - 8.

[75] Pirson J, Verbiest E. A study of some factors influencing military parachute landing injuries. Aviat Space Environ Med. 1985;56(6):564 - 7.

[76] Ciccone R, Richman RM. The mechanism of injury and the distribution of 3000 fractures and dislocations caused by parachute jumping. J Bone Joint Surg Am. 1948;30 A(1):77 - 97.

[77] Knapik JJ, Sharp MA, Canham-Chervak M, Hauret K, Patton JF, Jones BH. Risk factors for training-related injuries among men and women in basic combat training. Med Sci Sports Exerc. 2001;33(6):946 - 54.

[78] Possley DR, Johnson AE. Musculoskeletal injuries sustained in modern Army combatives. Mil Med. 2012;177(1):60 - 3.

[79] Popovich RM, Gardner JW, Potter R, Knapik JJ, Jones BH. Effect of rest from running on overuse injuries in Army basic training. Am J Prev Med. 2000;18 Suppl 3:147 - 55.

[80] Kaufman KR, Brodine S, Shaffer R. Military training-related injuries: surveillance, research, and prevention. Am J Prev Med. 2000;18 Suppl 3:54 - 63.

[81] McCulloch PC, Kang RW, Sobhy MH, Hayden JK, Cole BJ. Prospective evaluation of prolonged fresh osteochondral allograft transplantation of the femoral condyle: minimum 2-year follow-up. Am J Sports Med. 2007;35(3):411 - 20.

第十一章　小腿、踝和足部损伤

小　腿

胫骨应力性骨折

简介

运动性过劳会造成应力性骨折和很多其他应力性损伤，这种情况一致存在。反复冲击以及承载负荷会累积形成微创伤，进而导致机械性损伤，最终造成疲劳性骨折，这是此类损伤的成因。应力性骨折可发生于中足、跖骨、股骨、骨盆和椎体，但胫骨应力骨折最常见，特别是在运动量大的人群[1]。

评估胫骨应力相关伤病，要注意鉴别下面两个独立的疾病。胫骨内侧应力综合征（MTSS）或胫骨夹板综合征，是一种广义上的应力性损伤，其病因不明，一般累及胫骨干后内侧。现有理论认为，肌肉附着部骨膜牵拉以及弯曲负荷产生的变形力可能引发该病，也可能存在生物力学、生物学和形态学等多因素复杂相互作用。另一方面，真正的胫骨应力性骨折不太常见，但风险较高。在连续张力载荷的作用下，此类骨折可发生于胫骨前皮质，X线片上可能表现为"可怕的黑线"，病程长时间发展可出现前方皮质增厚（图11-1～图11-3）。

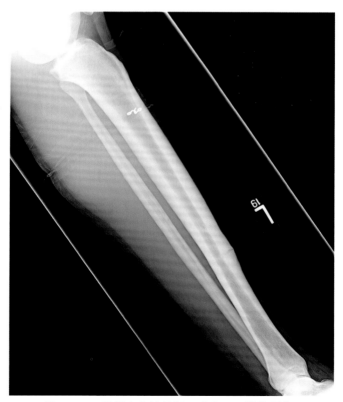

图 11-1　胫骨应力性骨折（注意：可怕的黑线）

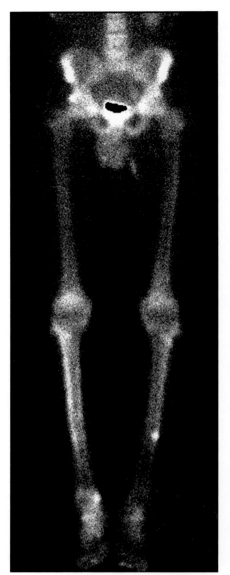

图 11‑2　骨扫描显示胫骨应力性骨折病灶摄取

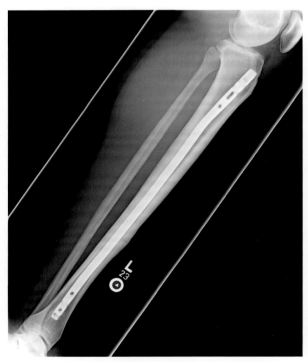

图 11‑3　髓内钉术后 6 个月胫骨应力性骨折状态

流行病学

据报道，胫骨应力性骨折的发生率为 0.5%，发病人群广泛，但范围清楚[2]。较典型的是长跑运动员和部队新兵，应力损伤的发生率更高，尤其容易累及胫骨[3-5]。不过，应力损伤并非这些人群特有，很多运动都报告过胫骨应力性骨折，如芭蕾、排球、划船、篮球和体操[6]。

在部队，胫骨应力损伤通常发生在未经训练的军人中，他们会重复进行的高强度体育活动和/或战备训练，例如基础训练或高级专项军事课程。一些研究表明，1%～31%[4,7] 的新兵会出现应力性骨折，高达 53% 的新兵可能会出现 MTSS[8]。Cosman 等人报道美国军事学院（USMA）学员中单一应力性骨折的 4 年累积发病率男性为 5.7%，女性为 19.1%，损伤中约 50% 发生在注册（入学）的前 3 个月[9]。Lee 及其同事对更大范围的美国武装部队人员进行了研究[10]，发现 2004—2010 年胫骨应力性骨折的平均年发病率为 3.24/（1 000 人·年）。其中美国陆军新兵样本量最大，每 1 000 名男性和女性新兵胫骨应力性骨折的发生率分别为 19.3 例和 79.9 例[5]。不仅外伤会产生医疗负担，应力性骨折的经济影响也不可忽视，估计每个美军伤病员的花费约为 34 000 美元[11]

许多因素都与胫骨应力性骨折有关。这些因素通常分为内在和外在风险因素。不过最近，医疗和公共卫生界越来越重视找到可变风险因素，以提升此类损伤的预防水平。胫骨应力性骨折的内在因素包括女性、白人、年龄较大、骨转换水平增加、解剖对线不良以及组织或骨血管减少，这些因素已经明确，而且很大程度上是不可改变的。全身体质、肌肉耐力、骨密度、服用类固醇或烟草、过量饮酒和激素缺乏也是内在因素，但属于可变因素。外在因素包括训练方案、饮食或营养状况、鞋类和训练场地，这些因素也是干预和降低风险的目标[12,13]。

　　女性是应力性骨折较为明显的风险因素之一，尤其是在军队中。一般来说，女性比男性应力性损伤风险要高 2～12 倍[14-21]。虽然应力性骨折通常与女性运动员三联征（即饮食失调、功能性下丘脑闭经和骨质疏松症）相关，但也可能由其他多种因素引起。已知的风险因素包括骨骼外形（即胫骨较小且较细）和微结构（如骨密度降低，骨小梁体积增大）可能存在差异、激素调节发生改变、营养缺乏、肌肉质量减少、体能下降[20]。在军事环境下进行常规训练，女性较低的体能水平会导致较大的体力消耗、早期疲劳和步态或跑步力学改变，这可能进一步增加下肢过劳损伤的风险[14,22]。

　　以短期大量增加剧烈冲击和跑步活动为主的训练方案，是造成胫骨应力性损伤病情进展的主要因素。目前对部队学员和新兵基础训练过程的研究结果非常理想，发表了大量文献。运动员在整个青春期和成年期的体育运动较为一致，与其不同的是，学员和新兵入伍前通常会有一段时间习惯久坐或总体体能下降，这可能会增加应力性骨折的继发风险。Cosman 及其同事[9] 研究显示，USMA 的军校学员在入学前一年如果每周锻炼少于 7 小时，应力性损伤的风险会增加一倍。此外，军事训练（如行军、跑步）的速度、持续时间和强度都与胫骨应力性骨折的发生率相关[10]。因此，重新设计训练计划，减少累积训练量，实施最低睡眠要求，更强调灵活性训练和交叉训练，已经成功地降低了胫骨应力性骨折的发生率，而且不影响部队战备[10,23,24]。

　　虽然已有一些预防性治疗措施试行，但很少有措施能降低胫骨应力性损伤的发生率。调整训练计划和个体化风险分层在减少损伤方面最为有效[10,25]。与对照组相比，也有一些证据表明使用减震鞋垫可以降低相对风险。然而，最佳鞋垫设计以及鞋类改良法仍需探索。钙和维生素 D 补充剂已广泛用于预防脆性骨折，最近有证据明确支持在有胫骨应力性骨折风险的军事人群中服用，特别是当存在缺陷或其他风险因素时[26]。相反，运动前拉伸和预防过度旋前的内侧足弓支撑并没有显示出对应力性骨折的保护作用[27]。

慢性疲劳性间室综合征

简介

慢性疲劳性间室综合征（CECS）或运动诱发的间室综合征是爱活动患者下肢功能障碍的常见原因。Mavor 在 1956 年首次报道该病，历史上 CECS 主要累及小腿，尽管也有肩膀、上臂、前臂、手、臀肌、大腿和足受累的报道[28]。

　　和其他下肢过劳疾病一样，我们只是对 CECS 的病理生理学有部分了解。在正常运动中，肌肉体积比休息时增加 20% 或 20 倍，压力超过 500 mmHg[29]。由于代谢需求增加，血液灌注会增加，继之以间质液积聚。然而，如果同时还有慢性筋膜增厚、组织顺应性受限[30]、毛细血管密度减少[31] 和/或基线间室内压升高等情况，由于组织相对缺血和神经压迫[32]，CECS 患者将无法适应上述运动造成的病变以及相关症状。患者会因此类变化出现疼痛和神经血管症状，常常会导致体育活动和军事训练的提前停止。此外，急性骨筋膜隔室综合征也是一种外科急症，在这种急症中，创伤性损伤或其他潜在的全身性病理生理过程后会发生组织缺血，不要与 CECS 综合征相混淆。

流行病学

CECS 最常见于酷爱跑步的人群、部队新兵和参与篮球、足球和橄榄球等运动的竞技运动员。CECS 病的患病率差异很大，特定人群的患病率从 10%～60% 不等[33-35]。最近，研究者对美军服役人员进行了一项超过 6 年的评估，CECS 的发病率约为 0.5/（1 000 人·年）[36]。然而，鉴于系统性的漏报以及不一致的诊断标准和诊断特异性，军队中 CECS 的整体负担仍不清楚。

既往报道的 CECS 患者均为年轻、活跃的男性运动员和新兵，大多数病例发生在这一人群中[36,37]。然而，有限的研究显示 CECS 患者的流行病学趋势并不相同，特别是近来因军队严格体能训练而出现的非传统人群。随着女性参军和参加体育活动的人数不断增加，本病男性和女性的风险暴露比例也愈发一致。最近，包括一项对美军服役人员在内的多项研究均显示女性发病风险增加[31,36]。相比之下，多项早期研究表明，男性和女性的发病率没有差异[30,33,37]。在年龄方面，Waterman 及其同事[38] 报道在年龄增长和 CECS 发病率之间呈正相关关系，40 岁以上患者的 CECS 发病率比 20 岁以下者高出近 9 倍。

未任命的军人，主要是在初级士官和陆军中，CECS 发生率最高。这可能说明初级士官的体能要求特别高，他们通常在地面部队服役，经常接受有组织的体能训练、徒步野外训练以及背负战斗装备的长时间行军。初级军士软骨过度训练，未必能把握此类高强度职业训练所需的体能，以避免发生 CECS[38,39]。

除了人口统计学变量，几个可变因素也可作为干预目标。有氧运动期间，异常步态和/或长时间肌肉收缩会限制肌肉放松时的外周血管灌注，并增加间室内压力，从而加剧 CECS 的病理生理进程。此外，反复的偏心锻炼可降低持续训练的筋膜组织顺应性，典型如跑步时小腿前间室发生的变化[40]。较新的文献研究了跑步技术的作用，特别是前足接触模式在减少间室内压力以及减轻 CECS 相关症状方面的作用[41,42]。Diebal 及其同事[43] 对患有 CECS 的 USMA 学员进行了为期 6 周的前足训练计划，干预一年后评估发现前间室压力（从 78.4 + /32 mmHg 降至 32 + /11.5 mmHg）和垂直地面反作用力显著降低，在跑步距离、速度、运动疼痛和患者报告的测量结果等方面均有改善。此外，所有的患者均未行手术，可继续服现役且无需限制活动。使用肌酸和合成代谢类固醇也可导致肌内液体量增加和肥大，从而减少正常容积扩张的潜在空间，运动锻炼后会增加间室内压[28]。

前述是某些解剖学特征与 CECS 发病有关，但是，小腿筋膜缺损在其中的作用仍不确定。接受 CECS 治疗的患者中，10%～60%存在临床上明显的筋膜缺损[39]，相比之下，无症状的患者中这一比例不到 5%[28]。虽然筋膜缺损只有 1～2 cm² 大小，但如果位于前外侧肌间隔，可成为邻近腓浅神经卡压的位点。持续运动后，可能会出现肌肉和神经血管疝，进一步导致局部炎症和/或微缺血。应深入研究以更好地阐明此类筋膜缺陷的潜在后果，以及小动脉稳态破坏不断加重的问题，后者可能是 CECS 发病的核心问题。

踝 关 节

踝关节扭伤

简介
所谓的踝关节扭伤通常指踝关节和后足的一系列创伤性软组织损伤，但通常指胫距韧带损伤后的关节不稳定，严重程度各异[44]。传统上，踝关节不稳定包括三部分损伤，即踝关节外侧、内侧和韧带联合扭伤。不过，多条韧带受累以及其他合并伤很常见，特别是累及距骨穹隆软骨面和腓骨肌腱的损伤。累及外侧韧带复合体的扭伤，包括前距腓韧带、跟腓韧带和后距腓韧带，至少占全部踝关节扭伤的 85%[45]（图 11-4 和图 11-5）。相反，只有 10%～15%的踝关节扭伤诊断为韧带联合或"高位踝关节扭伤"和内侧踝关节扭伤，流行病学文献不多[46]。本文献回顾的重点在于进一步阐述外侧踝关节不稳定。

流行病学
在活跃的运动人群中，踝关节扭伤在单一运动损伤中的比例高达 30%。每年约有 120 万次与踝关节扭伤相关的就诊人次，治疗和康复费用估计高达 380 万美元[47,48]。踝关节扭伤的发生率可能有差异，在普通人群中，每 1 000 人中每年有 2～7 人发生踝关节扭伤[49-51]。然而，在军队人员中踝关节扭伤的风险要高一个数量级，在以前的研究中报告的发病率为 35～58.4/(1 000 人·年)[46]。在军事人员中，

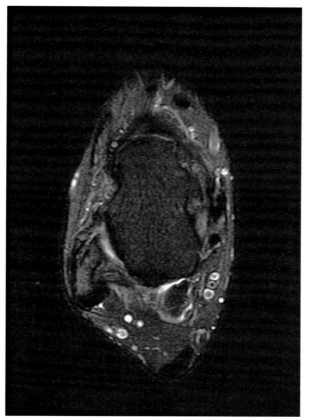

图 11-4 磁共振轴位 T2 像—距腓前韧带 (ATFL) 断裂

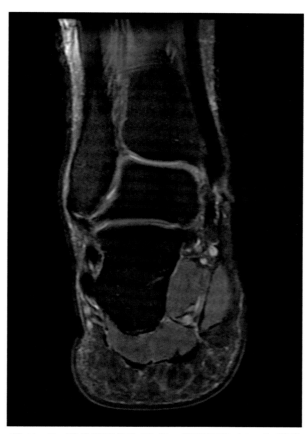

图 11-5 磁共振冠状位 T2 像—跟腓韧带 (CFL) 断裂

伞兵的风险尤其高。Lillywhite[52] 发现，每年有 0.6%～1.2% 的皇家伞兵脚踝受伤，大规模伞降时这一比例高达 7.9%。进一步的研究表明，脚踝扭伤占降落伞相关伤害的 9%～33%，发生率为每 1 000 次跳伞中有 1～4.5 次（[53,54]）。

为了更好地理解和预测此类损伤的流行病学，一些研究者试图找出与外侧踝关节损伤相关的可变风险因素[46,55-57]（表 11-1）。不可变风险因素可用于识别高风险人群以预防损伤，而可变风险因素则可作

表 11-1 运动人群中踝关节扭伤的危险因素

不可变风险因素	可变风险因素
性别	体重
年龄	体质指数
身高	支具/绷带
种族	鞋类
足/踝解剖	神经肌肉控制
肢体对线	姿态稳定性
既往踝关节扭伤情况	肌力
关节总体松弛度	运动参与
	运动中位置
	比赛场地
	技术水平

为干预目标，如体质指数（BMI）、本体感觉或姿势稳定性，以及缺乏对内翻的外部约束（如预防性支具）[57]。在这个范围下，我们将讨论踝关节扭伤的几个危险因素。

不可变风险因素

性别　随着女性运动员在体育运动中的日益增多，参与度不断增强，性别相关研究在确定肌肉骨骼损伤领域中的健康差异方面变得非常重要。这些性别差异可能来源于多个因素，以及一些推测出来的联系，包括内在激素水平差异、下肢解剖、肢体对线、韧带松弛度、神经肌肉控制以及参与运动的范围和类型[57,58]。

然而，关于踝关节扭伤发生率的性别研究结果不尽一致。一项针对军校学员的研究显示，踝关节扭伤的发生率，女性和男性分别为96.4/（1 000人·年）和52.7/（1 000人·年）［发病率比值（IRR）为1.83，95％置信区间（CI）1.52～2.20］，而男女校际运动员之间未发现差异[51]。在一项对大学运动员的单独研究中，Beynnon等人报道，男性和女性的发生率分别为1.6/（1 000人·天）和2.2/（1 000人·天），这种差异在统计学上并不显著[59]。Hosea等随后报道，尽管在高中和校际篮球赛中，女性运动员比男性运动员患Ⅰ度踝关节扭伤的风险高25％，但发生更严重踝关节扭伤的风险没有显著差异[60]。

对美国普通人群进行的进一步研究表明，总体上没有性别差异，尽管15～24岁的男性和30岁以上的女性比同年龄段异性的踝关节扭伤率更高[51]。在现役军人中进行的一项基于人群的研究显示，女性军人的发病率比男性军人高21％[46]。根据现有文献，性别似乎与踝关节扭伤的风险相关，尽管其他因素，如参与风险活动和风险活动水平，可能直接影响这种复杂关系。

年龄　年龄越小，尤其参与高风险活动较多的人群，易于发生踝关节扭伤。对美国[46]和丹麦[50]普通人群的研究显示，患者的平均和中位年龄分别为26.2岁和24.4岁。最近在现役军人中进行的一项基于人群的研究报道，20岁以下组男性和女性踝关节扭伤的发病率最高，并且随着年龄的增长，发病率通常会下降[57]。这些研究表明，踝关节扭伤的最高发病率出现在10～20岁之间，男性和女性的最高发病率分别发生在15～19岁以及10～14岁[49, 51]。

踝关节扭伤的损伤机制也因年龄而异，年轻、活跃的人群在娱乐或竞技运动中发生损伤的可能性更大[46]。25岁以下的患者从事体育运动和体力活动时更有可能出现踝关节扭伤，而50岁以上的患者更有可能在家中或日常活动中出现踝关节扭伤[50]。

既往踝关节扭伤　踝关节扭伤会对维持踝关节稳定性的韧带造成损伤，可能导致功能受限。其中一些损伤，可导致本体感受或神经肌肉功能受损，这些可通过锻炼来改变。不过，外伤后的初始炎症反应也可能导致瘢痕组织形成，瘢痕的能量吸收能力比正常组织降低60％，更有可能失效[61]。

接受基础训练的运动员和新兵在初次踝关节扭伤后，即使是全部扭伤中不太严重的类型，仍可能出现功能不稳定，再次损伤的风险也会增加[62-65]。最近一项关于田径运动员24个月内再次受伤率的研究表明，踝关节外侧Ⅰ度或Ⅱ度扭伤的运动员再次受伤的风险（分别为14％和29％）高于外侧严重急性扭伤的运动员（5.6％）[65]。然而，这也可能与不太严重损伤康复不充分有关，并且此类患者虽然存在持续本体感受损伤，但可能更早感觉已经愈合，这也与再损伤发生率增高有关，最终会增加复发风险。

可变风险因素

体重和BMI　随着体重和BMI的增加，踝关节周围的质量惯性矩增加，可能会增加踝关节扭伤的风险。Tyler等在一项关于高中橄榄球运动员的研究中指出[66]，与BMI正常的运动员相比，BMI高于正常或超重者的踝关节扭伤发生率显著增加。Waterman等人[46]报告了类似结果，踝关节扭伤的军校学员其平均体重和BMI高于未受伤学员。有趣的是，在同一项研究中，受伤和未受伤的女学员在身高、体重或BMI方面没有出现统计学显著差异，但这可能是由于研究队列中女性受试者有限造成的。

尽管有证据表明体重和BMI与踝关节扭伤的风险增加有关，但其他研究未能证明上述人体测量指标是踝关节扭伤的独立风险因素[59,67]。某些BMI增高的运动群体或比赛中位置可能更容易出现踝关节扭伤；需要进一步的研究来分清此类细微差异。

　　神经肌肉控制/姿势稳定性　Freeman 等人在 1965 年首次提出本体感觉和更广泛的神经肌肉控制是踝关节扭伤的危险因素。后续研究对初次踝关节扭伤后的本体感受缺陷进行了广泛而严格地评估，并描述了其对力量、姿势平衡和踝关节稳定性的影响，特别是在运动人群中[69-71]。此外，McGuine 等人[72]报道，后续出现踝关节扭伤的高中篮球运动员在稳定性测量仪检测时，其受伤前姿势摇摆的测量值明显高于未受伤的运动员，这表明他们可能存在神经肌肉易伤因素。其他研究报告的结果与姿势稳定性临床评估类似[73]。

　　然而，尽管人们已经注意到踝关节扭伤和由此导致的姿势不稳定会导致大体形态学改变，以及传入神经网络的中断，但其与慢性踝关节不稳定的因果联系尚不清楚[74-76]。肌肉疲劳或基线力量减弱可能会加重神经肌肉损伤，并导致继发性的踝关节不稳定[77]。

　　体育运动　某些体育运动会增加踝关节扭伤概率，尤其是那些需要频繁跑步、扭转和跳跃的运动。国家伤害电子监测系统（NEISS）对 5 年内在急诊科就诊的所有踝关节扭伤进行了分析，结果显示 49.3％的踝关节扭伤是由体育运动引起的；在竞技运动中，篮球（41.1％）、橄榄球（9.3％）和足球（7.9％）占踝关节扭伤的一半以上[51]。

　　有作者对踝关节扭伤流行病学进行了更广泛的系统综述，结果显示其发病率因测量单位而异[78]。当评估每 1 000 人每小时的发病率时，英式橄榄球发病率最高（4.20％），其次是足球（2.52％）。相反，当从竞赛暴露的角度更准确地计算发病率时，长曲棍球暴露的发病率最高（2.56％），其次是篮球（1.90％）。同样，Waterman 等人[46]发现在校际运动员中，篮球（男子，1.67％；女子，1.14％）、男子英式橄榄球（1.53％）和男子长曲棍球（1.34％）属于每 1 000 人每年发病率最高的运动项目。

　　竞赛水平　从更宽泛的范围来看，竞赛水平也是踝关节扭伤的潜在危险因素。传统上，竞赛水平指的是比赛的强度（练习 vs 比赛）和技术水平（如娱乐水平、校际水平和职业水平）。不过，这两个含义代表不同的变量，应该分别考虑和评估。

　　在竞赛强度方面，高水平竞赛与踝关节扭伤的风险增加之间呈正相关，与训练相比，55％～66％的受伤发生在比赛期间[79-82]。这可能是由于运动风险提升和比赛节奏增加而引起的。

　　技术水平对踝关节扭伤发生率的影响，人们共识较少。我们以前的研究显示，按每 1 000 人每年受伤人数计算，校际运动员踝关节扭伤的发生率是校内运动员的 7 倍[46]。然而，在更仔细地对照运动员暴露程度后，发现校内和校际运动员之间没有显著差异。其他评估技术水平的研究相互矛盾；一份报告指出，高水平的校际运动员踝关节扭伤风险会增加[60]。相反，另外两项研究表明，低技术水平足球运动员比高水平运动员运动损伤的风险更高[83,84]。

　　一些更具体的、事先可确定的因素能更好地解释踝关节扭伤发生率的差异。这些因素包括运动风险暴露的累积次数较多、参加比赛较多[85]、训练与比赛的比率较低[86]，以及热身或拉伸时间有限[86-88]。

　　预防措施

　　应实施一些合理的措施来减轻可变风险因素，并降低踝关节扭伤的风险。研究显示，有一些干预措施能够在不显著影响生活质量或运动成绩同时，成功实现上述目标。预防性支撑能增加踝关节内翻的被动约束，同时增强姿态稳定性，有效降低高风险运动员和某些部队人员的原发性和复发性踝关节扭伤风险，最高可降低 50％[27,67,89]。Sitler 等人进行的一项前瞻性随机试验显示[67]，在 USMA 的两年时间里，与带支具的运动员相比，不带支具的篮球运动员其踝关节扭伤风险增加了 3 倍。最近的一项系统回顾显示，伞兵的伞降踝关节外部支具将包括踝关节扭伤在内的各种足踝损伤减少了大约一半，同时节省了 60～340 万美元的直接和间接成本费用[54]。

　　此外，神经肌肉训练项目在降低踝关节扭伤的风险方面也显示出效果。在一项荟萃分析中，McKeon 等人[76]证实，预防性和针对性的平衡控制训练可使外侧踝关节扭伤的相对风险降低 20％～60％，特别是既往有过踝关节扭伤的患者。在对高危运动员进行更为统一的筛查，并采用更好的诊断措施后，预防性干预可能更加普及，并能有效降低踝关节扭伤的发生率。

距骨骨软骨病变

简介

距骨骨软骨病变（OLTs）包括了很多描述
距骨关节穹顶部损伤的概念，比如剥脱性骨软
骨炎、经软骨距骨骨折和距骨骨软骨骨折（图
11-6～图 11-8）。OLT 可能与严重的急性踝
关节扭伤有关，大多数患者都有急性外伤或既
往创伤史。另外，慢性踝关节不稳定由于关节
面的反复剪切应力或边缘负荷，也可导致
OLT。估计 50% 的急性踝关节损伤都有距骨关
节软骨损伤，而高达 73% 的踝关节骨折可并发
软骨损伤[90,91]。早期的研究表明距骨外侧损伤
和创伤之间有很强的联系。Berndt 和 Harty[92]
提出背屈和内翻的踝关节会出现压迫性损伤，
而对跖屈的关节施加内翻和外旋力可引起内侧

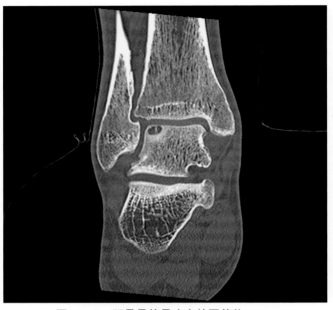

图 11-6　距骨骨软骨病变的冠状位 CT

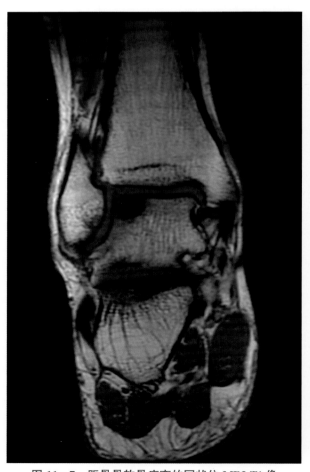

图 11-7　距骨骨软骨病变的冠状位 MRI T1 像

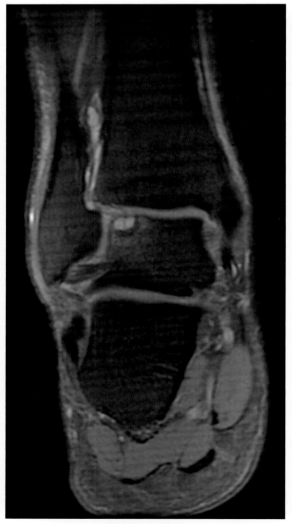

图 11-8　距骨骨软骨病变的冠状位 MRI T2 像

损伤。但是，内侧 OLT 的发病机制还不太清楚，也可能与慢性不稳定、其他损伤机制或非创伤性因素有关[93]。其他原因包括退行性踝关节病、遗传易感性、潜在的代谢或内分泌疾病、系统性血管病、关节对线不良和过度饮酒[94,95]。由于软骨面积大、血管供应脆弱且修复能力有限，OLT 会导致慢性疼痛、肿胀和机械症状，如果不治疗，病变可能变得不稳定、扩大或最终发展为骨关节炎[93]。此外，高达 93％的慢性 OLT 患者可能会出现踝关节滑膜炎、骨赘形成、游离体和腓骨肌腱鞘炎或撕裂[96]。

流行病学

OLT 仅占所有距骨骨折的 0.1％，或占全部骨折的 0.09％。关节镜下评估时，约 6.5％的踝关节扭伤有 OLT，因慢性不稳定而接受踝关节稳定术的患者中，23％～95％显示有距骨软骨损伤，在运动人群中风险更高[96-99]。Orr 等人在美国军方进行的一项超过 10 年的 OLT 研究中报告指出[94]，每 10 万人每年未经调整的发病率为 27 例，女性、白人、有军衔级别、陆军或海军陆战队及年龄较大者风险也越高。作者认为，长期身处要求严格的岗位，特别是战争期间的士官和地面部队中，可以解释该研究观察到的时间和年龄相关趋势。既往研究也强调在十几岁至三十几岁阶段中，由于体力活动高峰和与年龄相关的关节软骨生物力学特性的降低，发生 OLT 的风险增加[94,100,101]。

与踝关节扭伤一样，OLT 的治疗和预防目标应为防止踝关节不稳定加重。物理治疗、支具和非甾体抗炎药等对症处理可限制 OLT 扩大或骨软骨碎片移位，手术修复软骨更应尽快实施（图 11-9 和图 11-10）。然而，非手术治疗的成功率有限，报道优良率在 45％～59％之间[102,103]。

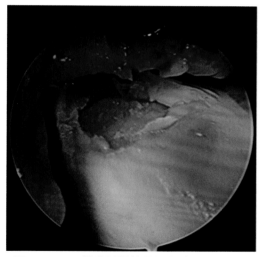

图 11-9　距骨外侧骨软骨损伤的术中关节镜

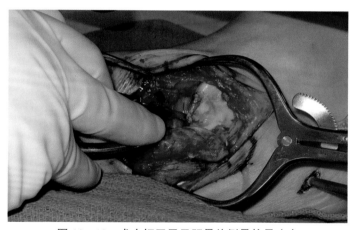

图 11-10　术中切开显示距骨外侧骨软骨病变

腓骨肌腱病变

腓骨肌腱病变与踝关节不稳定或其他急性踝关节损伤有关，任何慢性踝关节外侧疼痛的患者都应考虑该病。正常情况下，腓骨长肌和腓骨短肌受踝后沟腓骨上支持带的约束，主要作用分别是跖屈拇趾和外翻足。除了这些功能，腓骨肌腱还是踝关节外侧的动态稳定器，特别是在步态的中间阶段[104]。然而，踝关节内翻时强制背屈和外翻，腓骨肌腱会变得不稳定，导致肌腱半脱位、纵向撕裂和其他创伤后腱病。低位腓骨短肌肌腹、异常腓骨四头肌、肥厚的腓骨结节或踝后沟的特殊解剖变异（如缺失或凸起形态、跟骨隧道）可使患者易出现机械症状或不稳定，还应进行检查后足对线，以排除可能致病的内翻畸形[105-108]。其他潜在的内科病，包括糖尿病、甲状旁腺功能亢进症、类风湿关节炎和银屑病，也可能导致腓骨长肌撕裂，当然撕裂大多发生在运动损伤或其他急性创伤[104]（图 11-11）。

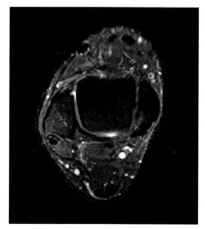

图 11-11　腓骨短肌撕裂
MRI，轴位 T2 加权

不幸的是，预防腓骨肌腱损伤的方法并不多。为了预防踝关节不稳定进一步加重，应进行仔细的临床筛选和治疗，这是治疗腓骨肌腱病变的要点，特别是有踝关节扭伤或特定基础疾病的患者（图 11 - 12 和图 11 - 13）。

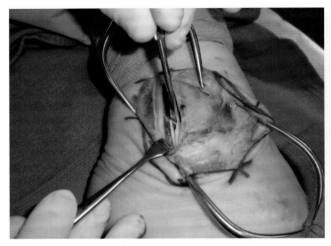

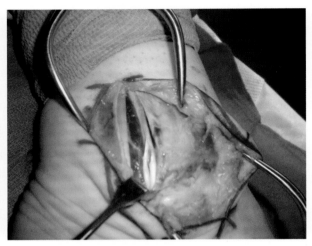

图 11 - 12　踝关节外侧术中图像——腓骨短肌纵向撕裂　　图 11 - 13　踝关节外侧术中图像——腓骨短肌纵向撕裂

足

跟腱疾病

腓肠肌-比目鱼肌复合体是踝关节强大的跖屈肌，并通过跟腱成为正常步态周期的一个关键环节。跟腱作用非常大，可承受高达体重 12.5 倍的峰值负荷，因此经常发生一些炎性、退行性和创伤性疾病，特别是年龄增长和累积活动后[109]。

随着年龄增长和反复承受负荷，跟腱的微观结构经历了特征性的变化（图 11 - 14）。胶原纤维直径和密度都会减少，同时排列越来越混乱，失去方向。此外，肌腱实质内会发生变性，出现微小撕裂、局灶性坏死、钙化和相对缺乏新生血管形成，说明跟腱在跟骨附着处（止点处）或更近侧（非止点处）发生了肌腱病。从另一角度看，肌腱炎意思是有潜在的炎症，其实组织病理学分析中对肌腱病的常见误称。肌腱旁炎（腱鞘炎）是一种由机械刺激引起的炎症病变，表现为水肿、血管反应增加和炎症细胞在血管周围浸润。跟腱断裂

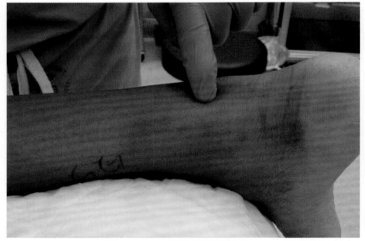

图 11 - 14　可触及跟腱缺损

通常发生在血管形成受限的分界区，通常与先前存在的腱病有关。

流行病学

跟腱损伤在爱运动人群中很普遍，尤其是跑步和竞技运动员，广泛看还包括军人。保守估计，在普通人群中，跟腱断裂的发生率为每 100 000 人中有 7 例，相比之下，竞技运动员为每 100 000 人中有 12 例断裂[110]。尽管不少见，但对高危人群进行量化研究颇为困难，跟腱断裂的流行病学并未完全研究透

彻。然而，某些风险因素已被阐明，包括年龄增长[111]、男性[112]、参加竞赛、参与某些运动（如篮球)[113,114]、训练或体育活动出现明显变化[115]、先前存在的腱病、使用类固醇[116,117] 和氟喹酮等药物[118,119]，以及同时存在的其他疾病。Raikin 等人[113] 对美国三级转诊医院收治的 406 例跟腱断裂进行了描述性流行病学研究。患者人群为中年人（平均 46.4 岁）、男性（83％）、参与体育活动（68％）；篮球（48％）和网球（13％）是跟腱断裂患者最常参与的运动。军队人员的发病率约为 0.24％[120]。篮球运动是急性跟腱断裂的最主要原因，尤其是在非裔美国人中。在为期 3 年的研究中，Davis 及其同事[114] 发现与其他人种相比，黑人跟腱断裂的风险几乎高出 2 倍（1.82；95％可信区间，1.58，2.10）。

跟腱过劳性损伤，包括肌腱旁炎和症状性腱病，更为普遍。这两种情况都可能发生在娱乐性或竞技性运动中，似乎与耐力跑有更强的联系。在一项关于跟腱损伤的回顾性研究中，大约 53％的运动员在受伤时属于活跃的跑步者，另有 27％参与了跑步运动。在所有的损伤中，66％患有肌腱旁炎，23％患有肌腱末端病。跟腱肌腱旁炎和症状性腱炎主要是由于训练失误或出现距离、强度、地形、技术或体能的变化而造成的。尽管一些风险因素，如对线不良、肢体不等长、肌肉不平衡或肌力弱等均不可改变，但可干预其他风险因素，包括足跟跑、训练场地、环境条件（如潮湿、光滑或不平的地面）、鞋类和设备等[121]。

目前，已提出了许多保守治疗方法，不过除了跟腱拉伸和强化疗法外，其他方法成功率都不一致。跟腱拉伸可保持正常踝关节和跟腱的灵活性及功能，同时减少了张力。Mafi 等[122] 和 Silbernagel 等作者[123] 证明，偏心承重训练方案可显著改善症状，特别是非末端型腱病。然而，其他作者也证明了有限背屈、偏心训练在跟腱末端病患者中也可取得一定成功[124]。

跖筋膜炎

简介

跖筋膜炎，一种影响跟骨结节处跖筋膜附着部的炎症，是行走时足跟疼痛的最常见来源[125]。其最具特点的病理学表现为退变和微创伤，随后出现内在修复反应，循环往复。因此，在组织学分析中，血管成纤维细胞增生、软骨样化生和不同程度的胶原坏死都很明显。跖筋膜炎很大程度上是由跖筋膜的长期负荷过重引起的，可与足跟疼痛的其他原因同时发生或相重叠，如足底外侧神经第一分支（即 Baxter's 神经）卡压。然而，上述疾病的病理生理学，以及与足底跟骨骨刺之间的潜在联系仍不清楚[126]。除了上述问题，还包括其他导致足跟疼痛的因素，如血清阴性的肌腱末端病变（如强直性脊柱炎、Reiter 综合征）、足跟垫萎缩、感染、跟骨应力性骨折、骨关节炎和压迫性神经病（如跗管综合征）。

流行病学

高达 10％的人在其一生中都会受到跖筋膜炎折磨[126]，并且高达 20％～30％的患者会发生双侧跖筋膜炎[128]。跖筋膜炎会影响两个各自独立且完全不同的人群。运动需求低、久坐不动的个体可能由于累积或过度负荷而发生足底筋膜炎，肥胖已确定为此人群罹患跖筋膜炎[129,130] 和慢性足跟跖侧疼痛[131-133] 的潜在风险因素。此外，除体育运动外，需要长时间站立、行走或其他直立、重复活动的职业也可能诱发跖筋膜炎，英国称之为"警察足跟"[126,130]。

跖筋膜炎也常影响运动员和军人。一项全国性调查估计，83％接受跖筋膜炎治疗的患者属于爱运动的成年人，在 5 年内共就诊 100 万人次。在跑步者中，跖筋膜炎的患病率从 4％～22％不等，而在其他运动员中的发病情况目前尚不清楚[134]。在对美国军人超过 1 200 万人/年的调查中，Scher 等人[135] 明确其发病率为 10.5/（1 000 人·年），女性、黑人、陆军、高级军官以及年龄<20 岁或超过 40 岁患跖筋膜炎的比率较高。这项研究的结果支持了超负荷理论，如其他研究中所报道[136]，累积职业活动的急剧增加导致跖筋膜炎有更高的发病风险。此外，随着年龄的增长和军龄的增加，足跟垫会变厚，并相应地丧失弹性，从而将增加的拉伸负荷转移到退化的跖筋膜上，跖筋膜炎可能会因此而加重[137,138]。

性别和种族在发病中的作用并无定论，目前的文献也不确定。在唯一一项军队人员的研究中，女性跖筋膜炎的发病率增加了近2倍[135]，而其他作者的研究则显示男性足跟疼痛的患病率有所增加[139,140]，女性也有增加[131,141]。同样，没有明确的证据表明种族在发病中的作用，尽管Scher及其同事[135]推测非洲裔美国人较高的体重或BMI可能导致跖筋膜炎发生率较高。

除了人口统计学参数外，跖筋膜炎还有其他的解剖学和动态肌肉骨骼因素。踝背屈受限和足跟绳索样绷紧可通过类似起锚机的机制在跖筋膜上施加更大的应力，并增加足的代偿性旋前，特别是步态中的脚尖离地阶段。因此，这些慢性疾病的患者出现继发性筋膜炎的风险更高[130,142]。背屈位夜间夹板和跟腱/足底筋膜拉伸练习都是成功的一线治疗方法，是典型的非手术治疗手段[126,143,127]。DiGiovanni等人[144]研究显示，对于跖筋膜炎而言，偏心、非承重、组织特异性的跖筋膜拉伸运动方案优于标准的承重跟腱拉伸方案，长期疗效好[145]。

足部其他生物力学特点也可能在跖筋膜炎的发病中起一定作用。对于轻微的高弓足而言，后足和中足不能正常适应正常地面反作用力，导致跖筋膜的应力增加。相反，如果前足过度旋前并伴有扁平足，跖筋膜也因其他关节囊韧带支撑不足而持续承受张力。为了应对年龄相关的足跟变化以及上述生物力学变异，一些研究者建议在帮助爱运动患者恢复竞技运动时，用减震足跟杯或鞋垫作为运动矫正的有益补充[141,146,147]。此外，尽管定制设计的矫正支具和鞋的长期有效性[150]和必要性[146]一直存在争议，但确实有利于减震、足弓支撑、跖筋膜减负以及限制起锚机机制[148,149]。鉴于美国国内用于跖筋膜炎治疗的估计费用为1.92亿～3.76亿美元，需要进一步调查以确定上述健康保健资源相对于其他保守治疗方法的成本效益和效用[151]。

Lisfranc 损伤

简介

1815年拿破仑战争期间，一名法国外科医生首次描述了Lisfranc损伤，这是一种创伤性的中足不稳定，其特征是第二跗跖关节受累，并有邻近部位的进一步受累。Lisfranc损伤可发生在高能或低能损伤机制下。在前一种情况下，直接暴力或挤压损伤会造成相对固定的中足和横跨第二跖骨及内侧楔骨的坚强韧带附着部的损伤。并发骨折很常见，尤其是第二跖骨内侧基底部的所谓斑点征[152]（图11-15～图11-18）。然而，由于低能量损伤的查体和影像学表现很少，对于中足疼痛和难以负重的患者，必须保持高度警惕。当固定的前足间接受到突然前足外展、背屈或更常见的强迫跖屈载荷时，就会发生低能损伤。运动员在比赛过程中足部着地，在汽车碰撞过程中受到地板冲击，或者从高处跌落过程中脚尖先接触地面，跖屈的足都可能受到轴向负荷。

流行病学

运动员和爱运动患者中的Lisfranc损伤并不少见，仅占所有骨折的0.2%，跗骨-跖骨（TMT）损伤的总体年发病率约为55 000人中出现一例[153 154]。40%～45%的损伤是由机动车碰撞造成的，其次是从高处跌落、挤压伤或其他高能机制[155]。然而，低能量机制可能造成高达30%的损伤，高达20%的Lisfranc损伤在最初就诊时可能会漏诊或误诊[156]。据报道，参加篮球、足球、橄榄球、体操、跑步和骑马的运动员都有受伤的报道，这些运动员本来就有较高的中足扭伤率[156-158]。据估计，有4%的大学橄榄球运动员遭受了Lisfranc损伤，这是该人群中第二常见的足部损伤。男性Lisfranc损伤的发生率是女性的2～4倍，峰值发生在20多岁[156]。其他的人口统计学风险因素和可变的风险因素未见报道。

跖骨骨折

第五跖骨基底骨折

简介

第五跖骨骨折，无论是创伤性还是应力相关的，通常在解剖学上分为3组。1区骨折为第五跖骨粗

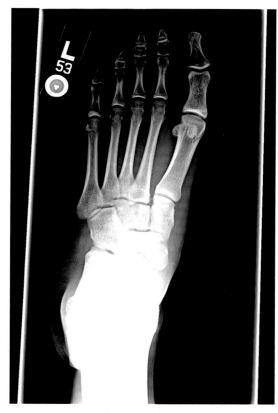

图 11 - 15 足部前后位片——Lisfranc 损伤

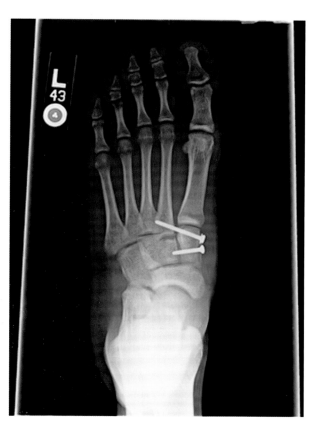

图 11 - 16 足前后位片——Lisfranc 损伤切开复位内固定术后 3 个月

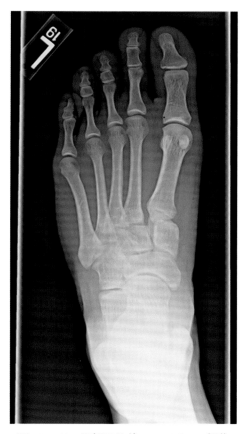

图 11 - 17 足部正位片——Lisfranc 损伤

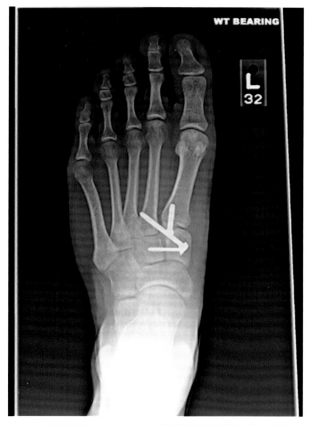

图 11 - 18 足正位片——Lisfranc 损伤切开复位内固定术后 6 个月

隆的急性损伤，伴有后足内翻和跖筋膜外侧束附着点撕脱。2 区损伤，由于 1902 年英国外科医生首先对其进行了描述，故以其名字命名为 Jones 骨折，累及第五跖骨的干骺端连接，延伸到第四至第五跖骨间关节。2 区骨折通常发生在前足内收并伴踝关节跖屈，又被称为"舞者骨折"。最后，3 区骨折发生在第五跖骨的近端骨干，由于反复的微创伤，通常是应力性骨折。由于处于血供分界位置，Jones 骨折和3 区骨折都是愈合不良和骨不连的高危骨折（图 11-19 和图 11-20）。

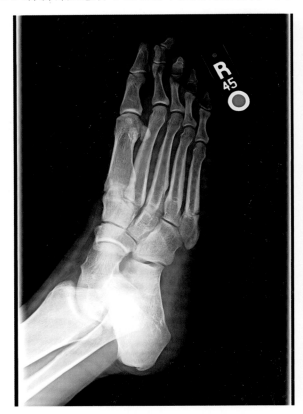 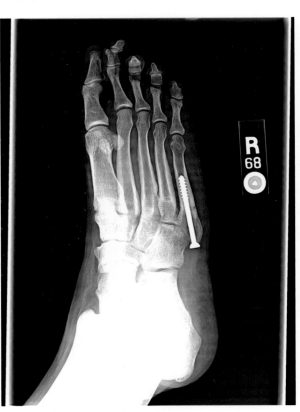

图 11-19　第五跖骨基底 3 区骨折　　　　　图 11-20　第五跖骨基底 3 区骨折髓内
3 个月未愈合的斜位片　　　　　　　　　　螺钉固定后 6 个月未愈合的斜位片

流行病学

　　70%～90% 的高风险第五跖骨底部骨折发生在 15～22 岁的年轻活跃人群中。参加高强度的年轻运动员风险最高，尤其在跑步或跳跃运动中[159]。对于足球、篮球和橄榄球来说，在足底弯曲位置频繁地平移、枢转或剪刀动作会增加骨折的风险，因为在比赛中容易出现侧向失足。Ekstrand 和 Van Dijk[160]发现，上述骨折仅占优秀橄榄球运动员受伤总数的 0.5%，发生率为每 1 000 小时风险暴露中有 0.04 起损伤。其中，45% 的患者出现前驱症状，40% 发生在季前赛活动中，这表明前足外侧压力负荷的显著增加也可能导致这种损伤。此外，季前赛中的一些骨折可能是应力变化的结果，这些应力变化在完全骨折之前没有被认识到。

　　还必须考虑解剖对线和共存疾病。高弓内翻足畸形，即使是细微的变化，也可能改变下肢的正常负荷机制，向更易活动的第五跖骨底部施加过大应力，使其容易受到应力相关的损伤[161]。此外，膝内翻和慢性外侧踝关节不稳定也可能影响前足负荷，应在患者评估中予以考虑[162]。其他神经性疾病，如遗传性感觉运动神经病和晚期糖尿病，可导致腓骨肌无力，内收肌力增加，中足和前足对线改变，造成第五跖骨近端应力增加[162]。正确认识这些危险因素并同时给予治疗可以提高愈合率，减少复发，特别是对高强度运动患者进行髓内螺钉固定时。此外，前足外侧和后足外侧的贴带可降低内翻负荷，减轻第五跖骨近端的再损伤，可对合适的病例考虑[161]。

跖骨应力性骨折

简介

19 世纪中期在普鲁士军队中首次记录了所谓的行军骨折[162]，目前仍然是运动活跃人群致残的一个突出原因。第二至第五跖骨骨折占所有应力性骨折的 9%～19%[164]。然而，Cosman 等人[9] 发现西点军校高达 58% 的应力性骨折累及第二至第五跖骨。第二（最常见）和第三跖骨占所有跖骨应力性骨折80%～90%[3,164]。与高风险的第五跖骨近侧干骺端横行应力性骨折相比，这些骨折通常是斜向的骨干部骨折，很大程度上风险较低（图 11-21～图 11-24）。拇趾跖骨骨折仅占所有跖骨应力性骨折的10%，是压迫型损伤，主要见于老年人群或幼儿，不属于典型军队人员[162]。

流行病学

与爱运动患者的其他应力相关损伤相比，第二至第四跖骨应力性骨折在许多方面表现出相似的内在病理生理学、风险人群和风险特征。重复负载与"行军骨折"有关[163]，特别是在坚硬的地面上进行行走训练，并且穿着不合适的鞋[4,165]。军队人员、跑步运动员和芭蕾舞演员都有跖骨应力损伤的报道[136,166,167]。在跑步过程中，第二跖骨的弯曲应变是拇趾的 6.9 倍，这些拉伸应变足以在累积载荷下产生疲劳破坏[168,169]。Sullivan 等人[166] 在其研究中证明，跑步者第二和第三跖骨应力性骨折的发生率为16%，如果在过去 3 个月内每周超过 20 英里、在坚硬地面上跑步或训练发生变化（如强度、持续时间、量等），风险更高。

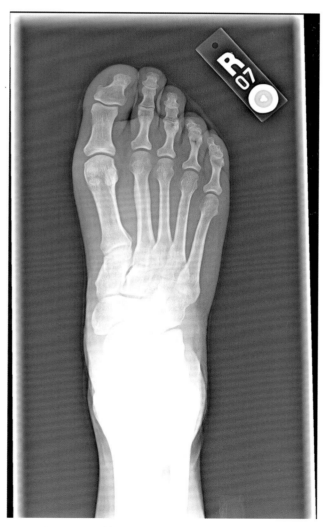

图 11-21　第三跖骨应力性骨折，足前后位片

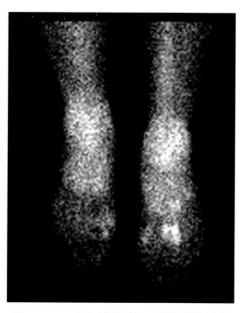

图 11-22　骨扫描显示第三跖骨摄取增加

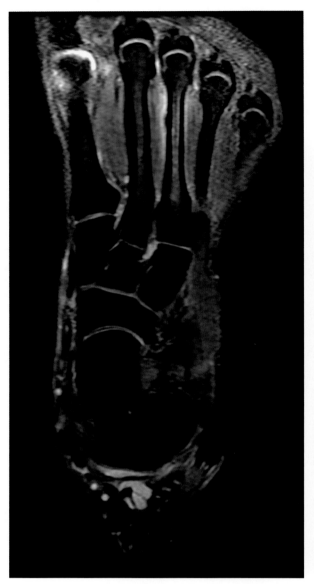

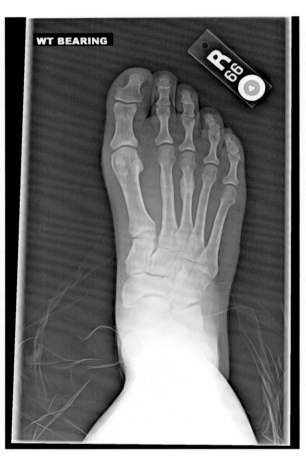

图 11 – 23   MRI 轴向 T2 加权，第三跖
骨应力性骨折伴摄取增加

图 11 – 24   第三跖骨应力性骨折骨刺激治
疗 2 个月后，足部前后位片

　　生物力学风险因素和潜在的激素或生理变量也必须解决。与正常足弓相比，前足过度旋前、低足弓和/或扁平足会增加第二跖骨上的负荷传递，最终导致应力性骨折[162,167,170]。同样，在步态的足趾离地阶段，正常前足和拇趾功能的破坏也可能导致第二至第四足趾应力性骨折[171]。这可能发生在第一跖骨畸形愈合后，或由于拇外翻手术的医源性原因或第一跖骨截骨术意外形成背屈。与其他应力性骨折一样，月经不调、激素功能异常和营养缺乏也可能在暴露于重复负荷活动时，加重跖骨应力性损伤[172]。

　　目前的干预措施集中在跖骨应力性骨折的可变风险因素上，尤其是军事人员的训练失误。人们也更加关注体能训练逐步增加，以及训练距离和强度的周期性或策略性改变。在一项对 250 名新兵的研究中，Greaney 及其同事[165] 证明当转移到草地训练、改进鞋具和行军步态再训练后，训练相关的应力性骨折显著减少。此外，Milgrom 等人[169] 表明，在以色列军队中，穿带黏弹性鞋垫的篮球鞋进行训练可以消除足部过度应力损伤。Simkins 等人[170] 研究显示，使用预制半刚性支具可减少应力相关的跖骨骨折，使用和不使用支具的损伤率分别为 0 和 6%。如果存在步态周期中足趾离地中断或拇趾接触异常，也可用 Morton 扩张器或坚固的内侧支板以避免继发应力损伤造成第二和第三跖骨的转移跖骨痛，尤其是与相邻的跖骨垫结合使用时效果更好[162]。

  总的来看，小腿、踝关节和足部等下肢损伤在经常运动的军人和运动人群中很常见。在这些人群中，许多下肢常见损伤会影响肌腱、韧带和骨骼。虽然其中一些属于急性损伤，但许多是由于慢性过度使用或重复负荷造成的。这些损伤都有一些可变和不可变的危险因素；然而，我们仍然对许多下肢外伤的危险因素仅有初步了解。此外，受伤时的基线因素如何影响标准治疗程序后重要的患者结果指标，我们也所知甚少。因此，需要进一步研究找出军队中下肢损伤风险最大的人群，并确定能在该患者群体中产生最佳结果的治疗方案。

〔周　密　焦晓航　朱泽兴　译〕

参 考 文 献

[1] Matheson GO，Clement DB，McKenzie DC，Taunton JE，Lloyd-Smith DR，MacIntyre JG. Stress fractures in athletes. A study of 320 cases. Am J Sports Med. 1987;15(1):46 - 58.

[2] Bucholz RW，Court-Brown CM，Heckman JD，Tornetta P. Rockwood and Green's Fractures in Adults. (7th edn, Chap. 55). Philadelphia: Lippincott Williams and Wilkins; 2009.

[3] Harrast MA，Colonno D. Stress fractures in runners. Clin Sports Med. 2010;29(3):399 - 416.

[4] Milgrom C，Giladi M，Stein M，Kashtan H，Margulies JY，Chisin R，Steinberg R，Aharonson Z. Stress fractures in military recruits. A prospective study showing an unusually high incidence. J Bone Joint Surg Br. 1985;67(5): 732 - 5.

[5] Knapik JJ，Graham B，Cobbs J，Thompson D，Steelman R，Jones BH. A prospective investigation of injury incidence and injury risk factors among Army recruits in military police training. BMC Musculoskeletal Disord. 2013. 14(32).

[6] Caesar BC，McCollum GA，Elliot R，Williams A，Calder J. Stress fractures of the tibia and medial malleolus. Foot Ankle Clin. 2013;18(2):339 - 55.

[7] Armstrong DW，Rue JP，Wilckens JH，Frassica FJ. Stress fracture injury in young military men and women. Bone. 2004;35(3):806 - 16.

[8] Yates B，White S. The incidence and risk factors in the development of medial tibial stress syndrome among naval recruits. Am J Sports Med. 2004;32(3):772 - 80.

[9] Cosman F，Ruffing J，Zion M，Uhorchak J，Ralston S，Tendy S，McGuigan FE，Lindsay R，Nieves J. Determinants of stress fracture risk in United States Military Academy cadets. Bone. 2013;55(2):359 - 66.

[10] Lee D. Stress fractures, active component. US Armed Forces, 2004—2010. MSMR. 2011;18(5):8 - 11.

[11] U. S. Army Research Institute of Environmental Medicine Bone Health and Military Medical Readiness. U. S. Army Research Institute of Environmental Medicine，Natick，MA，USA; 2006.

[12] Jones BH，Thacker SB，Gilchrist J，Kimsey CD，Sosin DM. Prevention of lower extremity stress fractures in athletes and soldiers: a systematic review. Epidemiol Rev. 2002;24(2):228 - 47.

[13] Zahger D，Abramovitz A，Zelikovsky L，Israel O，Israel P. Stress fractures in female soldiers: an epidemiological investigation of an outbreak. Mil Med. 1988;153(9):448 - 50.

[14] Knapik J，Montain SJ，McGraw S，Grier T，Ely M，Jones BH. Stress fracture risk factors in basic combat training. Int J Sports Med. 2012;33(11):940 - 6.

[15] Brudvig TJ，Gudger TD，Obermeyer L. Stress fractures in 295 trainees: a one-year study of incidence as related to age，sex，and race. Mil Med. 1983;148(8):666 - 7.

[16] Jones BH，Bovee MW，Harris JM，Cowan DN. Intrinsic risk factors for exercise-related injuries among male and female Army trainees. Am J Sports Medicine. 1993;21(5):705 - 10.

[17] Mattila VM，Niva M，Kiuru M，Pihlajamaki H. Risk factors for bone stress injuries: a followup study of 102,515 person-years. Med Sci Sports Exerc. 39(7):1061 - 6.

[18] Pester S, Smith PC. Stress fractures in the lower extremities of soldiers in basic training. Orthop Rev. 1992;21(3): 297 - 303.

[19] Protzman RR, Griffis CG. Stress fractures in men and women undergoing military training. J Bone Joint Surg Am. 1977;59(6):825.

[20] Wentz L, Liu PY, Haymes E, Ilich JZ. Females have a greater incidence of stress fractures than males in both military and athletic populations: a systemic review. Mil Med. 2011;176(4):420 - 30.

[21] Kaufman KR, Brodine S, Shaffer R. Military training-related injuries: surveillance, research, and prevention. Am J Prev Med. 2000;18(3):54 - 63.

[22] Bell NS, Mangione TW, Hemenway D, Amoroso PJ, Jones BH. High injury rates among female Army trainees: a function of gender? 2000. AJPM. 2000;18(3):141 - 6.

[23] Hauret KG, Jones BH, Bullock SH, Canham-Chervak M, Canada S. Musculoskeletal injuries description of an under-recognized injury problem among military personnel. Am J Prev Med. 2010;28(1):61 - 70.

[24] Finestone A, Milgrom C, Evans R, Yanovich R, Constantini N, Moran DS. Overuse injuries in female infantry recruits during low-intensity basic training. Med Sci Sports Exerc. 2008;40(11):630 - 5.

[25] Yeung SS, Yeung EW, Gillespie LD. Interventions for preventing lower limb soft-tissue running injuries. Cochrane Database Syst Rev. 2011;6(7).

[26] Lappe J, Cullen D, Haynatzki G, Recker R, Ahlf R, Thompson K. Calcium and vitamin D supplementation decreases incidence of stress fractures in female Navy recruits. J Bone Miner Res. 2008;23(5):741 - 9.

[27] Rome K, Handoll HH, Ashford R. Interventions for preventing and treating stress fractures and stress reactions of bone of the lower limbs in young adults. Cochrane Database Syst Rev. 2005;18(2).

[28] Fraipont MJ, Adamson GJ. Chronic exertional compartment syndrome. J Am Acad Orthop Surg. 2003;11(4):268 - 76.

[29] Fronek J, Mubarak SJ, Hargens AR, Lee YF, Gershuni DH, Garfin SR, Akeson WH. Management of chronic exertional anterior compartment syndrome of the lower extremity. Clin Orthop Relat Res. 1987;220:217 - 27.

[30] Detmer DE, Sharpe K, Sufit RL, Girdley FM. Chronic compartment syndrome: diagnosis, management, and outcomes. Am J Sports Med. 1985;13:162 - 70.

[31] Edmundsson D, Toolanen G, Sojka P. Chronic compartment syndrome also affects nonathletic subjects: a prospective study of 63 cases with exercise-induced lower leg pain. Acta Orthop. 2007;78(1):136 - 42.

[32] Wilder RP, Sethi S. Overuse injuries: tendinopathies, stress fractures, compartment syndrome, and shin splints. Clin Sports Med. 2004;23(1):55 - 81.

[33] Ovarfordt P. Intramuscular pressure in vascular disease and compartment syndromes. Bulletin of the department of surgery. Lund: University of Lund; 1983.

[34] Styf JR, Korner LM. Microcapillary infusion technique for measurement of intramuscular pressure during exercise. Clin Orthop Relat Res. 1986;207:253 - 62.

[35] Tzortziou V, Maffulli N, Padhiar N. Diagnosis and management of chronic exertional compartment syndrome (CECS) in the United Kingdom. Clin J Sport Med. 2006;16(3):209 - 13.

[36] Waterman BR, Laughlin M, Kilcoyne K, Cameron KL, Owens BD. Surgical treatment of chronic exertional compartment syndrome of the leg. J Bone Joint Surg. 2013;95:592 - 6.

[37] Pedowitz RA, Hargesn AR. Acute and chronic compartment syndromes. In: Garret WE, Speer KP, Kirendall DT, editors. Principles and practice of orthopaedic sports medicine. Philadelphia: Lippincott Williams & Wilkins; 2001. pp. 87 - 97.

[38] Waterman BR, Liu J, Newcomb R, Schoenfeld AJ, Orr JD, Belmont PJ. Risk factors for chronic exertional compartment syndrome in a physical active military population. Am J Sports Med. 2013;41(11):2545 - 9.

[39] Brennan FH, Kane SF. Diagnosis, treatment options, and rehabilitation of chronic lower leg exertional compartment syndrome. Curr Sports Med Rep. 2003;2(5):247 - 50.

[40] Glorioso J. Exertional leg pain. In: O'Connor FG, Wilder RP, Nirschl R, editors. Textbook of running medicine. New York: McGraw-Hill; 2000. pp. 188 - 9.

[41] Kirby RL, McDermott AG. Arch Phys Med Rehabil. Arch Phys Med Rehabil. 1983;54(7):296-9.

[42] Tsintzas D, Ghosh S, Maffulli N, King JB, Padhiar N. The effect of ankle position on intracompartmental pressures of the leg. Acta Orthop. 43(1):42-8.

[43] Diebal AR, Gregory R, Alitz C, Gerber JP. Effects of forefoot running on chronical exertional compartment syndrome: a case series. Int J Sports Phys Ther. 2011;6(4):312-21.

[44] Fallat L, Grimm DJ, Saracco JA. Sprained ankle syndrome: prevalence and analysis of 639 acute injuries. J Foot Ankle Surg. 1998;37(4):280-5.

[45] Ferran NA, Maffulli N. Epidemiology of sprains of the lateral ankle ligament complex. Foot Ankle Clin. 2006;11(3):659-62.

[46] Waterman BR, Belmont PJ Jr, Cameron KL, et al. Epidemiology of ankle sprain at the United States military academy. Am J Sports Med. 2010;38(4):797-803.

[47] Cordova ML, Sefton JM, Hubbard TJ. Mechanical joint laxity associated with chronic ankle instability: a systematic review. Sports Health. 2010;2(6):452-9.

[48] Bridgman SA, Clement D, Downing A, et al. Population based epidemiology of ankle sprains attending accident and emergency units in the West Midlands of England, and a survey of UK ew. Sports Health. 2010;2(6):452-9.

[49] Soboroff SH, Pappius EM, Komaroff AL. Benefits, risks, and costs of alternative approaches to the evaluation and treatment of severe ankle sprain. Clin Orthop Relat Res. 1984. 183: 160-8. practice for severe ankle sprains. Emerg Med J. 2003;20(6):508-10.

[50] Holmer P, Sondergaard L, Konradsen L, et al. Epidemiology of sprains in the lateral ankle and foot. Foot Ankle Int. 1994;15(2):72-4.

[51] Waterman BR, Owens BD, Davey S, et al. The epidemiology of ankle sprain in the United States. J Bone Joint Surg Am. 2010;92(13):2279-84.

[52] Lillywhite LP. Analysis of extrinsic factor associated with 379 injuries occurring during 34236 military parachute descents. JR Army Med Corps (London). 1991;137:115-21.

[53] Knapik JJ, Spiess A, Swedler DI, Grier TL, Darakjy SS, Jones BH. Systematic review of the parachute ankle brace: injury risk reduction and cost effectiveness. Am J Prev Med. 2010;38(1):182-8.

[54] Luippold RS, Sulsky SI, Amoroso PJ. Effectiveness of an external ankle brace in reducing parachuting-related ankle injuries. Inj Prev. 2011;17(1):58-61.

[55] Williams JG. Aetiologic classification of sports injuries. Br J Sports Med. 1971;4:228-30.

[56] Beynnon BD, Murphy DF, Alosa DM. Predictive factors for lateral ankle sprains: a literature review. J Athl Train. 2002;37(4):376-80.

[57] Cameron KL. Time for a paradigm shift in conceptualizing risk factors in sports injury research. J Ath Train. 2010;45(1):58-60.

[58] Gwinn DE, Wilckens JH, McDevitt ER, et al. The relative incidence of anterior cruciate ligament injury in men and women at the United States Naval Academy. Am J Sports Med. 2000;28(1):98-102.

[59] Beynnon BD, Renstrom PA, Alosa DM, et al. Ankle ligament injury risk factors: a prospective study of college athletes. J Orthop Res. 2001;19(2):213-20.

[60] Hosea TM, Carey CC, Harrer MF. The gender issue: epidemiology of ankle injuries in athletes who participate in basketball. Clin Orthop. 2000;372:45-49.

[61] Frank C, Amiel D, Woo SL, Akeson W. Normal ligament properties and ligament healing. Clin Orthop 1985;196:15-25.

[62] Ekstrand J, Gillquist J. Soccer injuries and their mechanisms: a prospective study. Med Sci Sports Exerc. 1983;15(3):267-70.

[63] McKay GD, Goldie PA, Payne WR, Oakes BW. Ankle injuries in basketball: injury rate and risk factors. Br J Sports Med. 2001;35(2):103-8.

[64] Milgrom C, Shlamkovitch N, Finestone A, et al. Risk factors for lateral ankle sprain: a prospective study among military recruits. Foot Ankle. 1991;12(1):26-30.

[65] Malliaropoulos N, Ntessalen M, Papacostas E, et al. Reinjury after acute lateral ankle sprains in elite track and field athletes. Am J Sports Med. 2009;37(9):1755 - 61.

[66] Tyler TF, McHugh MP, Mirabella MR, et al. Risk factors for noncontact ankle sprains in high school football players: the role of previous ankle sprains and body mass index. Am J Sports Med. 2006;34(3):471 - 5.

[67] Sitler MR, Ryan J, Wheeler B, McBride J. The efficacy of a semirigid ankle stabilizer to reduce acute ankle injuries in basketball: a randomized clinical study at West Point. Am J Sports Med. 1994;22(4):454 - 61.

[68] Freeman MA, Dean MR, Hanham IW. The etiology and prevention of functional instability of the foot. J Bone Joint Surg Br. 1965;47(4):678 - 85.

[69] Leanderson J, Eriksson E, Nilsson C, Wykman A. Proprioception in classical ballet dancers. A prospective study of the influence of an ankle sprain on proprioception in the ankle joint. Am J Sports Med. 1996;24(3):370 - 4.

[70] Leanderson J, Wykman A, Eriksson E. Ankle sprain and postural sway in basketball players. Knee Surg Sports Traumatol Arthrosc. 1993;1(3 - 4):203 - 5.

[71] Perrin PP, Bene MC, Perrin CA, Durupt D. Ankle trauma significantly impairs posture control. a study in basketball players and controls. Int J Sports Med. 1997;18(5):387 - 92.

[72] McGuine TA, Greene JJ, Best T, Leverson G. Balance as a predictor of ankle injuries in high school basketball players. Clin Sports Med. 2000;10(4):239 - 44.

[73] Trojian TH, McKeag DB. Single leg balance test to identify risk of ankle sprains. Br J Sports Med. 2006;40(7): 610 - 3.

[74] Stecco C, Macchi V, Porzionato A, et al. The ankle retinacula: morphological evidence of the proprioceptive role of the fascial system. Cells Tissues Organs. 2010;192(3):200 - 10.

[75] Riemann BL. Is there a link between chronic ankle instability and postural instability? J Athl Train. 2002;37(4): 386 - 93.

[76] McKeon PO, Hertel J. Systematic review of postural control and lateral ankle instability, part Ⅱ. Is balance training clinically effective? J Athl Train. 2008;43(3):305 - 15.

[77] Mohammadi F, Roozdar A. Effects of fatigue due to contraction of evertor muscles on the ankle joint position sense in male soccer players. Am J Sports Med. 2010;38(4):824 - 8.

[78] Fong DT, Hong Y, Chan LK, et al. A systematic review on ankle injury and ankle sprain in sports. Sports Med. 2007;37(1):73 - 94.

[79] Arnason A, Gudmundsson A, Dahl HA, et al. Soccer injuries in Iceland. Scand J Med Sci Sports. 1996;6(1): 40 - 5.

[80] Chomiak J, Junge A, Peterson L, Dvorak J. Severe injuries in football players: influencing factors. Am J Sports Med. 2000;28(5 Suppl):S58 - 68.

[81] Kujala UM, Taimela S, Antti-Poika I, et al. Acute injuries in soccer, ice hockey, volleyball, basketball, judo, and karate: analysis of national registry data. BMJ. 1995;311(7018):1465 - 8.

[82] Sullivan JA, Gross RH, Grana WA, et al. Evaluation of injuries in youth soccer. Am J Sports Med. 1980;8(5): 325 - 7.

[83] Chomiak J, Junge A, Peterson L, Dvorak J. Severe injuries in football players: influencing factors. Am J Sports Med. 2000;28(5 Suppl):S58 - 68.

[84] Peterson L, Junge A, Chomiak J, et al. Incidence of football injuries and complaints in different age groups and skill-level groups. Am J Sports Med. 2000;28(5 Suppl):S51 - 7.

[85] Arnason A, Gudmundsson A, Dahl HA, et al. Soccer injuries in Iceland. Scand J Med Sci Sports. 1996;6(1): 40 - 5.

[86] Dvorak J, Junge A, Chomiak J, et al. Risk factor analysis for injuries in football players: possibilities for a prevention program. Am J Sports Med. 2000;28(5 Suppl):S69 - 74.

[87] Ekstrand J, Gillquist J, Moller M, et al. Incidence of soccer injuries and their relation to training and team success. Am J Sports Med. 1983;11(2):63 - 7.

[88] Olsen OE, Myklebust G, Engebretsen L, et al. Exercises to prevent lower limb injuries in youth sports: clustered

randomized controlled trial. BMJ. 2005;330(7489):449.

[89] Frey C, Feder KS, Sleight J. Prophylactic ankle brace use in high school volleyball players. A prospective study. Foot Ankle Int. 2010;31(4):296 – 300.

[90] Saxena A, Eakin C. Articular talar injuries in athletes: results of microfracture and autogenous bone graft. Am J Sports Med. 2007;35(10):1680 – 7.

[91] Leontaritis N, Hinojosa L, Panchbhavi VK. Arthroscopically detected intra-articular lesions associated with acute ankle fractures. J Bone Joint Surg. 2009;91(2):333 – 9.

[92] Berndt AL, Harty M. Transchondral fractures (osteochondritis dissecans) of the talus. J Bone Joint Surg Am. 2004;86(6):1336.

[93] Stone JW. Osteochondral lesions of the talar dome. J Am Acad Orthop Surg. 1996;4(2):63 – 72.

[94] Orr JD, Dawson LK, Garcia EJ, Kirk KL. Incidence of osteochondral lesions of the talus in the United States military. Foot Ankle Int. 2011;32(10):948 – 54.

[95] O'Loughlin PF, Heyworth BE, Kennedy JG. Current concepts in the diagnosis and treatment of osteochondral lesions of the ankle. Am J Sports Med. 2010;38(2):392 – 404.

[96] DiGiovanni BF, Fraga CJ, Cohen BE, Shereff MJ. Associated injuries found in chronic lateral ankle instability. Foot Ankle Int. 2000;21(10):809 – 15.

[97] Komenda GA, Ferkel RD. Arthroscopic findings associated with the unstable ankle. Foot Ankle Int. 1999;20(11):708 – 13.

[98] Schafer D, Hintermann B. Arthroscopic assessment of the chronic unstable ankle joint. Knee Surg Sports Traumatol Arthrosc. 1996;4(1):48 – 52.

[99] Taga I, Shino K, Inoue M, Nakata K, Maeda A. Articular cartilage lesions in ankles with lateral ligament injury: an arthroscopic study. Am J Sports Med. 1993;21:120 – 7.

[100] Chew KT, Tay E, Wong YS. Osteochondral lesions of the talus. Ann Acad Med Singapore. 2008;37(1):63 – 8.

[101] Bosien WR, Staples OS, Russell SW. Residual disability following acute ankle sprains. J Bone Joint Surg. 1955;1(37):1237 – 43.

[102] Shearer C, Loomer R, Clement D. Nonoperatively managed stage 5 osteochondral talar lesions. Foot Ankle Int. 2002;23(7):651 – 4.

[103] Tol JL, Strujis PA, Bossuyt PM, Verhagen RA, van Dijk CN. Treatment strategies in osteochondral defects of the talar dome a systematic review. Foot Ankle Int. 2000;21(2):119026.

[104] Philbin TM, Landis GS, Smith B. Peroneal tendon injuries. J Am Acad Orhrop Surg. 2009;17(5):306 – 17.

[105] Geller J, Lin S, Cordas D, Vieira P. Relationship of a low-lying muscle belly t otears of the peroneus brevis tendon. Am J Orthop. 2003;32(11):541 – 4.

[106] Sobel M, Hashimoto J, Arnoczky SP, Bohne WH. The microvasculature of the seasmoid complex: its clinical significance. Foot Ankle. 1992;13(6):359 – 63.

[107] Hyer CF, Dawson JM, Philbin TM, Berlet GC, Lee TH. The peroneal tubercle: description, classification, and relevance. Foot Ankle Int. 2005;26(11):947 – 50.

[108] Manoli A, Graham B. The subtle cavus foot, "the underpronator." Foot Ankle Int. 2005;26(3):256 – 63.

[109] Injuries T. Basic science and clinical medicine. Edited by Maffulli N, Renstrom P, Vayne B. Leadbetter.

[110] Hess GW. Achilles tendon rupture: a review of etiology, population, anatomy, risk factors, and injury prevention. Foot Ankle Spec. 2010;3(1):29 – 32.

[111] Jarvinen TA, Kannus P, Maffulli N, Khan KM. Achilles tendon disorders: etiology and epidemiology. Foot Ankle Clin. 2005;10(2):255 – 66.

[112] Wong J, Barrass V, Maffulli N. Quantitative review of operative and nonoperative management of achilles tendon ruptures. Am J Sports Med. 2002;30(4):565 – 75.

[113] Raikin SM, Garras DN, Krapchev PV. Achilles tendon injures in a United States population. Foot Ankle Int. 2013;34(4):475 – 80.

[114] Davis JM, Mason KT, Clark DA. Achilles tendon ruptures stratified by age, race, and cause of injury among active

duty US military members. Mil Med. 1999;164(12):872 - 3.

[115]　Maffulli N, Tallon C, Wong J, Peng Lim K, Bleakney R. No adverse effect on early weight bearing following open repair of acute tears of the Achilles tendon. J Sports Med Phy Fit. 2003;43(3):367 - 79.

[116]　Clark SC, Jones MW, Choudhury RR, Smith E. Bilateral patellar tendon rupture secondary to repeated local steroid injections. J Accid Emerg Med. 1995;12(4):300 - 1.

[117]　Newnham DM, Douglas JG, Legge JS, Friend JA. Achilles tendon rupture: an underrated complication of cortico-steroid treatment. Thorax. 1991;46(11):853 - 4.

[118]　Stinner DJ, Orr JD, Hsu JR. Fluoroquinolone-associated bilateral patellar tendon rupture: a case report and review of the literature. Mil Med. 2010;175(6):457 - 9.

[119]　Wise BL, Peloquin C, Choi H, Lane NE, Zhang Y. Impact of age, sex, obesity, and steroid use on quinolone-associated tendon disorders. Am J Med. 2012;125(12):1228 - 38.

[120]　Owens B, Mountcastle S, White D. Racial differences in tendon rupture incidence. Int J Sports Med. 2007;28(7):617 - 20.

[121]　Kvist M. Achilles tendon injuries in athletes. Sports Med. 1994;18:173 - 201.

[122]　Mafi N, Lorentzon R, Alfredson H. Superior short-term results with eccentric calf muscle training compared to concentric training in a randomized prospective multicenter study on patients with chronic Achilles tendinosis. Knee Surg Sports Traumatol Arthrosc. 2001;9(1):42 - 7.

[123]　Silbernagel KG, Thomee R, Thomee P, Karlsson J. Eccentric overload training for patients with chronic Achilles tendon pain—a randomized controlled study with reliability testing of the evaluation methods. Scan J Med Sports Sci. 2001;11(4):197 - 206.

[124]　Jonsson P, Alfredson H, Sunding K, Fahlstrom M, Cook J. New regimen for eccentric calfmuscle training in patients with chronic insertional achilles tendinopathy: results of a pilot study. Br J Sports Med. 2008;42(9):746 - 9.

[125]　Singh D, Angel J, Bentley G, Trevino SG. Fortnightly review. Plantar fasciitis. BMJ. 1997;315(7101):172 - 5.

[126]　Gill LH. Plantar fasciitis: diagnosis and conservative management. J Am Orthop Surg. 1997;5(2):109 - 17.

[127]　Crawford F, Atkins D, Edwards J. Interventions for treating plantar heel pain. Cochrane Database Syst Rev. 2000;3:CD000416.

[128]　Schepsis AA, Leach RE, Gorzyca J. Plantar fasciitis. Etiology, treatment, surgical results, and review of the literature. Clin Orthop Relat Res. 1991;266:185 - 96.

[129]　Hill JJ, Cutting PJ. Heel pain and body weight. Foot Ankle. 1989;9(5):254 - 6.

[130]　Riddle DL, Pulisic M, Pidcoe P, Johnson RE. Risk factors for plantar fasciitis: a matched case-control study. J Bone and Joint Surg. 2003;85(5):872 - 7.

[131]　Rano JA, Fallat LM, Savoy-Moore RT. Correlation of heel pain with body mass index and other characteristics of heel pain. J Foot Ankle Surg. 2001;40(6):351 - 6.

[132]　Irving DB, Cook JL, Menz HB. Factors associated with chronic plantar heel pain: a systematic review. J Sci Med Sport. 2006;9(1 - 2):11 - 22.

[133]　Butterworth PA, Landorf KB, Smith SE, Menz HB. The association between body mass index and musculoskeletal foot disorders: a systematic review. Obesity Rev. 2012;13(7):630 - 42.

[134]　Rome K, Webb P, Unsworth A, Haslock I. Heel pad stiffness in runners with plantar heel pain. Clin Biomech. 2001;16(10):901 - 5.

[135]　Scher DL, Belmont PJ, Bear R, Mountcastle SB, Orr JD, Owens BD. The incidence of plantar fasciitis in the United States military. J Bone Joint Surg. 2009;91(12):2867 - 72.

[136]　Matheson GO, Macintyre JG, Taunton JE, Clement DB, Lloyd-Smith R. Musculoskeletal injuries associated with physical activity in older adults. Med Sci Sports Exerc. 1989;21(4):379 - 85.

[137]　Prichasuk S. The heel pad in plantar heel pain. J Bone Joint Surg. 1994;76(1):140 - 2.

[138]　Wearing SC, Smeathers JE, Yates B, Sullivan PM, Urry SR, Dubois P. Sagittal movement of the medial longitudinal arch is unchanged in plantar fasciitis. Med Sci Sports Exerc. 2004;36(10):1761 - 7.

[139]　Taunton JE, Ryan MB, Clement DB, McKenzie DC, Lloyd-Smith DR, Zumbo BD. A retrospective case-control a-

nalysis of 2002 running injuries. BJSM. 2002;36(2):95 - 101.

[140] Lapidus PW, Guidotti FP. Painful heel: report of 323 patients with 364 painful heels. Clin Orthop Relat Res. 1965;39:176 - 86.

[141] Sobel M, Pavlov H, Geppert MJ, Thompson FM, DiCarlo EF, Davis WH. Painful os peroneum syndrome: a spectrum of conditions responsible for plantar lateral foot pain. Foot Ankle Int. 1994;15(3):112 - 24.

[142] Patel A, Digiovanni B. Association between plantar fasciitis and isolated contracture of the gastrocnemius. Foot Ankle Int. 2011;32(1):5 - 8.

[143] Garrett TR, Neibert PJ. The effectiveness of a gastrocnemius-soleus stretching program as a therapeutic treatment of plantar fasciitis. J Sport Rehab. 2013;22(4):308 - 12.

[144] DiGiovanni BF, Nawoczenski DA, Lintal ME, Moore EA, Murray JC, Wilding GE, Baumhauer JF. Tissue-specific plantar fascia-stretching exercise enhances outcomes in patients with chronic heel pain. A prospective, randomized study. J Bone Joint Surg Am. 2003;85:1270 - 7.

[145] DiGiovanni BF, Nawoczenski DA, Malay DP, Graci PA, Williams TT, Wilding GE, Baumhauer JF. Plantar fascia-specific stretching exercise improves outcomes in patients with chronic plantar fasciitis. A prospective clinical trial with two-year follow-up. J Bone Joint Surg Am. 2006;88(8):1775 - 81.

[146] Pfeffer G, Bacchetti P, Deland J, et al. Comparison of custom and prefabricated orthoses in the initial treatment of proximal plantar fasciitis. Foot Ankle Int. 1999;20(4):214 - 21.

[147] Wolgin M, Cook C, Graham C, Mauldin D. Conservative treatment of plantar heel pain: long-term follow up. Foot Ankle Int. 1994;15(3):97 - 102.

[148] Gross MT, Byers JM, Krafft JL, Lackey EJ, Melton KM. The impact of custom semirigid foot orthotics on pain and disability for individuals with plantar fasciitis. J Orthop Sports Phys Ther. 2002;32(4):149 - 57.

[149] Seligman DA, Dawson DR. Customized heel pads and soft orthotics to treat heel pain and plantar fasciitis. Arch Phys Med Rehab. 2003;84(10):15564 - 7.

[150] Landorf KB, Keenan AM, Herbert RD. Effectiveness of foot orthoses to treat plantar fasciitis: a randomized trial. Arch Int Med. 2006;26(166):1305 - 10.

[151] Tong KBJW, Ng EY. Preliminary investigation on the reduction of plantar loading pressure with different insole materials. Foot. 2010;20(1):1 - 6.

[152] Vuori JP, Aro HT. Lisfranc joint injuries: trauma mechanisms and associated injuries. J Trauma. 1993;35(1): 40 - 5.

[153] Kalia V, Fishman EK, Carrino JA, Fayad LM. Epidemiology, imaging, and treatment of Lisfranc fracture-dislocations revisited. Skeletal Radiol. 2012;41(2):129 - 36.

[154] Mantas JP, Burks RT. Lisfranc injuries in the athlete. Clin Sports Med. 1994;13(4):719 - 30.

[155] Thompson MC, Mormino MA. Injury to the tarsometatarsal joint complex. J Am Acad Orthop Sur. 11:260 - 7.

[156] DeOrio M, Erickson M, Usuelli FG, Easly M. Lisfranc injuries in sport. Foot Ankle Clin. 2009;14:169 - 86.

[157] Meyer SA Callaghan JJ, Albright JP, Crowley ET, Powell JW. Midfoot sprains in collegiate football players. Am J Sports Med. 1994;22:392 - 401.

[158] Curtis MJ, Myerson M, Szura B. Tarsometatarsal joint injuries in the athlete. Am J Sports Med. 1993;21:497 - 502.

[159] Rhim B, Hung JC. Lisfranc injury and Jones fracture in sports. Clin Podiatr Med Surg. 2011;28(1):69 - 86.

[160] Ekstrand J, Van Dijk CN. Fifth metatarsal fractures among male professional footballers: a potential career-ending disease. BJSM. 2013;47(12):754 - 8.

[161] Raikin SM, Slenker N, Ratigan B. The association of a varus hindfoot and fracture of the fifth metatarsal metaphyseal-diaphyseal junction: the Jones fracture. Am J Sports Med. 2008;36(7):1367 - 72.

[162] Weinfeld SB, Haddad SL, Myerson MS. Metatarsal stress fractures. Clin Sports Med. 1997;12(2):319 - 38.

[163] Bernstein A, Stone JR. March fracture: a report of three hundred and seven cases and a new method of treatment. J Bone Joint Surg. 1944;26(4):743 - 50.

[164] Fetzer GB, Wright RW. Metatarsal shaft fractures and fractures of the proximal fifth metatarsal. Clin Sports Med.

2006;25(1):139 - 50.

[165]   Greaney RB, Gerber FH, Laughlin RL, Kmet JP, Metz CD, Kilcheski TS, Rao BR, Silverman ED. Distribution and natural history of stress fractures in US Marine recruits. Radiology. 1983;146(2):339 - 46.

[166]   Boden BP, Osbahr DC, Jimenez C. Low-risk stress fractures. Am J Sports Med. 2001;29:100 - 11.

[167]   Sullivan D, Warren RF, Pavlov H, Kelman G. Stress fractures in 51 runners. Clin Orthop Relat Res. 1984;187: 188 - 92.

[168]   Gross TS, Bunch RP. A mechanical model of metatarsal stress fracture during distance running. Am J Sports Med. 1989;17:669 - 74.

[169]   Milgrom C, Finestone A, Sharkey N, Hamel A, Mandes V, Burr D, Arndt A, Ekenman I. Metatarsal strais are sufficient to cause fatigue fracture during cyclic overloading. Foot Ankle Int. 2002;23(3):230 - 5.

[170]   Milgrom C, Simkin A, Eldad A, Nyska M, Finestone A. Using bone's adaptation ability to lower the incidence of stress fractures. Am J Sports Med. 2000;28:245 - 51.

[171]   Drez D, Young JC, Johnston RD, Parker WD. Metatarsal stress fractures. Am J Sports Med. 1980;8:123 - 5.

[172]   Kadel NJ, Teitz CC, Kronmal RA. Stress fractures in ballet dancers. Am J Sports Med. 1992;20:445 - 49.

第十二章　胸腰椎损伤

前　言

军人群体运动量非常大，经常进行严酷的军体训练，作业活动会使脊柱承受很强应力。因此，脊柱疾病是该群体的一大负担，也是志愿兵和义务兵致残的主要原因之一[1, 2]。2012 年，军人就医最常见问题是"腰部问题"，214 210 名军人为此就诊达 917 738 次[3]。

最近，Mydlarz 等人的一项研究很好地证明了这一点：作者在 2006—2010 年的研究期间，通过对患有椎间盘退行性疾病（包括下腰痛、坐骨神经痛、颈痛、脊椎滑脱等）的军人进行全面的监测，发现脊柱疾病发病率为 951.4/（1 000 人·年）。此外，这是美国陆军 1 660 702 次医疗就诊、68 247 个缺勤天数和 11.1％的出院患者的主要诊断[4]。

在脊柱疾病中，腰椎是军人最常受伤/致残的部位。在一年的时间里，腰椎损伤导致了 145 324 例未部署军人的医疗事件[5]。此外，Knox 等人报道，在美国军人中，需要就医的下腰痛发病率为 40.5/（1 000 人·年）[6]。Childs 等人报道，15.8％的士兵在 2 年内发生了与腰痛相关的医疗费用，每个士兵的平均费用为 432 美元[7]。腰背痛占英国军队缺勤天数的 11％[8]。

Carragee 等人既强调了高发病率问题，也认为诊断存在困难。这些作者进行了一项前瞻性研究，在该研究中，除了正常的年度医疗问卷之外，还跟踪了没有腰痛病史的特种作战预备役士兵，并询问了他们的下腰痛情况。尽管在该研究访谈期间，84％的士兵汇报有轻度腰痛，64％的士兵汇报有中度腰痛，但仅不到 3％的士兵在其年度医疗问卷中报告了腰痛。

与腰椎相比，胸椎疼痛和损伤很少见，相关研究也很少。在不同的纳入标准和研究人群中，患病率存在显著差异。军队中胸痛的发生率从海军军官的 4.3％到战斗机飞行员的 32％不等。

致伤原因

军人要从事各种有腰部受伤风险的活动。许多研究中，军训都被认为是腰痛或腰部受伤的原因。然而，军训范围很广，涉及许多不同的具体活动，包括行军、操练、武器训练、野外练习以及体能训练。Gruhn 等人报道陆军理疗诊所 37％腰部受伤原因是军训[11]。同样，Strowbridge 报道，30％的腰部受伤就医是由军事训练引起的。

Carragee 报道称，特种作战预备役人员在周末操练期间，包括公路行军训练后，疼痛强度超过 4/10 的腰痛发生率为 1/3，而未训练者为 20％。此外，在这样的周末训练后，25％士兵的 Oswestry 残疾指数（ODI）评分超过 10。Carragee 等人报道训练强度与受伤风险有关，在高强度训练期间，受伤风险增加 10％，残疾风险增加 3～4 倍[12]，训练强度似乎确实与受伤风险相关。此外，频繁的夜间训练与腰部受伤率的增加相关。Hou 等人报道，中国义务兵每周 2 次以上的夜间训练导致其腰痛的发生率几乎增加一倍[13]。

在各种军事训练科目中，战斗训练和行军是导致腰痛的常见原因。每周跑步 3 次以上，每次 5 km 的体能训练可以导致腰痛发生率增加 80％[13]。每天投掷超过 200 次的手榴弹训练导致腰痛率增加 1.7 倍[13]。

除了军事训练活动之外，超过 50％腰痛或受伤的病例归因于职业活动[8]。军队的职业种类繁多，暴露风险差异也很大，关于不同职业的细节将在下一节讨论。不同职业存在一些与腰部伤痛有关的共同活动，其中一种高风险的职业活动是人工搬抬。搬抬活动是造成损伤和缺勤的最常见原因之一，最常伤及腰部[14]。Gruhn 等人报道称，在物理治疗诊所就诊中，16％的腰部受伤是由徒手搬运引起的[11]。

尽管军人从事的许多职业活动使他们面临腰部受伤的风险，但很大一部分人在非值勤活动期间受伤。Strowbridge 等人报道，在一组英国士兵中，只有 57％的受伤与军事训练或工作活动有关，其余则为非值勤活动、体育运动和道路交通事故造成[8]。Gruhn 等人报道，在陆军理疗诊所，16％的腰椎损伤是由体育运动造成的[11]。

职业风险因素

各军兵种相对普遍存在不同职业的工作环境和身体需求大不相同的情况。正因为如此，不同职业军人遭受腰部伤痛的风险显著不同。虽然多项研究中已经进行了职业风险评估，但在高风险职业方面，形成的共识却很少。由于伤害/疾病的定义不同、职业分类不同，并且即使在职业明显相似的人群也难以控制实际工作环境或活动，使得文献之间的比较颇为困难。

A. 步兵

步兵是另一个体格要求很高的职业，由于作战和训练相关的活动，下腰部承受着巨大的应力。既往研究表明，步兵的肌肉骨骼损伤率在军队中是最高的。因此，预计这一群体会有很高的脊柱伤病发生率。然而，在一项军队范围的研究中，Ernat 等人报道步兵的腰痛发生率比对照组低 31％。这种差异在海军陆战队的步兵中更为明显，与匹配的非步兵陆战队员相比发生率下降了 41％。其他针对不同人群的研究也证明了类似的发现。Hou 等人报道中国新训人员的腰痛率，总体发病率为 26％；步兵的腰痛率最低，仅为 11％，差异显著[13]。MacGregor 等人也在部署后的美国海军陆战队样本中，发现步兵的腰痛率明显低于其他职业群体[15]。

B. 炮兵

另一个对腰椎损伤有重大影响的职业是炮兵。炮兵的职业要求包括挖掘战斗阵地，反复弯腰和举起通常超过 70 磅重量的炮弹。Reynolds 等人报告炮兵在一年期间下腰部损伤的发病率为 30％，这导致每个士兵平均有 4.5 天执勤受限[16]。

C. 飞行员

军事飞行员是一个对脊柱要求很高的群体，他们在恶劣的人体工程学环境中需要消耗大量的体力，因此，脊椎疼痛和损伤的概率很高，尤其是直升机飞行员。由于操作旋翼飞机需要的姿势和体位不佳（包括向前弯曲），脊柱尤其吃力，这会导致胸椎后凸和腰椎前凸增加。然后，飞行员必须保持颈部代偿性过伸，以观察控制装置和外部环境。此外，操作飞机控制装置通常需要频繁旋转躯干和侧向弯曲并保持骨盆后倾，在具体的飞机之间存在显著差异[17]（图 12-1）。

除了人体工程学因素外，他们还受到全身振动（WBV）的长期影响。在多项研究都认为，WBV 是导致腰痛的一个隐患[18-20]，姿态不佳时尤其如此[21]。旋翼飞机的振动频率类似于脊柱共振频率[22,23]，这在理论上增加了其潜在的危害。尽管如此，WBV 在该人群腰痛发病机制中的作用尚不清楚，因为很难将 WBV 暴露与飞行或其他飞机相关因素的暴露区分开来。

Shanahan 等人利用直升机驾驶舱进行了一项研究，包

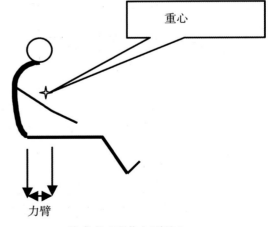

重心

力臂

从支点（座位）到重心

图 12-1　飞行中飞行员的坐姿

括有或无振动暴露。在这个模拟试验中，他们发现在有或没有振动暴露的情况下进行长时间飞行后，腰部疼痛的发生率或强度没有差别[24]。

考虑到上述因素，则该人群的腰痛发生率极高，从 50%～92% 不等，这并不奇怪[23,25,26]。腰痛还与严重残疾和战备受损相关。在患有腰痛的飞行员中，大约有 1/2 的人报告说，他们的注意力受到干扰[26]，功能也因疼痛受到了影响[27]。此外，16%～28% 的飞行员承认因为腰痛而匆忙飞行[23,26]。

这种职业性疼痛通常与直接操作飞机有关。腰痛通常在飞行过程中开始，大多数情况下在飞行完成后数小时内消失。某些飞行更依赖于手动控制，包括精度和仪器飞行，疼痛在操作此类飞行时更为常见。这种情况在身高超过 71 英寸的飞行员中更为频繁，这导致他们在飞行过程中更加弯腰驼背。Orsello 等人报道身高每增加 1 英寸，发病率增加 9%[28]。

虽然固定翼飞行员腰部伤痛的概率也很高，但与旋转翼飞行员相比则要低得多；据挪威军方报道，这一比例降低了 50%[27]。战斗机飞行员胸椎疼痛的发生率在军队中是最高的[29]。

固定翼飞行员需要长时间坐在恶劣的人体工程学环境中。军用飞机座椅通常是在向前弯曲成角的位置，这使脊柱在飞行过程中处于不良的姿势。此外，这些人会受到 WBV 的影响，并经常承受高重力，这可能在脊柱疼痛或损伤中起重要作用。虽然大多数研究都集中在这些人的颈椎上，但对这一人群，胸椎和腰椎也有显著的影响。

固定翼机组人员面临的另一个风险是飞机弹射。飞机弹射使脊柱承受令人难以置信的高强度力，损伤率高达 69%[30]，脊椎骨折发生率在 26.2%～35.2%[31]。弹射过程中损伤的典型部位是胸腰椎交界处[32]，骨折主要发生在 T12 和 L1，通常由弹射过程中的前屈和轴向负荷共同作用造成[33]，通常会导致压缩型损伤，但也可能发生更严重的脊柱骨折。

需要注意的是，虽然大多数研究都集中在飞机的飞行员身上，但整个机组人员都有腰部伤痛的风险。机组人员，特别是飞行工程师，也经常会遇到尴尬的姿势，这有可能导致腰部伤痛[23,34]。此外，Simon-Arndt 等人研究表明，飞行工程师诊断腰部疾病的概率高于同一架飞机的飞行员[35]。

D. 司机

与飞行员类似，驾驶员下腰部疾病的风险也较高。对地方人群的多项研究显示，职业性驾驶与腰痛的发生有关，与非驾驶员相比，下腰痛的发病率增加了 15%～300%[36-38]。尽管这类职业的发病率很高，但上述研究因不同驾驶职业（包括不同车辆和驾驶时间）性质不同而受到限制。此外，职业驾驶员除了驾驶此类升降或装载类重型车辆外，还经常执行其他任务，这也会增加腰部受伤的风险。特别是军用车辆，长时间驾驶可能增加腰部损伤风险。这类车辆的人体工程学设计往往很差，存在严重的 WBV 暴露[39]。尽管如此，很少有研究评估军队职业驾驶在腰背痛中的作用。

Rozali 等人研究显示，在马来西亚装甲车辆司机中，12 个月内腰痛患病率为 73%，履带式车辆司机的腰痛患病率接近 82%[39]。这项研究还表明，下腰痛与前屈驾驶姿势以及在 x 轴上的 WBV 暴露相关。Knox 等人进行了一项美军范围内的研究，比较部署军人中的司机与匹配对照组的腰痛发生率。研究显示，与对照组相比，职业司机新发腰痛的风险增加了 15%，但他们发现，与非驾驶职业的女性相比，女性司机新发腰痛的风险增加了 45%[40]。

E. 跳伞

参与军事跳伞活动的士兵是另一个特别值得一提的群体。这些活动会使脊柱受到严重损伤，并使这些人面临更高的脊柱损伤风险。脊椎损伤是跳伞后第二常见的损伤类型，占训练和战斗跳伞后急性损伤的 15%[41]。受伤主要发生在着陆过程中，与轴向负荷有关，通常是在臀部硬着陆后造成的。这种着陆造成的创伤性脊椎骨折通常是典型的压缩性骨折，主要发生在胸腰椎交界处[42]。此外，在打开降落伞的过程中，脊椎会受到减速力的影响。

除了急性创伤，参加反复跳伞活动者患慢性胸部或腰部疾病的风险相对较高。Murray-Leslie 等人报道退役伞兵腰椎症状和影像学退行性变的发生率，56% 表示现在或曾经有下腰痛，近 24% 因腰痛缺勤。此外，84.8% X 线显示腰椎退行性变，21.7% 有脊椎骨折病史。有趣的是，80% 既往有脊柱骨折的患者在研究时并不知道存在这种损伤[42]。

军事因素

A. 军兵种

由于职业需求和训练方案的不同，预计各军兵种之间的脊柱伤残情况存在差异。很少有研究评估这些差异，因为大多数研究都集中在特定群体上，很少有全军范围的相关研究。一项评估全军样本的研究显示，腰痛发生率存在显著差异。在这项研究中，陆军的发病率最高，与海军和海军陆战队相比，风险增加了 2 倍以上。海军和海军陆战队的发病率最低，且二者之间的差异最小，而空军的发病率中等，比海军约高 50%[6]。

B. 军衔

军衔是腰部损伤的一个重要因素，对军人腰部疾病的发生率有显著影响。主要原因是，随着个人职级的提升，他们往往会更处于监督角色，不太需要定期进行的严格运动。此外，较高级的军人往往有能力自我调整训练环境。他们可以停止或减少某些造成不适的活动，而级别较低者即便已经开始严重受伤，仍可能会被要求继续这些活动。

另一个值得考虑的重要因素是教育水平。较低的教育水平是导致腰痛的一个因素。与受教育程度较低的人相比，具有学士学位或更高教育水平的人腰痛发生率较低[43]。由于较高的职级与较高的教育水平相关，这对不同职级之间的发病率差异起到了潜在的作用。

多项研究表明，不同职级之间的发病率存在差异。在一个全军范围的样本中，Knox 等人研究显示，级别较低的军人腰痛的发生率显著增加。这在所有年龄段都是一致的，初级士兵军衔（E1～E4）的发病率最高，高级军官（O4～O9）的发病率最低，这两个组之间的发病率相差近 2 倍。MacGregor 等人研究同样显示，部署到阿富汗的海军陆战队士兵，级别较低的腰痛发生率明显较高[15]。

C. 基础培训

基础训练时期脊柱承受了巨大的应力。新兵每天要进行严格的军体训练，包括长跑、投掷手榴弹、行军，通常背负很重的战斗负荷。此外，新兵、义务兵通常身体状况不佳，许多人在此之前过着久坐不动的生活方式。Wang 等人研究显示，只有 10% 的中国义务兵在进入基础训练之前从事有规律的体力活动或重体力劳动[13]。其中许多人缺乏保护脊柱免受伤害所需的体能和核心力量。

由于这些因素，腰椎是军队基础训练时非常常见的损伤部位[44,45]。Glomsaker 等人报道，所有损伤中腰痛占 18.6%，发病率为 23.9/1 000 每个应征月。此外，0.7% 的受训者患有椎间盘突出症，比率为 0.9/1 000 每个应征月[44]。Taanila 等人对一组芬兰义务兵进行了为期 6 个月的训练评估。在此期间，16% 的人出现下腰痛，发生率为 1.2/1 000 人/天训练[46]。其他研究也显示了类似的比率[47-50]。

尽管基础受训者腰痛的频率很高，但大多数都是自限性的，65% 的病例将在基础训练结束时得到缓解[47]。George 等人研究显示，随着服役时间的延长，腰痛的发生率逐渐降低。最高的发病率出现在服役时间不到 5 个月的士兵中，腰痛超过 55%，然而，1 年后这一比例下降到只有 19.1%[51]。这很可能反映了在基础训练过程中训练强度非常高，并且出现了身体适应。

胸背痛的发生率要低得多，仅占义务兵受伤的 2.1%，每 1 000 个义务兵月发病率仅为 2.7%[44]。

D. 部署

部署也是下腰痛或损伤出现或加重的高危时期。腰部是部署期间最常见的损伤部位，在部署到阿富汗的一组 593 名士兵中，腰部损伤占肌肉骨骼损伤的 17.4%[52]。部署到阿富汗的士兵中，多达 77% 的人出现过下腰痛，22% 报告疼痛等级为中度或更高[53]。脊柱疼痛/损伤也是后送的常见原因，占伊拉克自由行动（OIF）和持久自由行动（OEF）后送人数的 7.2%。

部署环境中的军人长期穿着防弹衣和作战装备，工作时间和强度增加，并承受巨大的社会心理压力。Mydlarz 研究显示，68％的退行性椎间盘疾病患者在部署期间病情加重[4]。与其他军种相比，陆军中因部署而出现病情加重更为常见，特别是在装甲/汽车运输职业组中，病情加重风险接近 100％。年龄最小组（17～19 岁）和年龄最大组（＞40 岁）男军人受到的影响更大。既往有疾病的患者从战区后送的风险几乎是全因后送的 2 倍［比值比（OR）1.98］，然而，这些患者中只有不到 2％因腰部疾病而后送[4]。

Roy 等人评估了与部署军人腰痛发生率增加相关的变量，并报告了与风险提升有关且具有统计学意义的变量：穿防弹衣、举重活动、步行巡逻和重型装备重量[53]。据报道，造成脊柱损伤而后送最常见的活动是举重（15％）、跌倒（11％）和驾驶（8％）[54]。轮班也是因素之一。Nevin 等人研究表明，与那些工作时间不变的飞行员相比，在部署期间工作时间增加的直升机飞行员，其下腰痛和背痛的发生率显著增加。

另一个重要因素是军人背负的载荷。军队的作战载荷急剧增加，现代作战载荷包括高达 68 kg 的装备，这取决于个人的作战角色和执行的任务。Roy 等人研究显示，在部署期间，女性的平均携带负荷为体重的 16.1％（最大 32.8％），男性为 26.4％（最大 46.5％）[52]。

事实证明，背负这样的载荷对脊柱有许多有害的影响。Rodriguez-Soto 等人使用直立式磁共振来评估现役海军陆战队士兵佩戴这种载荷时的运动学变化。研究显示 L4～L5 和 L5～S1 节段腰椎前凸减小，并伴有椎间盘前部高度丢失。然而，更近侧节段显示前凸增加[55]。Roy 等人[53] 研究显示在部署的士兵中，随着穿防弹衣时间的延长，腰痛的发生率显著增加。在该研究中，与不穿防弹衣的人相比，每天穿防弹衣超过 6 小时腰痛的发生率要高出 5 倍[53]。而且，在该队列中，装备重量增加直接增加了腰痛的发生率，重量增加，风险呈线性增加[53]。此外，在部署期间出现腰痛的士兵中，分别有 29％[56] 和 41％[53]归因于穿戴作战装备[56]。

军人还遭受越来越多的社会心理压力，这已证明在下腰痛的发展和转变为慢性或复发性疼痛的过程中起着重要作用。Shaw 等人研究表明，焦虑症、创伤后应激障碍（PTSD）或抑郁症并存会显著增加急性腰痛转变为慢性腰痛的风险。

由于工作相关的活动的巨大差异，预计不同职业的损伤率也会有很大的差异。MacGregor 等人报道了现役海军陆战队部署后下腰痛的发生率，服务/保障职业组的比率最高（OR 值为 1.3％），其中与建筑相关职业的陆战队员比率最高（8.6％）。相比之下，海军陆战队步兵的腰痛发生率最低（3.3％）[15]。

在部署期间，腰背中段疼痛的发生率要低得多。Carragee 等人最近的一项研究显示，下腰痛占脊柱区域疼痛的 75.6％，而中段腰痛只占 3.3％[57]。

E. 预备役

另一个特别值得一提的是预备役军人。现役军人定期进行身体锻炼，以适应其在军事职业中的角色，而预备役军人的生活方式通常相对久坐，与现役军人的职业特征明显不同。因此，可以推断这些人可能有更高的受伤或受损的风险。Warr 等人报道，在部署的国民警卫队中，腰部损伤占肌肉骨骼损伤的 17％[58]。此外，部署的国民警卫队（NG）腰痛率低于现役军人，现役军人的风险是 NG 的 1.45 倍。同样，George 研究显示，现役军人与预备役相比，其下腰痛发生率的增加程度相近（OR 1.441）[51]。

个人因素

A. 性别

在平民[59-64] 和军人[6,8,11,15,51,65,66] 中，性别是下腰痛的相关因素之一。Knox 等人研究显示，与匹配的对照组相比，女性与男性因腰痛就诊的风险比为 1.45[6]。Strowbridge 等人研究显示影响更高，女兵的风险是男兵的 2.71～4.97 倍[8,65]。他们还指出，与男兵相比，女兵更多地将腰痛归因于军事活动、工作和下班后活动[8]。Gemmell 研究表明，女性新兵的发病率与训练方案密切相关。在他们的系列研究中，在基础训练期间，参加男女标准不同的"性别公平"训练的女性新兵腰背部相关的医疗出院率是男性新兵的 4.8 倍，在实施跨性别的统一训练后，这一比率增加到 9.7 倍[67]。George 等人还发现，除了发病率增加外，女兵开始训练到发生下腰痛的间期较短[51]。

B. 年龄

在众多对地方人群的研究中，年龄的增加与下腰痛患病率的增高相关[60,61,63,68]。其原因在于潜在有害活动的累积暴露以及年龄相关的退行性改变。军事环境下的研究也显示出与年龄相关的腰痛率差异。在军事环境中，一个重要的考虑因素是年龄和军衔之间的潜在混淆。由于年龄和军衔往往挂钩，因此研究人员必须对此加以控制，将年龄的影响独立出来，这是非常重要的。

Knox 等人评估了年龄相关下腰痛的发病率差异，通过调整其他潜在的混杂因素（包括性别、军种和军衔）后，发现腰痛在该人群中呈双峰分布，40 岁以上和 20 岁以下的人群发病率最高。MacGregor 等人报道在部署后的研究人群中，25 岁以上海军陆战队士兵的腰痛发生率高于比其年轻的士兵[15]。

C. 种族

在腰部疼痛和外伤的流行病学中，种族是另一个重要的考虑因素。多项地方人群研究表明，不同种族群体之间的患病率存在显著差异。Knox 等人回顾和评估了不同种族现役军人之间腰痛就医率[69]。在其研究中，亚洲/太平洋岛民的发病率最低，为 30.7/(1 000 人·年)；相反，非洲裔美国人的比例最高，为 43.7。这些种族差异存在于所有年龄组和性别中，但研究显示年龄和种族的影响在不同种族组之间是不同的。

D. 体质

体质状况是腰部损伤和后续残疾/劳动力丧失风险的一个重要因素。多项研究揭示了核心力量对腰椎损伤和下腰痛的保护作用。虽然军队人群整体身体素质较高，但体质水平的变化与腰痛发生率差异有关。

Morken 等人研究表明，挪威水手中低水平的体力活动与胸腰椎损伤的风险增加有关[9]。Taanila 研究显示，在体能测试中俯卧撑和仰卧起坐得分较低的义务兵，急性下腰痛的发生率较高[46]。George 等人在一项针对美国士兵的大型研究中发现，依据体能测试成绩或日常锻炼，下腰痛发生率没有差异。但该研究显示体能测试得分较低的士兵疼痛强度更高，心理困扰更多[51]。Warr 等人研究显示，在部署的国民警卫队中，心肺功能（通过峰值摄氧量（VO_2 峰值）测量）和以腰部为主诉的就诊次数之间有显著相关性[58]。同样，Feuerstein 等人报道，很少进行有氧运动的士兵，腰痛风险显著增加，并会导致缺勤[66]。

E. 体质指数

Reynolds 等人研究发现体重增加（>90 kg）是现役工程师和炮兵下腰痛的重要危险因素，腰痛的发生率是体重低于 90 kg 的人的 2.5 倍[16]；然而，体质指数与腰部损伤没有显著的相关性。Taanila 研究显示，体质指数升高的新兵，腰痛复发率更高[46]。George 等人报道了体质指数升高发病率增加，体质指数每升高的一个点风险增加 1.044[51]。体质指数增加的士兵初次出现腰部疼痛的时间也更短[51]。

F. 社会心理

最近，人们更加强调社会心理因素在腰背痛发病机制中的重要性。这在军队内部的研究中仍然是正确的，不应该忽视这一人群。

军人的一个重要考量是精神合并症的影响。从 OIF/OEF 后送的人员如并发精神疾病，则康复归队的可能性降低 31%～56%[54,70]。在患有创伤后应激障碍（PTSD）的海湾战争退伍军人中，超过 95% 肌肉骨骼持续不适[71]。创伤后应激障碍伴随着焦虑、抑郁，会导致慢性腰痛的风险增加[72]。

工作场所相关因素也是腰痛和相关残疾的重要考虑因素。这些重要的因素包括缺乏上级支持、工作干劲、同伴凝聚力和工作压力[2,66,73]。工作满意度与腰痛的减轻有关。能否获得社会支持也是腰痛致残的一个重要预测因素，那些报告完全缺乏支持者的背部相关致残率超过 5 倍[73]。

在平民中，教育水平是另一个很重要的促成因素。Taanila 研究显示，在受教育程度较低的应征士兵中，急性下腰痛的发生率较高[46]。George 等人系列研究中显示腰痛率没有明显差异，但受教育程度较低的士兵（高中或以下），疼痛强度更高[51]。

脊柱战伤

脊柱创伤在战斗中相对少见，但在现代战斗中已经越来越普遍。第一次海湾战争以前，除入侵巴拿马外，脊椎创伤仅占受伤人数的 1% 左右[74,75]；但在入侵巴拿马期间，这一数字达到了 6%，人们认为这与夜间降落伞使用有关 [76]。最近，全球反恐战争中受伤率达到 5.4%[77]，阿富汗战争报道的受伤率高达 8%[78]。由于这些研究中引用的数据不包括阵亡者，所以真实的发生率可能要高得多。Schoenfeld 等人最近证实，在行动中阵亡的士兵 38.5% 至少有一处脊柱损伤[79]。脊柱创伤发生率的急剧增加可能与更多使用装甲车辆和防弹衣、使得战伤存活率增加有关，也与军事医疗的进步和在伊拉克和阿富汗的作战性质与战术变化有关。目前的冲突中，简易爆炸装置与路边炸弹的使用急剧增加，导致钝性暴力伤和爆炸伤的风险急剧增加。

与脊柱战伤中，大多数是由钝性暴力伤造成的。最常见的损伤机制是爆炸性损伤，在所有外伤中占比 43%[77,80] ～83%[81]。其他常见的损伤包括机动车碰撞（29%）和枪伤（15%）[82]。Possley[80] 报道，多达 17% 的脊柱创伤是由非战斗活动导致。

腰椎是最常见的损伤部位之一，占脊柱损伤的 41%[77] ～45%[81]。胸椎损伤不太常见，不同的研究中发生率各异；脊柱战伤中，胸椎损伤占 6%[81] ～30%[80]。

Blair 等人研究报道，在联合战区创伤登记处确认的 598 名军人的 2 101 处脊柱损伤中，绝大多数是骨折（91.8%），损伤模式各异，最常见的损伤类型是横突骨折[77] 和压缩性骨折[81]；爆裂性骨折是另一种常见的损伤类型，占该损伤组的 23%[77]。

在战伤中，有一些特定的损伤模式虽然罕见，但报道频率不平均；此类损伤包括下腰椎爆裂性骨折和腰骶分离[83]。这些损伤在平民中罕见，但最近的战斗中可以看到。造成这些损伤常见情况是战术车辆下方的简易爆炸装置（IED）爆炸，产生向上的爆炸力，将车辆掀向到空中，落地时，巨大的轴向力传递至脊柱；此时，由于军人穿戴的刚性防弹衣和车辆约束，胸椎和上腰椎相对稳定，腰骶交界处相对缺乏保护，导致出现这类损伤（图 12-2）。

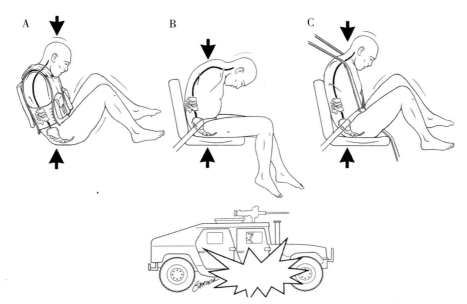

图 12-2　刚性防弹衣和车辆约束，胸椎和上腰椎相对稳定，腰骶交界处相对缺乏保护

总体而言，脊柱战伤是高能量损伤，合并伤的发生率很高，包括四肢开放性骨折、创伤性截肢以及

严重的钝性或穿透性胸腹部创伤，使得这些本已棘手的损伤处理起来更加困难。这些损伤使手术方法和康复都变得复杂，尤其需关注的问题是软组织覆盖。由于爆炸伤发生率高，软组织损伤较为常见，包括闭合性脱套伤和污染的复杂开放性骨折。软组织覆盖对于手术入路、手术时机以及外固定架使用的规划至关重要。由于这些复杂的因素，脊柱战伤并发症发生率明显增高。Possley 等人报道的病例组中并发症的发生率 15%，其中主要并发症发生率为 9%[82]。

〔陈福文　译〕

参考文献

[1]　Feuerstein M，Berkowitz SM，Peck CA Jr. Musculoskeletal-related disability in US Army personnel：prevalence，gender，and military occupational specialties. J Occup Environ Med（American college of occupational and environmental medicine）. 1997；39（1）：68－78.

[2]　Lincoln AE，Smith GS，Amoroso PJ，Bell NS. The natural history and risk factors of musculoskeletal conditions resulting in disability among US Army personnel. Work. 2002；18（2）：99－113.

[3]　Ambulatory visits among members of the active component，U. S. Armed Forces. MSMR. 2012（Apr 2013）；20（4）：18－23；disussion 23.

[4]　Mydlarz D. Degenerative disc disease，active component，U. S. armed forces，2001—2011. MSMR. 2012；19（5）：6－9.

[5]　Hauret KG，Jones BH，Bullock SH，Canham-Chervak M，Canada S. Musculoskeletal injuries description of an under-recognized injury problem among military personnel. Am J Prev Med. 2010；38（1 Suppl）：S61－S70.

[6]　Knox J，Orchowski J，Scher DL，Owens BD，Burks R，Belmont PJ. The incidence of low back pain in active duty United States military service members. Spine（Phila Pa 1976）. 2011；36（18）：1492－1500.

[7]　Childs JD，Wu SS，Teyhen DS，Robinson ME，George SZ. Prevention of low back pain in the military cluster randomized trial：effects of brief psychosocial education on total and low back pain-related health care costs. Spine J. 2013；14：571－83.

[8]　Strowbridge N. Gender differences in the cause of low back pain in British soldiers. J R Army Med Corps. 2005；151（2）：69－72.

[9]　Morken T，Mageroy N，Moen BE. Physical activity is associated with a low prevalence of musculoskeletal disorders in the Royal Norwegian Navy：a cross sectional study. BMC Musculoskelet Disord. 2007；8：56.

[10]　Hamalainen O. Thoracolumbar pain among fighter pilots. Mil Med. 1999；164（8）：595－6.

[11]　Gruhn J，Leggat P，Muller R. Injuries presenting to Army physiotherapy in North Queensland，Australia. Mil Med. 1999；164（2）：145－52.

[12]　Carragee EJ，Cohen SP. Lifetime asymptomatic for back pain：the validity of self-report measures in soldiers. Spine（Phila Pa 1976）. 2009；34（9）：978－83.

[13]　Hou ZH，Shi JG，Ye H，et al. Prevalence of low back pain among soldiers at an Army base. Chin Med J. 2013；126（4）：679－82.

[14]　Kemp PA，Burnham BR，Copley GB，Shim MJ. Injuries to air force personnel associated with lifting，handling，and carrying objects. Am J Prev Med. 2010；38（1 Suppl）：S148－55.

[15]　MacGregor AJ，Dougherty AL，Mayo JA，Rauh MJ，Galarneau MR. Occupational correlates of low back pain among U. S. Marines following combat deployment. Mil Med. 2012；177（7）：845－9.

[16]　Reynolds K，Cosio-Lima L，Creedon J，Gregg R，Zigmont T. Injury occurrence and risk factors in construction engineers and combat artillery soldiers. Mil Med. 2002；167（12）：971－7.

[17]　Pelham TW，White H，Holt LE，Lee SW. The etiology of low back pain in military helicopter aviators：prevention and treatment. Work. 2005；24（2）：101－10.

[18]　Lings S, Leboeuf-Yde C. Whole-body vibration and low back pain: a systematic, critical review of the epidemiological literature 1992—1999. Int Arch Occup Environ Health. 2000;73(5):290 - 7.

[19]　Pope MH, Wilder DG, Magnusson ML. A review of studies on seated whole body vibration and low back pain. Proc Inst Mech Eng [H]. 1999;213(6):435 - 46.

[20]　Kasin JI, Mansfield N, Wagstaff A. Whole body vibration in helicopters: risk assessment in relation to low back pain. Aviat Space Environ Med. 2011;82(8):790 - 6.

[21]　Lis AM, Black KM, Korn H, Nordin M. Association between sitting and occupational LBP. Eur Spine J. 2007;16 (2):283 - 98.

[22]　de Oliveira CG, Nadal J. Back muscle EMG of helicopter pilots in flight: effects of fatigue, vibration, and posture. Aviat Space Environ Med. 2004;75(4):317 - 22.

[23]　Gaydos SJ. Low back pain: considerations for rotary-wing aircrew. Aviat Space Environ Med. 2012;83(9):879 - 89.

[24]　Shanahan DF, Reading TE. Helicopter pilot back pain: a preliminary study. Aviat Space Environ Med. 1984;55(2): 117 - 21.

[25]　Cunningham LK, Docherty S, Tyler AW. Prevalence of low back pain (LBP) in rotary wing aviation pilots. Aviat Space Environ Med. 2010;81(8):774 - 8.

[26]　Thomae MK, Porteous JE, Brock JR, Allen GD, Heller RF. Back pain in Australian military helicopter pilots: a preliminary study. Aviat Space Environ Med. 1998;69(5):468 - 73.

[27]　Hansen OB, Wagstaff AS. Low back pain in Norwegian helicopter aircrew. Aviat Space Environ Med. 2001;72(3): 161 - 4.

[28]　Orsello CA, Phillips AS, Rice GM. Height and in-flight low back pain association among military helicopter pilots. Aviat Space Environ Med. 2013;84(1):32 - 7.

[29]　Briggs AM, Smith AJ, Straker LM, Bragge P. Thoracic spine pain in the general population: prevalence, incidence and associated factors in children, adolescents and adults. A systematic review. BMC Musculoskelet Disord. 2009; 10:77.

[30]　Rotondo G. Spinal injury after ejection in jet pilots: mechanism, diagnosis, followup, and prevention. Aviat Space Environ Med. 1975;46(6):842 - 8.

[31]　Taneja N. Spinal disabilities in military and civil aviators. Spine (Phila Pa 1976). 2008;33(25):2749 - 53.

[32]　Lewis ME. Spinal injuries caused by the acceleration of ejection. J R Army Med Corps. 2002;148(1):22 - 6.

[33]　Hamalainen O, Visuri T, Kuronen P, Vanharanta H. Cervical disk bulges in fighter pilots. Aviat Space Environ Med. 1994;65(2):144 - 6.

[34]　Grant KA. Ergonomic assessment of a helicopter crew seat: the HH-60G flight engineer position. Aviat Space Environ Med. 2002;73(9):913 - 8.

[35]　Simon-Arndt CM, Yuan H, Hourani LL. Aircraft type and diagnosed back disorders in U. S. Navy pilots and aircrew. Aviat Space Environ Med. 1997;68(11):1012 - 8.

[36]　Magnusson ML, Pope MH, Wilder DG, Areskoug B. Are occupational drivers at an increased risk for developing musculoskeletal disorders? Spine (Phila Pa 1976). 1996;21(6):710 - 7.

[37]　Waters T, Genaidy A, Barriera Viruet H, Makola M. The impact of operating heavy equipment vehicles on lower back disorders. Ergonomics. 2008;51(5):602 - 36.

[38]　Liira JP, Shannon HS, Chambers LW, Haines TA. Long-term back problems and physical work exposures in the 1990 Ontario health survey. Am J Public Health. 1996;86(3):382 - 7.

[39]　Rozali A, Rampal KG, Shamsul Bahri MT, et al. Low back pain and association with whole body vibration among military armoured vehicle drivers in Malaysia. Med J Malaysia. 2009;64(3):197 - 204.

[40]　Knox JBOJ, Scher DL, Owens BD, Burks R, Belmont PJ. Occupational driving as a risk factor for low back pain in active duty military service members. Spine J. Publication Pending.

[41]　Bricknell MC, Craig SC. Military parachuting injuries: a literature review. Occup Med (Lond). 1999;49(1):17 - 26.

[42]　Murray-Leslie CF, Lintott DJ, Wright V. The spine in sport and veteran military parachutists. Ann Rheum Dis.

1977;36(4);332 - 42.

[43] Deyo RAMS, Martin BI. Back pain prevalence and visit rates: estimates from U. S. national surveys. Spine. 2006; 31(23):2724 - 7.

[44] Heir T, Glomsaker P. Epidemiology of musculoskeletal injuries among Norwegian conscripts undergoing basic military training. Scand J Med Sci Sports. 1996;6(3):186 - 191.

[45] Jones BH, Cowan DN, Tomlinson JP, Robinson JR, Polly DW, Frykman PN. Epidemiology of injuries associated with physical training among young men in the Army. Med Sci Sports Exerc. 1993;25(2):197 - 203.

[46] Taanila HP, Suni JH, Pihlajamaki HK, et al. Predictors of low back pain in physically active conscripts with special emphasis on muscular fitness. Spine J. 2012;12(9):737 - 48.

[47] Milgrom C, Finestone A, Lev B, Wiener M, Floman Y. Over exertional lumbar and thoracic back pain among recruits: a prospective study of risk factors and treatment regimens. J Spinal Disord. 1993;6(3):187 - 93.

[48] O'Connor FG, Marlowe SS. Low back pain in military basic trainees. A pilot study. Spine (Phila Pa 1976). 1993;18 (10):1351 - 4.

[49] Linenger JM, West LA. Epidemiology of soft-tissue/musculoskeletal injury among U. S. Marine recruits undergoing basic training. Mil Med. 1992;157(9):491 - 3.

[50] Milgrom C, Finestone A, Lubovsky O, Zin D, Lahad A. A controlled randomized study of the effect of training with orthoses on the incidence of weight bearing induced back pain among infantry recruits. Spine (Phila Pa 1976). 2005; 30(3):272 - 5.

[51] George SZ, Childs JD, Teyhen DS, et al. Predictors of occurrence and severity of first time low back pain episodes: findings from a military inception cohort. PloS One. 2012;7(2):e30597.

[52] Roy TC, Knapik JJ, Ritland BM, Murphy N, Sharp MA. Risk factors for musculoskeletal injuries for soldiers deployed to Afghanistan. Aviat Space Environ Med. 2012;83(11):1060 - 6.

[53] Roy TC, Lopez HP, Piva SR. Loads worn by soldiers predict episodes of low back pain during deployment to Afghanistan. Spine (Phila Pa 1976). 2013;38:1310 - 7.

[54] Cohen SP, Nguyen C, Kapoor SG, et al. Back pain during war: an analysis of factors affecting outcome. Arch Intern Med. 2009;169(20):1916 - 23.

[55] Rodriguez-Soto AE, Jaworski R, Jensen A, et al. Effect of load carriage on lumbar spine kinematics. Spine (Phila Pa 1976). 2013;38(13):E783 - 91.

[56] Konitzer LN, Fargo MV, Brininger TL, Lim Reed M. Association between back, neck, and upper extremity musculoskeletal pain and the individual body armor. J Hand Ther Off J Am Soc Hand Ther. 2008;21(2):143 - 8; quiz 149.

[57] Carragee EJ. Overview of axial skeleton injuries: burden of disease. J Am Acad Orthop Surg. 2012;20(Suppl 1): S18 - S22.

[58] Warr BJ, Heumann KJ, Dodd DJ, Swan PD, Alvar BA. Injuries, changes in fitness, and medical demands in deployed National Guard soldiers. Mil Med. 2012;177(10):1136 - 42.

[59] Clays EDBD, Leynen F, Kornitzer M, Kittel F, De Backer G. The impact of psychosocial factors on low back pain: longitudinal results from the Belstress study. Spine. 2007;32(2):262 - 8.

[60] Gilgil EKC, Bütün B, Tuncer T, Urhan S, Yildirim C, Sünbüloglu G, Arikan V, Tekeoglu I, Oksüz MC, Dündar U. Prevalence of low back pain in a developing urban setting. Spine. 2005;30(9):1093 - 8.

[61] Bejia IYM, Jamila HB, Khalfallah T, Ben Salem K, Touzi M, Akrout M, Bergaoui N. Prevalence and factors associated to low back pain among hospital staff. Jt Bone Spine. 2005;72(3):254 - 9.

[62] Gourmelen JCJ, Ozguler A, Lanoe JL, Ravaud JF, Leclerc A. Frequency of low back pain among men and women aged 30 to 64 years in France. Results of two national surveys. Ann Readapt Med Phys. 2007;50(8):640 - 4.

[63] Strine TWHJUS. National prevalence and correlates of low back and neck pain among adults. Arthritis Rheum. 2007;57(4):656 - 65.

[64] Leboeuf-Yde CNJ, Kyvik K O, Fejer R, Hartvigsen J. Pain in the lumbar, thoracic or cervical regions: do age and gender matter? A population-based study of 34902 Danish twins 20 - 71 years of age. BMC Musculoskelet Dis-

ord. 2009;10:39.

[65] Strowbridge NF. Musculoskeletal injuries in female soldiers: analysis of cause and type of injury. J R Army Med Corps. 2002;148(3):256 - 8.

[66] Feuerstein M, Berkowitz SM, Haufler AJ, Lopez MS, Huang GD. Working with low back pain: workplace and individual psychosocial determinants of limited duty and lost time. Am J Ind Med. 2001;40(6):627 - 38.

[67] Gemmell IM. Injuries among female Army recruits: a conflict of legislation. J R Soc Med. 2002;95(1):23 - 7.

[68] Hart LGDR, Charkin DC. Physician office visits of low back pain: frequency, clinical evaluation, and treatment patterns from a US national survey. Spine. 1995;20:11 - 9.

[69] Knox JB, Orchowski JR, Owens B. Racial differences in the incidence of acute low back pain in United States military service members. Spine (Phila Pa 1976). 2012;37(19):1688 - 92.

[70] Cohen SP, Brown C, Kurihara C, Plunkett A, Nguyen C, Strassels SA. Diagnoses and factors associated with medical evacuation and return to duty for service members participating in operation Iraqi freedom or Operation Enduring Freedom: a prospective cohort study. The Lancet. 2010;375(9711):301 - 9.

[71] Barrett DH, Doebbeling CC, Schwartz DA, et al. Posttraumatic stress disorder and self-reported physical health status among U.S. military personnel serving during the Gulf War period: a population-based study. Psychosomatics. 2002;43(3):195 - 205.

[72] Shaw WS, Means-Christensen AJ, Slater MA, et al. Psychiatric disorders and risk of transition to chronicity in men with first onset low back pain. Pain Med. 2010;11(9):1391 - 400.

[73] Feuerstein M, Berkowitz SM, Huang GD. Predictors of occupational low back disability: implications for secondary prevention. J Occup Environ Med (American college of occupational and environmental medicine). 1999;41(12):1024 - 31.

[74] Schoenfeld AJCPA. American combat spine surgery in the modern period (2001-present): a history and review of current literature. J Spinal Res Found. 2012;7(1):33 - 9.

[75] Hardaway RM 3rd. Viet Nam wound analysis. J Trauma. 1978;18(9):635 - 43.

[76] Parsons TW 3rd, Lauerman WC, Ethier DB, et al. Spine injuries in combat troops-Panama, 1989. Mil Med. 1993;158(7):501 - 2.

[77] Blair JA, Patzkowski JC, Schoenfeld AJ, et al. Spinal column injuries among Americans in the global war on terrorism. J Bone Joint Surg. Am Vol. 2012;94(18):e135(131 - 9).

[78] Comstock S, Pannell D, Talbot M, Compton L, Withers N, Tien HC. Spinal injuries after improvised explosive device incidents: implications for tactical combat casualty care. J Trauma. 2011;71(5 Suppl 1):S413 - 7.

[79] Schoenfeld AJ, Newcomb RL, Pallis MP, et al. Characterization of spinal injuries sustained by American service members killed in Iraq and Afghanistan: a study of 2089 instances of spine trauma. J Trauma Acute Care Surg. 2013;74(4):1112 - 8.

[80] Possley DR, Blair JA, Freedman BA, Schoenfeld AJ, Lehman RA, Hsu JR. The effect of vehicle protection on spine injuries in military conflict. Spine J. 2012;12(9):843 - 8.

[81] Schoenfeld AJ, Goodman GP, Belmont PJ Jr. Characterization of combat-related spinal injuries sustained by a US Army Brigade Combat Team during operation Iraqi freedom. Spine J. 2012;12(9):771 - 6.

[82] Possley DR, Blair JA, Schoenfeld AJ, Lehman RA, Hsu JR. Complications associated with military spine injuries. Spine J. 2012;12(9):756 - 61.

[83] Helgeson MD, Lehman RA Jr, Cooper P, Frisch M, Andersen RC, Bellabarba C. Retrospective review of lumbosacral dissociations in blast injuries. Spine (Phila Pa 1976). 2011;36(7):E469 - 75.

第十三章　颈椎和颈部损伤

前　言

脊柱战伤的历史

脊柱损伤是战争中潜在的灾难性损伤，早就被人们所熟知，事实上，脊柱战伤及其相关手术的历史可以追溯到几千年前[1-5]。在近几个世纪里，由于技术的限制，任何脊柱手术都有明显的时代局限性，但救命的脊柱战伤手术却一直延续至今[6]。Edwin Smith 的手术纸稿，作为古埃及仅存的四种医学手稿之一，描述了战斗中发生的一些脊柱损伤，包括颈椎爆裂骨折和颈椎开放伤[7]；古埃及人描述了颈椎脱位的闭合复位技术；在奥斯曼帝国时代，外科医生进行了后路椎板切除椎管减压手术；随着现代武器的出现，在 18 世纪出现了从椎管中取出枪弹碎片的外科手术[2,4]。

美国内战（1861—1865 年）造成了严重的死亡，四肢和脊柱损伤非常常见。虽然脊柱的枪伤仅占冲突期间全部外伤的 0.26%，却与 55% 的死亡率有关[8]。由北方联邦外科医生 John Ashurst 完成并于1867 年发表的一项南北战争期间脊柱战伤的系统回顾显示，仅有 4% 的脊髓损伤患者存活超过 1 年[9]。枪伤尤其是颈椎枪伤死亡率为 70%，对于前期被判定为无法手术治愈的病例，即便军医不断创新"可用"的治疗手段，其死亡率仍然接近 40%[10]。总的来说，与脊髓损伤相关的各种外伤死亡率接近100%[10,11]。

20 世纪的两次世界大战发生在内外科医疗技术取得重大进步的时期，抗菌原则和放射影像技术在外科手术中的应用推动军事医学阔步前进，但机械化战争也导致战伤类型和伤情严重程度发生了巨大变化。事实上，西线美军人员记录的 598 例脊柱受伤的病例中，死亡率仍然高达 56%[7]。

第二次世界大战后的冲突，包括朝鲜、越南、巴拿马、第一次沙漠风暴以及当下的伊拉克和阿富汗冲突，显示出脊柱损伤的发生率出现了变化，这主要是由于新游击战术的发展和抵抗分子大量使用的简易爆炸装置（IED）[12]。在越南战争期间，随着直升飞机的出现，伤员快速后送开始改观，大大降低了整体战场死亡率；然而，在目前的战争中，脊柱受伤的比例高达 7.4%——这是美国军事医学史记录的最高值。

图 13-1 比较了第二次世界大战以来美国所有战争中脊柱损伤占总战斗伤亡的百分比。虽然枪伤是20 世纪美国历次战争中外伤的首要原因，但爆炸伤成为目前战场伤亡中最常见的原因，过去 10 年战争中颈椎损伤模式的变化也体现了这一点。

美军颈椎损伤的流行病学研究

颈椎骨折在年轻人群中尤其常见，通常伴随着严重的相关损伤[14-16]。一些主要以平民创伤为对象的现代研究表明，颈部外伤的危险因素包括男性、白人、较低的社会经济地位和年龄 15～30 岁[17-21]。脊髓损伤和骨折的数据表明，考虑到人口统计学和所涉及的工作领域，美军现役人员此类损伤风险更高，这在文献中得到了证实[22]。从 2000—2009 年，在 1 300 多万名现役军人中，总共记录了 4 000 多例颈椎骨折，总发病率为 0.29/(1 000 人·年)。骨折相关脊髓损伤的发生率为 0.07/(1 000 人·年)，总发生率为 7.4%[19]。表 13-1 列出了现役军人颈椎骨折的总发病率和危险因素[22]。颈椎骨折的危险因

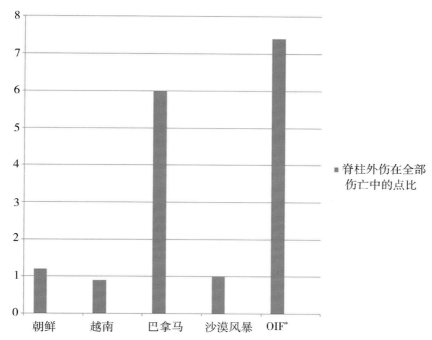

图 13‑1　条形图比较了从朝鲜战争到伊拉克自由行动期间所有脊椎损伤占全部战斗相关损伤的百分比
（摘自 Schoenfeld[6]；获得 Springer 的许可）

表 13‑1　2000—2009 年现役军人颈椎骨折总发病率及危险因素分析。男性、白种人和有士兵军衔都是颈椎骨折的重要危险因素（引自 Schoenfeld 等[22]，经 Springer 许可）

类别	病例数	人/年	未调整的 IR[a]	调整后的 IRR（95%CI）	p 值
男性	3 645	11 795 305	0.31	1.45（1.31，1.61）b	<0.001
女性	403	2 018 028	0.20	N/A	N/A
黑人	642	2 567 557	0.25	N/A	N/A
其他有色人种	488	1 759 176	0.28	1.09（0.97，1.22）c	0.17
白人	2 918	9 486 600	0.31	1.21（1.11，1.32）c	<0.001
低军衔士兵	2 123	6 077 634	0.35	1.63（1.34，1.98）d	<0.001
初级军官	276	1 354 332	0.20	1.04（0.84，1.28）d	0.71
高军衔士兵	1 488	5 506 970	0.27	1.42（1.19，1.70）d	<0.001
高级军官	161	874 397	0.18	N/A	N/A
陆军	1 613	4 976 608	0.32	1.45（1.33，1.59）e	<0.001
海军	968	3 549 191	0.27	1.23（1.12，1.35）e	<0.001
空军	750	3 484 086	0.22	N/A	N/A
海军陆战队	717	1 803 448	0.40	1.61（1.45，1.79）e	<0.001

注：IRR，发生率比率；IR，发生率；CI，置信区间；N/A，不适用，因为该类别被用作计算的参考类别。
[a] 发生率为 1 000 人/年。
[b] 根据年龄、种族、军衔和军种进行调整。女性是参考类别。
[c] 根据年龄、性别、军衔和军种进行调整。黑人是参考类别。
[d] 根据年龄、性别、种族和军种进行调整。高级军官是参考类别。
[e] 根据年龄、性别、种族和军衔进行调整。空军是参考类别。

素包括男性、白人、有士军衔和年龄 20～29 岁，而海军陆战队骨折伴发脊髓损伤的发生率最高。

当下的伊拉克战争和阿富汗战争中，直接战斗造成的脊椎损伤可以进一步细分为不同的流行病学类别。骨骼创伤研究联合会依据联合战区创伤登记处（JTTR）的数据报告，2001—2009 年受伤的 10 979 名军人中，598 人脊柱受伤，其中 86% 是直接作战致伤。在这些战斗相关的脊柱损伤中，14% 是颈椎损伤。图 13‑2 显示了这段时间内脊柱损伤的解剖分布[23]。根据这项研究，持久自由行动（OEF）和伊拉克自由行动（OIF）期间脊柱损伤的总发生率估计为 5.45%，其中 83% 是直接作战致伤[22]。另一项某陆战旅脊柱损伤的大型回顾性研究发现，颈椎是脊髓损伤最常见的节段，在所有确诊的脊柱创伤中的占 48%，最常累及下颈椎（C3～C7）[13]。诊断为颈椎痛或腰痛的脊柱钝性损伤是最常见的损伤类型，其中 83% 是由冲击机制引起的[13]。

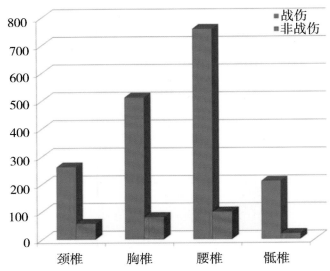

图 13‑2　条形图描绘了 2001—2009 年伊拉克自由行动和持久自由行动期间脊柱损伤的解剖学分布，颈椎损伤占所有战斗相关损伤的 14%，占所有非战斗损伤的 21%（引自 Blair 等[25]，经 Springer 许可）

然而，如果将这些数据与阵亡军人（KIA）脊柱损伤相关信息相结合，脊柱创伤的总发病率将上升至 12%——远高于此前的预期，这确实是军事医学史上最高的纪录[24]。

颈椎损伤的特征

随着美国在伊拉克和阿富汗的冲突进入第 2 个 10 年，受伤军人的医疗负担不容低估。目前的冲突在美国历史上持续时间最长，截至 2013 年，已有超过 50 000 名军人受伤[26]。事实上，脊柱损伤—无论是急性创伤还是慢性疼痛—都是上述负担的重要原因，而且越来越严重[27]。从战区后送的非战斗性脊柱疼痛患者归队的可能性不到 20%[13]。因此，重要的是要认识到，虽然颈椎的直接创伤在战时发病率和死亡率中占重要比例，但并不是上述长期战争中唯一削弱战斗力的颈椎疾病。

非创伤性颈椎疼痛

到越南战争结束时，非战斗性损伤已经超过了所有其他疾病类别，成为军人减员的主要原因[28]。在随后的所有冲突中，由于战伤死亡率已稳步下降，受伤军人重返部队对于维持部队战备状态愈发重要。慢性脊柱疼痛越来越明显，成为住院治疗和战区医疗后送的一个重要原因：在 3 年期间，近 2 500 名 OIF/OEF 军人因"脊柱疼痛"而医疗后送，占所有后送人员的 7.2%[29]。

图 13‑3 显示了脊柱疼痛的区域分布，颈部/颈椎疼痛占所有主诉的 21%[30]。有证据表明，部署到战区是脊椎疼痛加剧的独立风险[26]。一项大型流行病学研究发现，374 名因颈部疼痛而从战区后送的

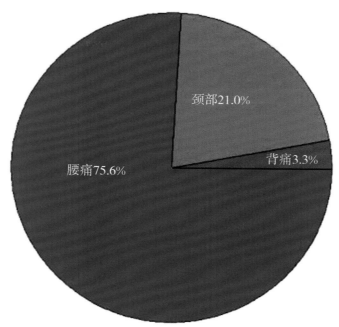

图 13 - 3　扇形图显示了脊椎疼痛的区域分布，颈部和颈椎疼痛占所有脊椎主诉的 21%（引自 Cohen 等[30]；经 Springer 许可）

军人中，只有大约 1/3 的人能够明确病因，其中最常见的是长时间驾驶[31]。OIF 和 OEF 期间后送的脊柱疼痛军人中，84% 的颈部疼痛有原发神经根性症状，说明椎间盘突出等原发神经病变是导致严重疼痛、削弱战斗力的原因[30,32]。当然，脊柱疼痛的风险从病因上看可能是多因素的，但其对部队战备和作战行动的影响不能低估。

颈椎创伤

颈椎的直接外伤仍然是当前战争中的灾难性问题，这种外伤不是孤立发生的。最近的一项回顾性研究表明，对于所有遭受脊柱损伤的军人，平均每位患者会出现 2.8 处单独的脊柱损伤[22]。如果不讨论其主要发生机制、伴发伤以及严重的发病率和死亡率，就不可能完全了解目前战争中军人的外伤类型和相关模式。

创伤机制

如本章前述，非常规作战战术，包括游击战和简易爆炸装置的使用，是敌方战斗人员反击的主要方式。虽然枪伤和机动车辆碰撞（MVC）仍然是颈椎创伤的重要原因，但战伤中 IED 爆炸的继发伤占比高于历史上任何其他战争中的比例[33]。个体防弹衣和顶式装甲车的进步提高了整体生存能力，但外伤情况仍然很严重[13]。人们已对复杂爆炸伤进行了广泛研究，并按致伤效应逐级分为初级、次级、三级和四级效应[34-37]。表 13 - 2 按致伤效应详细描述了每种爆炸伤的类型[38]。具体来说，脊柱损伤似乎主要继发于钝性或挤压型机制，而不是初级、超压模式[38]。对 JTTR 的大型回顾性研究表明，在 2001—2009 年所有记录在案的战伤后送中，51% 的战斗相关脊柱损伤患者是钝性损伤，而 27% 的患者是脊柱穿透性损伤，但在 IED 爆炸后的穿透伤和枪伤之间没有区别。这些患者中的绝大多数为脊柱多发损伤，钝性损伤患者中，24% 为单纯性颈椎损伤，而穿透性损伤患者中，27% 为单纯性颈椎损伤。特别是颈椎骨折，在钝性损伤中占 18%，在穿透伤组中占 21%，钝性损伤组最常见的骨折是横突骨折和压缩性骨折（43%）。脊髓损伤占脊柱创伤患者总数的 17%，其中 61% 是由穿透机制造成的，遭受穿透性损伤的患者发生脊髓损伤的可能性是钝性损伤的 3.8 倍[42]。

表 13－2　　　　　　　　　　　　　　按特定伤害模式对单次爆炸分类的进一步细分表格
（引自 Kang 等[38]；经 Springer 许可）

等级	描述	受伤形式（psi：磅/平方英寸）
一级[5,19,22,26,29]	"超压"伤害 "内爆"发生在与体表接触的时候，爆炸冲击波迅速压缩充满气体的器官，然后在爆炸冲击波前锋经过时几乎瞬间再次膨胀 "剥落"发生在冲击波前锋通过人体传播时，由于相邻器官和组织在气-液界面的组织密度不同而产生的巨大剪切力和应力，导致流体从密度较高的组织向密度较低的组织发生剧烈爆炸运动	*内爆损伤*：听力损失（2 psi），鼓膜破裂（5～15 psi）肺损伤，气胸，纵隔气肿，空气栓塞，肠气肿（30～80 psi），半数致死量（130～180 psi）很可能死亡（200～250 psi）。 *剥落伤*：TBI，胃肠道损伤，器官蒂撕裂伤，眼损伤。
二级[5,23,26,39-41]	弹片造成的原始弹道损伤，继发碎片（即环境材料、金属碎片、玻璃）也会在爆炸赋能后变为投射物；弹片撞击身体并造成穿透伤；也可能导致创伤性截肢；根据弹片大小/形状以及与爆炸震中心的距离，弹片速度会有差异；由于不规则形状的弹片接触身体后在流体阻力作用下快速减速并呈现翻滚，增加了局部组织的损伤量。	贯通伤 创伤性截肢 裂伤 TBI
三级[5,24,28]	整体震飞 冲击波推动身体沿着地面翻滚或抛向空中再撞击坚硬的物体表面 大型物体可能成为抛射物并撞击个人，造成严重的钝性挫伤或挤压伤 结构破坏和建筑物倒塌造成的挤压伤	钝器伤 挤压伤 筋膜室综合征 TBI
四级[5]	爆炸相关其他所有伤害	烧伤 有毒气体或烟雾吸入伤害 窒息

注：TBI，创伤性脑损伤。

更新的一项回顾性研究表明，有颈椎损伤的 KIA 军人中，64％的人有椎体骨折，6％的确诊病例发生了完全颈椎横断[13]，18％的患者发生寰枕关节损伤，其中超过 97％定义为完全脱位。在所有脊髓损伤的 KIA 患者中，52％至少有一处颈部损伤，其中 C1 是最常见的脊髓损伤节段，占比 13.5％，高于所有观察到的腰椎损伤的总和[13]。

伴发损伤

很显然，简易爆炸装置爆炸或其他高能战时损伤机制强大到足以导致脊柱损伤，也往往导致严重的相关伤害。为了描述伊拉克战争中受伤的类型，一项大型回顾性研究显示头部和颈部受伤的发生率为 36.2％，仅次于四肢，是最常见的受伤部位[39]。另一项研究显示，74％～78％的脊柱钝器伤或穿透性损伤患者会有伴随损伤，包括胸部损伤、面部损伤或腹部损伤[37]。在椎体骨折患者不分节段，78％的患者至少有一处相关损伤，事实上，每名受伤患者伴发伤的平均数为 3.37 处[43]。颈椎损伤最常见的相关损伤是创伤性脑损伤（TBI），发生率为 42％，而其上肢和面部损伤也比胸腰椎损伤患者更常见[38]。图 13－4 以图表的方式显示了脊柱损伤患者相关损伤的百分比和分布。多发伤患者的其他伴发伤包括面部骨折、骨盆骨折、气胸和内脏损伤[13]。据报道，颈部损伤的总发病率占英国武装部队所有战伤的 11％，是美国报告的 2 倍多[30]。局部血管结构的损伤，包括颈动脉或颈静脉，与颈部穿透性损伤及呼吸

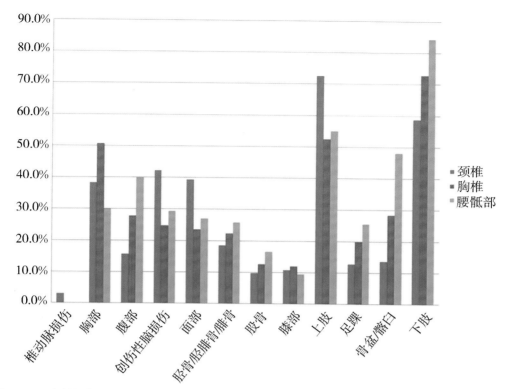

图 13‑4 脊柱损伤患者伴发伤的百分比和分布图示（引自 Patz‑kowski 等[43]；经 Springer 许可）

道损伤有关[44]。

<div align="center">~~~~~~~~ 结　　果 ~~~~~~~~</div>

发病率

正如预期的那样，鉴于现代战争中战伤相关的高能机制及其伴发伤，颈椎创伤有很高的发病率和死亡率，其伴发伤发生率最高的是神经损伤。尽管颈椎损伤的发生率相对较低，但长期功能损害仍然是一个巨大的负担。一项前南斯拉夫内战期间的伤情研究表明，脊柱创伤的战斗人员 43% 会造成"严重残疾"[40]。如前所述，脊柱贯通伤患者在某种程度上非常容易出现神经损伤。报道的神经功能改善率在 0～100%[41]，一些回顾性研究显示在 50%～60%[23]。与战伤相比，非战斗活动致脊髓损伤的军人手术治疗后神经系统改善率明显更高，这表明高能战斗损伤对脊髓的损伤明显更大[22,25]。除多发伤患者外，这些数据似乎与地方文献中的数据差别较大[22,44]。

死亡率

目前战伤军人的总死亡率是有记录以来最低的，为 10.1%[30,34,45]，而脊柱创伤的死亡率在历史上一直很高，从 55% 到最近的第二次世界大战的 70%，甚至比之前的战争更高[8,9,10]。朝鲜战争中脊柱创伤占所有 KIA 军人的 0.15%[46]；虽然巴拿马冲突期间脊柱创伤的总发病率仅为 6%，但 30% KIA 的军人有某种形式的脊柱损伤[47]。然而，对于目前的伊拉克和阿富汗冲突，由于缺乏尸检数据，美军对脊柱损伤总体死亡率的特征分析受到很大限制[13,22]。对英国 JTTR（包括尸检数据）的回顾发现，在当前战争中，颈部遭受枪伤的患者最常见的死亡原因是颈脊髓损伤，占 65%[48]。美国武装部队法医系统（AFMES）允许对几乎所有美国 KIA 军人的尸检评估结果进行检查，其最近的一项大型回顾性综述显示，2003—2011 年，38.5% 的死亡病例有一处或多处脊柱损伤[13]，这些患者是否仅仅因脊柱损伤而死亡还没有阐明，但是伊拉克和阿富汗战争中不断扩大的数据库开始表明，在战斗中遭受的脊柱损伤的比率远远超过历史上任何一次冲突[13,24]。

颈椎战伤的评估与处理

正如本章讨论的，在评估和治疗颈椎战伤时，有几个重要的考虑因素。目前，国防部有专门的临床实践指导方针，用于治疗脊髓损伤的战伤伤员[49]。

救治梯队

上述指南主要基于军事医疗后送系统内的救治水平和梯队，根据现有的医疗人员和技术提供不同循证水平的技术支持。在战场伤员治疗系统中，第Ⅰ梯队包括在战场受伤地点进行治疗，随后运送到援助站。由第Ⅱ梯队组成的前线外科团队有能力进行挽救生命或肢体的手术治疗。第Ⅲ梯队由战区支援医院组成，通常具有先进的影像技术，如计算机断层成像，但通常缺乏为脊柱伤员提供最终救治的专科脊柱器械或人员[50]。军人在到达第Ⅳ梯队（外国军事医院）或美国境内的军事医疗机构（第Ⅴ梯队）之前，不会植入手术内固定物[48]。然而，考虑到医疗后送系统的效率，后送过程通常只能在受伤后24～48小时内完成。

第Ⅰ、第Ⅱ梯队

临床实践指南（CPG）可在战场上评估颈椎伤情，该指南遵循通用的高级创伤生命支持共识，和平民创伤一样，任何承受高能量创伤的患者在排除颈椎损伤以前都应被假定为存在伤情[51]。任何伤后有颈部疼痛或神经系统损伤的军人应尽快固定，但指南还规定，应在保障医疗队和伤员生命的前提下，再给予颈椎牢固固定，并将伤员运送到稳定或更安全的地点，尽量减少敌人攻击造成更严重的外伤。颈部遭受继发穿透伤的军人，气道损伤的风险也会增加，对清醒和无神经功能障碍的患者，CPG建议判断其颈椎损伤风险是否大于呼吸道损伤风险[49]。

第Ⅲ梯队

第Ⅲ级救治梯队按照国家放射成像应用研究标准[52]进行颈椎评估，并基于该标准分别为清醒和不清醒的患者开发了流程图。图13-5和图13-6是CPG中颈椎评估和排除流程图[49]。如果患者的检查结果与颈椎损伤一致，建议使用计算机断层成像（CT）；如果CT不可用，则进行颈椎三个位置的X线片检查（正、侧位和张口位）。如果没有影像学异常，可以取下颈围，但CPG则建议如果患者有颈部疼痛或感觉异常，即便影像正常也应保留颈围[48-50]。

考虑到手术室资源、人员和外科医生专业知识的限制，关于在战区进行颈椎损伤手术治疗的建议无法做到非常清晰。然而，如果血流动力学稳定的患者出现神经功能障碍进行性加重，只要脊柱伤口没有明显污染，CPG即允许减压和/或内固定[47]。对于伴有脑脊液漏、马尾综合征或其他神经功能障碍进行性加重的穿透性脊髓损伤，以及继发于椎管内骨块的不完全脊髓损伤，建议进行手术清创和紧急减压[47]。然而，这些建议仍然存在很大争议，因为最近对当前医学文献的回顾未能就脊髓穿透性损伤急诊外科治疗适应症达成共识[40]。尽管一篇大型综述文章的作者也认为没有共识，但他们得出结论，对于任何神经系统不完全损伤和持续椎管压迫的患者，最好在损伤后24～48小时内进行减压[40]。

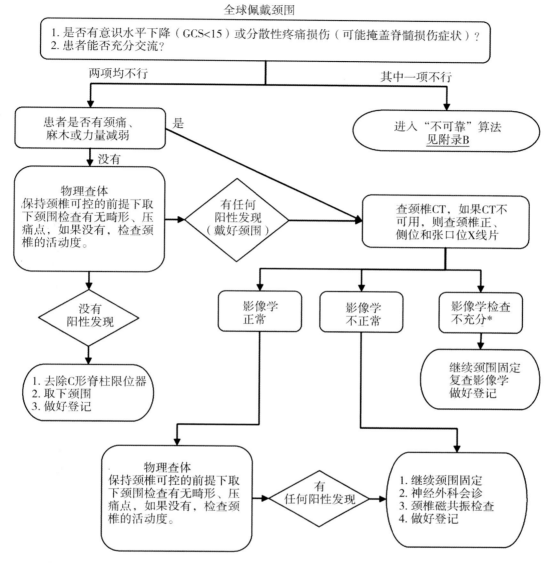

*影像学充分：CT枕骨至胸1椎体轴位平扫，并有矢状位、完状位重建。

图 13‐5　临床检查可靠患者的颈椎损伤排除流程图：计算机断层成像（CT）、磁共振成像（MRI）、格拉斯哥昏迷评分（GCS），正位 X 线片[49]

第Ⅳ 、第Ⅴ梯队

　　颈椎创伤患者的最终外科治疗通常应在欧洲或美国功能齐全的医院环境中进行，那里的技术和外科专业知识更丰富[48]。考虑到绝大多数不影响生命的颈椎损伤是横突骨折或压缩性骨折，从逻辑上讲，这些患者大多数都应采取保守治疗[35]，但是需要注意的是，颈部战伤救治的独立数据还很缺乏。对JT-TR 数据的回顾表明，直接战斗造成的任何水平上的脊柱损伤接受外科治疗的可能性都较大，包括内固定、一期融合术或脊柱减压[23]，但与因非战斗性脊柱损伤接受手术的患者相比，其神经功能部分或完全恢复的可能性较小[23]。另据报道，脊柱钝性损伤的患者虽然手术率较低，但与贯通伤的患者相比，神经功能的改善率较高[35]。如前所述，这可能与在战斗中枪伤或贯通性爆炸伤患者承受了更高能量的损伤机制有关，这些数据反映了更高的不稳定率和总体损伤严重程度。

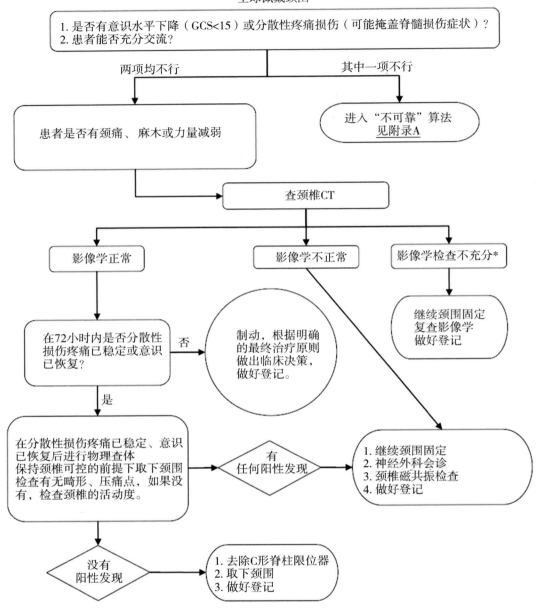

全球佩戴颈围

1. 是否有意识水平下降（GCS<15）或分散性疼痛损伤（可能掩盖脊髓损伤症状）？
2. 患者能否充分交流？

两项均不行   其中一项不行

患者是否有颈痛、麻木或力量减弱   进入"不可靠"算法
                                                      见附录A

查颈椎CT

影像学正常   影像学不正常   影像学检查不充分*

继续颈围固定
复查影像学
做好登记

在72小时内是否分散性
损伤疼痛已稳定或意识   否   制动，根据明确
已恢复？   的最终治疗原则
                                      做出临床决策，
是   做好登记。

在分散性损伤疼痛已稳定、意识
已恢复后进行物理查体   1. 继续颈围固定
保持颈椎可控的前提下取下颈围   有   2. 神经外科会诊
检查有无畸形、压痛点，如果没   任何阳性发现   3. 颈椎磁共振检查
有，检查颈椎的活动度。   4. 做好登记

没有   1. 去除C形脊柱限位器
阳性发现   2. 取下颈围
                                      3. 做好登记

* 影像学充分：CT枕骨至胸1椎体轴位平扫，并有矢状位、完状位重建。

图 13－6 临床检查不可靠患者的颈椎损伤排除流程图。计算机断层成像（CT）、磁共振成像（MRI）、格拉斯哥昏迷评分（GCS），正位 X 线片[49]

结 论

与战争有关的颈椎创伤史和战争史一样千变万化，随着与战争相关的技术逐渐变得更加强大，受伤的严重程度也随之提高。虽然颈椎损伤在几个世纪里一直相对稳定，只影响了一小部分受伤士兵，但无疑会导致最具破坏性的后果和功能障碍。虽然并非所有使战斗力减弱的颈部症状都与战伤直接相关，但值得注意的是即使是慢性颈痛也可能因暴露于活跃的战区而加剧，尽管其病因是多因素的，但它仍然是美国和其他联军部队战备的一个重大负担。最近的研究表明，与现代战争技术导致的外伤模式变化造成脊柱创伤发病率急剧增加，事实上，目前记录的比率是人类历史上最高的。美军一方面要维持世界上最

有效和最先进的医疗评估和后送系统，同时必须继续面对数十年战争造成的失能的军人，颈部创伤仍然是其中一个不大但很重要的问题。

〔朱泽兴　译〕

参考文献

[1]　Colton CL. The history of fracture treatment. In：Browner BD，Jupiter JB，Levine AM，Trafton PG，editors. Skeletal trauma. 3rd ed. Philadelphia：Saunders；2003. p. 3e28.

[2]　Filler AG. A historical hypothesis of the first recorded neurosurgical operation：Isis，Osiris，Thoth，and the origin of the djed cross. Neurosurg Focus. 2007；23：E6.

[3]　Gabriel RA，Metz KS. Contributions in military studies：a history of military medicine. New York：Greenwood Press；1992.

[4]　Goodrich JT. History of spine surgery in the ancient and medieval worlds. Neurosurg Focus. 2004；16：E2.

[5]　Kumar K. Spinal deformity and axial traction. Historical perspective. Spine. 1996；21：653e5.

[6]　Schoenfeld AJ，Belmont PJ，Weiner BK. A history of military spine surgery. Spine J. 2012；12：729 - 36.

[7]　Breasted JH. The Edwin Smith surgical papyrus. Chicago：University of Chicago Press；1930.

[8]　Hanigan WC，Sloffer C. Nelson's wound：treatment of spinal cord injury in 19th and early 20th century military conflicts. Neurosurg Focus. 2004；16：E4.

[9]　Hays I，ed. The American journal of the medical sciences. Philadelphia：Henry C. Lea；1867.

[10]　Otis GA，ed. The medical and surgical history of theWar of the Rebellion (1861—1865). Surgical history. Volume Ⅱ. Washington，DC：GPO；1870.

[11]　Otis G. Surgical cases treated in the Army of the United States from 1865—1871. Washington，DC：Government Printing Office；1871.

[12]　Belmont PJ Jr. ，Schoenfeld AJ，Goodman GP. Epidemiology of combat wounds in operation Iraqi freedom and Operation Enduring Freedom：orthopaedic burden of disease. J Orthop Surg Adv. 2010；19：2e7.

[13]　Schoenfeld AJ，et al. Characterization of combat-related spinal injuries sustained by a US Army Brigade Combat Team during operation Iraqi freedom. Spine J. 2012；12：771 - 6.

[14]　Bohlman HH. Acute fractures and dislocations of the cervical spine. J Bone Joint Surg Am. 1979；61：1119 - 42.

[15]　Demetriades D，Charalambides K，Chahwan S，et al. Nonskeletal cervical spine injuries：epidemiology and diagnostic pitfalls. J Trauma. 2000；48：724 - 7.

[16]　Ryan MD，Henderson JJ. The epidemiology of fractures and fracture dislocations of the cervical spine. Injury 1992；23：38 - 40.

[17]　Burney RE，Maio RF，Maynard F，Karunas R. Incidence，characteristics，and outcome of spinal cord injury at trauma centers in North America. Arch Surg. 1993；128：596 - 9.

[18]　Dryden DM，Saunders LD，Rowe BH，et al. The epidemiology of traumatic spinal cord injury in Alberta，Canada. Can J Neurol Sci. 2003；30：113 - 21.

[19]　Hu R，Mustard CA，Burns C. Epidemiology of incident spinal fracture in a complete population. Spine. 1996；21：492 - 9.

[20]　Jackson AB，Dijkers M，Devivo M，Poczatek RB. A demographic profile of new traumatic spinal cord injuries：change and stability over 30 years. Arch Phys Med Rehabil. 2004；85：1740 - 8.

[21]　Lowery DW，Wald MM，Browne BJ，et al. NEXUS Group. Epidemiology of cervical spine injury victims. Ann Emerg Med. 2001；38：12 - 6.

[22]　Schoenfeld AJ，Sielski B，Rivera KP，Bader JO，Harris MB. Epidemiology of cervical spine fractures in the US military. Spine J. 2012；12(9)：777 - 83.

[23] Kahraman S, Gonul E, Kayali H, et al. Retrospective analysis of spinal missile injuries. Neurosurg Rev. 2004;27: 42 - 5.

[24] Schoenfeld AJ, et al. Characterization of spinal injuries sustained by American service members killed in Iraq and Afghanistan: a study of 2089 instances of spine trauma. J Trauma Acute Care Surg. 2013;74(4):1112 - 8.

[25] Blair JA, et al. Are spine injuries sustained in battle truly different? Spaine J. 2012;12:824 - 9.

[26] Department of Defense. "Operation Enduring Freedom (OEF) U. S. Casualty Status" and "Operation Iraqi Freedom (OEF) U. S. Casualty Status" Fatalities as of February 5, 2013, 10 a. m. EDT. 2013. http://www. defense. gov/ news/casualty. pdf. Accessed 6 Jan 2013.

[27] Carragee, EJ. Marching home again (Editorial): spine casualties, combat exposure, and the long wars. Spine J. 2012;12:723 - 6.

[28] Hoeffler DF, Melton LJ. Changes in the distribution of Navy and Marine Corps casualties from World War I through the Vietnam conflict. Mil Med. 1981;146:776 - 9.

[29] Cohen SP, Brown C, Kurihara C, et al. Diagnoses and factors associated with medical evacuation and return to duty for service members participating in operation Iraqi freedom or Operation Enduring Freedom: a prospective cohort study. Lancet. 2010;375:301 - 9.

[30] Cohen SP, Gallagher RM, Davis SA, Griffith SR, Carragee EJ. Spine-area pain in military personnel: a review of epidemiology, etiology, diagnosis, and treatment. Spine J. 2012;12:833 - 42.

[31] Cohen SP, Kapoor SG, Nguyen C, et al. Neck pain during combat operations: an epidemiological study analyzing clinical and prognostic factors. Spine. 2010;35:758 - 63.

[32] Cohen SP, Nguyen C, Kapoor SG, et al. Back pain during war: an analysis of factors affecting outcome. Arch Intern Med. 2009;169:1916 - 23.

[33] Owens BD, Kragh JF Jr, Wenke JC, Macaitis J, Wade CE, Holcomb JB. Combat wounds in operation Iraqi freedom and Operation Enduring Freedom. J Trauma. 2008;64(2):295 - 9.

[34] Champion HR, Holcomb JB, Young LA. Injuries from explosions: physics, biophysics, pathology, and required research focus. J Trauma. 2009;66:1468 - 77. (discussion 1477)

[35] DePalma RG, Burris DG, Champion HR, Hodgson MJ. Blast injuries. N Engl J Med. 2005;352:1335 - 42.

[36] Hayda R, Harris RM, Bass CD. Blast injury research: modeling injury effects of landmines, bullets, and bombs. Clin Orthop Relat Res. 2004;422:97 - 108.

[37] Ramasamy A, Hill AM, Clasper JC. Improvised explosive devices: pathophysiology, injury profiles and current medical management. J R Army Med Corps. 2009;155:265 - 72.

[38] Kang DG, et al. Wartime spine injuries: understanding the improvised explosive device and biophysics of blast trauma. Spine J. 2012;12:849 - 57.

[39] Belmont PJ, et al. Incidence and epidemiology of combat injuries sustained during "the surge" portion of operation Iraqi freedom by a U. S. Army Brigade Combat Team. J Trauma. 2010;68(1):204 - 10.

[40] Jankovic S, Busic Z, Primorac D. Spine and spinal cord war injuries during the war in Croatia. Mil Med. 1998;163: 847 - 9.

[41] Klimo P Jr, Ragel BT, Rosner M, et al. Can surgery improve neurological function in penetrating spinal injury? A review of the military and civilian literature and treatment recommendations for military neurosurgeons. Neurosurg Focus. 2010;28:E4.

[42] Blair JA, et al. Military penetrating spine injuries compared with blunt. Spaine J. 2012;12:762 - 8.

[43] Patzkowski JC, et al. Multiple associated injuries are common with spine fractures during war. Spine J. 2012;12: 791 - 7.

[44] Pirouzmand F. Epidemiological trends of spine and spinal cord injuries in the largest Canadian adult trauma center from 1986 to 2006. J Neurosurg Spine. 2010;12:131 - 40.

[45] Holcomb JB, Stansbury LG, Champion HR, et al. Understanding combat casualty care statistics. J Trauma. 2006; 60:397 - 401.

[46] Reister FA. Battle casualties and medical statistics: U. S. Army experience in the Korean war. Washington, DC:

Surgeon General，Department of the Army；1973.

［47］　Parsons TW 3rd，Lauerman WC，Ethier DB，et al．Spine injuries in combat troops—Panama，1989．Mil Med. 1993；158；501－2.

［48］　Breeze J，et al．Mortality and morbidity from combat neck injury．J Trauma．2012；72（4）；969－74.

［49］　Joint Theater Trauma System Clinical Practice Guideline；Cervical and Thoracolumbar spine injury；Surgical Management and Transport．2012．http；//www．usaisr．amedd．army．mil/assets/cpgs/Cervical_and_Thoracolumbar_Spine_Injury_9_Mar_12．pdf．Accessed 6 Jan 2013.

［50］　Burris DG，Dougherty PJ，Elliot DC，et al．eds．Emergency war surgery．Washington，DC；Borden Institute，Walter Reed Army Medical Center；2004.

［51］　Joint Theater Trauma System Clinical Practice Guideline；Cervical spine evaluation and nonsurgical management．2012．http；//www．usaisr．amedd．army．mil/assets/cpgs/Cervical_Spine_Evaluation_19_Mar_12．pdf．Accessed 6 Jan 2013.

［52］　Hoffman JR，Mower WR，Wolfson AB，et al．Validity of a set of clinical criteria to rule out injury to the cervical spine in patients with blunt trauma；National Emergency X-Radiography Utilization Study Group．N Engl J Med．2000；343；94－9.

第三篇
军队外伤防治的公共卫生策略

第十四章　公共卫生模式在预防军队肌肉骨骼损伤中的应用

缩略语列表

AFEB	武装部队流行病学委员会
DoD	国防部
DMSS	国防医疗监测系统

导　言

纵观历史，卓有成效的军事指挥官都懂得，士兵的健康对战场上的胜利至关重要[1,2]。最早的军队公共卫生和预防医学工作可以追溯到几千年前，《旧约》中曾有述及[3]。那时的公共卫生侧重于规范饮食、监测食品和水源安全、保持个人卫生、识别和调查疾病暴发，并就战地健康保护和营地卫生的方方面面面向军事指挥官提供建议[3]。美军从独立战争到最近的伊拉克和阿富汗冲突，都有此类预防医学和公共卫生报道[4,3,5,6]。

美军官方批准的公共卫生职能部门可以追溯到 70 多年前。第二次世界大战初期，Johns Hopkins 健康与公共卫生学院成立了"陆军职业卫生实验室"[7]。早期，这些军队公共卫生职能部门主要关注国防部（DoD）生产基地的职业健康问题，但很快就扩展到预防医学领域，重点是部队健康保护[3,7]。最开始，军队公共卫生和预防医学工作主要侧重于预防感染性和传染性疾病[1,8,9]。

1953 年，武装部队流行病学委员会（AFEB）成立。该委员会由文职医生、流行病学家、公卫干部和其他科学家组成，主要任务是为负责卫生事务的助理国防部部长和陆、海、空三军的卫生部长提供咨询[8]。早期，该部门大部分公卫工作均聚焦于传染病预防，最近则更多地关注预防军队外伤和骨骼肌肉疾病[8-12]。在 20 世纪 90 年代早期，国防部领导层逐渐意识到骨骼肌肉伤病对部队战备的影响[8,11]。基于此，AFEB 成立了"预防与控制外伤工作组"[8]。该小组由军医和文职医生、流行病学家和其他重要科学家组成，任务是回顾军队内部现有的外伤数据，并提出建议，以改善这一高危人群的外伤监测和预防策略[8]。这项工作应用公共卫生模式来研究部队的外伤负担[12]，并为改进外伤监测和预防工作提出了重要建议，影响深远[8,11,12]。工作组提出，在军队人员骨骼肌肉伤病中存在"隐性流行病"，这是其最重要的成就之一[9,11]。随后，他们继续应用公卫模式，以更好地了解这一高危人群的骨骼肌肉伤病谱，并评估预防工作的理想效力和实际效力。美国陆军公共卫生司令部成立于 2011 年，该组织的中心任务包括帮助士兵、退伍人员、家属和国防部文职人员提升健康水平，预防疾病、外伤和残疾[13]。

本章概述如何应用公共卫生模式来确定部队肌肉骨骼伤病中的"隐性流行病"[8,9,11,12]，以及如何在该人群中采用该模式制定循证防伤干预措施，并付诸实施。后续章节则重点介绍了在军队人群中所采用的循证防伤策略（第十五章），并讨论了军事环境下有效防伤的框架，以及克服障碍、有效防伤的策略（第十六章）。

公共卫生模式在军队外伤中的早期应用

AFEB 和 "外伤预防与控制工作组" 最初采用的五步公共卫生模式是从其他领域修改成的，工作组将其作为系统评估部队外伤负担的框架[12]。该小组特别感兴趣的是，如何利用部队医疗信息进行损伤监测，并通知与防伤相关的公卫人员。公卫模式的 5 个步骤是：①确定问题是否存在及其严重程度；②确定问题的原因；③确定预防问题的方法；④执行预防策略和计划；⑤继续监测，监督/评估防伤工作的有效性[12]。上述步骤都很关键，但要特别注意，防伤的各个步骤并不需要按顺序执行，且不同步骤中的各项活动常常可同时进行[4]。本节将重点介绍 AFEB 和外伤预防与控制工作组初期工作中的一些重要发现，并说明了初始工作如何在该领域为后续工作建立模式。

在公卫模式第一步、即确定外伤谱时，外伤预防与控制工作组检视了部队现存的死亡、残疾、住院和外伤后行门诊治疗的数据[11,12]。其主要目标之一是确定现有数据质量，并评估其对外伤监测的效用。他们报告称，外伤是 1994 年部队死亡的主要原因，占所有死亡人数的近 50％[12]。他们还报告，从 20 世纪 80 年代到 90 年代初，所有军兵种的医疗伤残率都在上升。在这段时间内，骨骼肌肉伤病是军队因残退伍的主要原因，陆军和海军的所有残疾病例中，超过 50％ 是外伤相关的肌肉骨骼和骨科疾病造成的[12]。肌肉骨骼伤病是 1994 年陆军、海军和海军陆战队住院的主要原因，也是空军住院的第二大原因[12]。该年度骨骼肌肉伤病合计占所有四个军兵种现役军人住院总数的 21％～48％。据报道，军队卫生系统内与外伤相关的门诊就诊率也很高。

外伤预防与控制工作组的下一项任务是查明部队外伤的原因和危险因素（步骤②）[12]。为了完成这项任务，该小组回顾了军队中常规收集的伤因数据[12]，包括事故报告和医院伤因代码。他们还回顾了军事研究中心现有与军体训练相关的外伤记录。根据现有数据，在 1994 年，运动相关损伤是陆军和空军住院的主要原因。根据同期陆军和空军的安全数据，运动和军体训练相关损伤也是出事故的第二大原因。除了运动相关损伤，与军体训练相关的骨骼肌肉伤病也已确定为军事训练人群受伤的主要原因。私家车事故也是陆军和空军发生事故和住院的主要原因。

用现有数据对军队外伤谱、伤因和风险因素完成量化后，外伤预防与控制工作组便将重点转向确定和评估循证防伤干预措施，以处理先前确定的伤因和风险因素（步骤③）的。该小组指出，"为有效预防外伤等复杂公共卫生问题，先要对干预措施进行测试和评估，之后才可广泛实施。"[12] 为此，他们回顾了现有的、在军事训练人群中制定和测试的防伤干预措施相关数据。他们报告称，在军事训练期间减少跑步里程，既不影响改善心肺功能，又可大大减少下肢骨骼肌肉损伤。后续研究证实了这一发现，目前从最初级军事训练开始，跑步频率、持续时间、强度和运动量都按照非常标准的方案进行[14-16]。该小组还研究了空降行动（跳伞）中穿着靴型踝支具能否有效预防外伤[12]。一项 I 级随机对照试验的证据表明，该预防干预措施可在空降训练期间将踝关节扭伤降低 85％[17]，现在这种支具已常规使用[12,17,18]。最后一点，研究小组发现，现有证据不认为在军事训练期间使用减震鞋垫可降低应力性骨折的发生率[12,19]。不进行初步测试和评估就在军事训练现场穿着减震鞋垫，不仅成本巨大，也不会产生任何防伤效果。该小组指出，上述例子强调了，在广泛实施和采纳防伤干预措施之前，先研究评估其有效性是很重要的[12]。

外伤预防与控制工作组在开始工作时，不会实施或评估任何新的外伤预防干预措施或方案，但对这个公卫模式的关键步骤（步骤④），他们提出了重要建议[8,11,12]。他们在外伤监测方面的工作和建议也为该领域的后续工作提供了基础[8,11]。成功进行防伤干预需要将各利害关系方（如高层领导、技术领导、制定政策人员、健康服务人员、公卫从业人员等）和公共卫生职能（如监测、研究、实践科学、方案评估等）进行整合[8,12,20]。无论是通过试验来评估干预措施的理想效力，还是在真实环境中评估防伤方案的实际效力，对降低军队骨骼肌肉伤病的风险都很有必要。后续章节详细讨论了其他可以评估防伤方案实际效力和理想效力的策略，参考文献中记录了一些成功预防外伤的模式[20,22]。本章稍后将对健康行为改变的模式进行更深入的讨论。该小组建议，在制订、执行和评估预防方案过程中纳入外伤监测和研究，是整个方案成功的关键[12]。然而，他们也指出，防伤干预项目在受控研究条件下表现出的理想效力，并不能确保该项目在真实军事训练环境中产生实际效力[12]。其他人也认为这是实施防伤计划中的重要问题[20,21]。

据此，外伤预防与控制工作组强调，持续外伤监测在评估防伤工作的中长期效果方面具有关键作用（步骤⑤）。他们还提供了样例，说明该如何使用军队外伤监测数据，以评估预防死亡、机动车事故和空难的干预措施[12]。他们指出，虽然国防部提供的数据对外伤监测和项目评估非常有价值，但收集、整理和分析这些数据的过程非常耗费人力和时间，不同的数据源缺少联系，而且广泛分布在不同军兵种的医疗、行政和人事数据库中[12]。基于此，外伤预防与控制工作组建议国防部创建一个综合性的军事医学监测系统，以整合现有数据库的关键要素[8,11,12]。于是就开发出了"国防医疗监测系统"（DMSS）和"国防医学流行病学数据库"[8,23]。这些资源以及军队内的其他监测资源[24]，大大加强了对这一高危人群的外伤监测和预防工作，还可以更高效、更及时的方式向更广泛的参与方提供监测数据。

上述的早期外伤监测和预防工作采用了公共卫生模式，其结果发表在 2000 年《美国预防医学杂志》的一期特刊[6,9] 中。这一系列文献没有明确回答该如何减轻骨骼肌肉伤病对军人的影响，但已开始将一些关键性问题组成框架，以解决这个严重威胁军队战备的问题，并就问题的严重性提供了令人信服的证据[9]。一些可变或不可变的风险因素及易患因素，会增加军人在遭受急性和重复外力后形成机械性外伤的风险，这些因素都包括在前述的重要问题之中[9]。这些重要问题还包括：哪些防伤干预措施或措施组合能够将外伤降低至有临床意义的水平。James B. Peake 少将指出："要回答这些问题只能靠精确收集数据和高层主动支持的大样本试验"[9]。AFEB 和外伤预防与控制工作组不仅关注这些问题，还为其提供了一个框架，将公卫相关的防伤工作和防伤研究及方案评估纳入其中。在接下来十年里，各主要参与方在扩大和拓宽 AFEB 和外伤预防与控制工作组的初期工作、即解决军队外伤"隐蔽流行病"等方面取得了重大进展，然而由于美军介入中东两个战场，使这项工作变得复杂起来。尽管面临挑战，上述重要参与者仍然通过调整公共卫生模式完成了这项工作，他们扩展了该模式，纳入了其他学科的信息，包括健康行为和行为干预、实践科学和风险管理。国防部人员和文职研究人员之间的这些合作帮助回答了上面提及的一些重要问题，我们对军队外伤及预防干预有效性的理解由此提升了一大截。

军队预防外伤公共卫生模式在当下的应用

2010 年，《美国预防医学杂志》[5,25,26] 上发表了一期关于军人外伤随访的增刊。该增刊标题为"外伤预防的公共卫生方法：美军经验"。该卷详细介绍了防伤公卫模式是如何演进的，该如何继续用其确定防伤重点（表 14-1），并使防伤的公卫方法与军队施行的事故风险管理流程吻合，促使一线军官、安全干部和预防医学人员开展防伤重点工作（表 14-1）[25]。这期特刊还报道了近十年来，军队在完成重要防伤目标和建议方面取得的成绩，如在建设骨骼肌肉伤病常规监测的基础设施方面取得的重大进展，并能够利用这些资源和监测数据评估防伤方案（步骤 1、4 和 5）[4]。尽管取得了这些进展，但在确定伤因和危险因素（可变和不可变），以及评估防伤干预效力（步骤 2 和 3）方面的进展有限。虽然 James B. Peake 少将在 2000 年指出，部队有效防伤要靠精确的数据收集（监测）和高层主动支持的大样本试验[9]，但后者尚未实现。Jones 等人[4] 注意到在这期杂志出版时，军方还没有专门的防伤研究目标或计划。虽然此领域的研究进展不多，但部队防伤工作采用了更多的公共卫生手段，也是意料之外的进步。关键领导们认识到，预防外伤不仅要调整和执行表 14-1 中列出的公卫手段，还必须在部队中开发一种系统的循证防伤方法并付诸实施[4]。

近年来，循证决策在公共卫生工作和政策中获得了重大支持，并已用于制定研究重点工作。系统评估和回顾现有的最佳证据，可指导当下的防伤工作和政策，还可帮助找出知识缺陷，通过研究来解决缺口问题，以推进防伤重点工作。Jones 等人[4] 最近报道了军队中循证决策和防伤的系统过程，重点包括

表 14 - 1   应用公共卫生方法预防美军骨骼肌肉伤病的步骤，与美国陆军事故风险管理流程吻合

（改编自[4,25]）

防伤公卫流程	说明	美国陆军事故风险管理
第一步：通过监测量化外伤负担	在人群层面，常规外伤监测将骨骼肌肉伤病的频率、发生率和趋势进行了量化这些数据用于找出新出现和持续存在的问题，并可协助确定防伤重点。	第一步：找出和评估危害。
第二步：确定伤因和危险因素	将观察性研究和公共卫生工作所获信息用于找出肌肉骨骼伤病的原因和危险因素，重点是确定可变和不可变风险因素，聚焦防伤干预措施和外伤风险最高的群体。	第二步：确定风险（损伤严重程度和概率）。
第三步：研究防伤干预措施	针对高危人群的可变危险因素制定和执行防伤干预措施。 进行随机和非随机对照研究，评估这些防伤干预措施在控制条件下的理想效力。	第三步：制定降低风险的控制措施。
第四步：执行防伤方案和政策	主要参与方，包括高层领导、技术领导、政策制定者、健康服务人员和公卫专业人员，根据步骤1~3中明确的证据，共同制订循证防伤方案和政策，并执行。	第四步：做出承受风险的决定。
步骤5：持续对方案和政策进行评估和监测	进行持续的外伤监测和方案评估研究，以检查防伤方案和策略在执行和持续实施阶段的实际效力。	第五步：执行控制措施，监督执行，评估结果。

6个步骤：①确定最大或最严重的外伤问题；②根据步骤1中确定的防伤重点工作，系统搜索和回顾关于有效防伤干预措施的现有科学证据；③使用既定的回顾标准，客观评价步骤2中找出的各个研究的质量；④根据证据的总体强度和一致性，提出防伤建议；⑤根据可用资源、问题大小和严重程度、干预措施的实际效力和理想效力以及可行性，确定防伤干预措施重点工作；⑥找出研究不足和重点。上述循证防伤决策过程的重点包括评估各个研究的质量和结果，并综合各研究结果，根据现有证据的强度和一致性提出循证建议。对后一内容，作者综合各项研究效果，就如何为防伤策略提出建议制定了标准[4]，还为部队确立防伤工作和研究重点提供了标准和工具。

　　Canham-Chervak等人[27] 在同一期《美国预防医学杂志》的另一篇论文中应用该系统方法确定防伤重点工作。他们所述的目标是：①系统吸收专家意见，改进先前的优先次序；这些专家不仅要有公卫培训经验，还要有评估流行病学数据和文献的经验；②应用定好的标准找出最适合执行防伤计划和策略、并且在国防部排前几位的伤因[27]。军体训练造成的骨骼肌肉伤病已定为防伤的重中之重，其次是部队跳伞伤、私人机动车碰撞造成外伤和运动相关外伤。作者采用以下标准对上述伤因和部队其他主要伤因进行了系统评估：①该问题对健康和部队战备的重要性；②问题的可预防性；③防伤措施或政策干预的可行性；⑤执行和结果的时效性；⑤评估计划或政策结果的能力。虽然作者应用了系统方法来确定防伤重点，但他们也注意到了该流程的一些缺点，需要改进。有个重要问题：上述流程依赖住院数据中的伤因编码，但却不包括门诊就诊的伤因[27]。由于大多数骨骼肌肉损伤和疾病都在门诊治疗，所以该问题比较严重。尽管军队外伤监测已取得了明显进展，但在卫生系统中，门诊就诊时准确进行伤因编码仍然存在问题。确定防伤优先顺序的系统流程有个关键改进点，即在流程中早点进行评估，这样有助于制订最终标准和方法；然而，作者指出，公共卫生工作既需要科学严谨性，还要及时应对紧急公共卫生问题，因此可能无法早期进行评估。

　　Ruscio等人[28] 采用了类似的系统流程，根据外伤类型、伤因和病情（用缺勤天数来衡量），确定防伤重点。作者回顾了2004年DMSS中记录的住院数据和门诊就诊数据。他们按急性外伤的身体部位确定了主要损伤类型以及外伤相关的骨骼肌肉疾病。作者还按身体部位估计了每个诊断的缺勤天数。门诊急性损伤致缺勤的天数排前五位：①下肢骨折导致7 928人/年的缺勤（20%）；②上肢骨折导致6 450人/年的缺勤（17%）；③下肢扭伤和拉伤导致5 144天的缺勤（14%）；④下肢关节脱位和软骨撕裂导致 4 166 人/年的缺勤（11%）；⑤脊柱和腰部扭伤和拉伤导致 3 293 人/年缺勤（9%）。需要门诊治疗的外伤相关肌肉骨骼疾病中，缺勤天数前五位的是：①下肢过度使用损伤（疼痛、炎症和应力性骨折），导致 10 420 人/年缺勤（34.5%）；②躯干过度使用损伤（疼痛、炎症和应力性骨折），导致 5 933 人/年缺勤（19.6%）；③上肢过度使用损伤（疼痛、炎症和应力性骨折），导致 3 600 人/年缺勤；④不明原因过度使用损伤（疼痛、炎症和应力性骨折），导致 2 737 个缺勤天数（9%）；⑤下肢扭伤、拉伤和断裂，导致 1 800 人/年缺勤（6.3%）。这些数据系统评估了骨骼肌肉损伤对军人的影响，特别是以骨骼肌肉伤病为主要诊断的工作相关残疾。作者不仅根据军队战备对上述外伤的负担进行了量化，还为制订防伤优先顺序提供了客观数据。

此外，作者还检视了排在前几位的急性伤因[28]。交通相关事故（例如机动车辆或船只）是上下肢骨折以及背部扭伤和拉伤的主要原因。运动和军体训练是下肢扭伤、拉伤和脱位的主要原因。运动和军体训练还是全部其他主要诊断类别中排名前三的伤因。用 Jones 等人之前报告的系统过程[4]，可以根据上述数据建立各军兵种专用的防伤计划和政策重点（表 14-2）[28]。各军兵种均将运动和军体训练骨骼肌肉损伤定为防伤和政策倾斜的首要方向。

表 14-2　　按军兵种划分的防伤计划和政策优先顺序（改编自[28]）

致伤原因	空军		陆军[a]		海军陆战队		海军	
	平均得分（最高=40）	排序	平均得分（最高=40）	排序	平均得分（最高=40）	排序	平均得分（最高=40）	排序
运动和军体训练（PT）[a]	29.2	2	PT：34.0 SP：28.4	PT：1 SPT：4	28.5	2	27.0	2
私家车（POV）事故	32.0	1	27.2	5	24.3	4	26.0	3
摔伤	26.3	3	30.6	3	28.0	3	28.0	1
扭伤/旋转伤（没有摔倒）	21.8	6	24.6	8	20.7	7	19.3	6
非交通事故（POV 和 MIL）	20.3	7	19.4	10	17.8	8	19.0	7
跳伞	20.2	8	31.8	2	NR	NR	16.0	8
枪支和爆炸物	24.2	4	26.2	6	36.3	1	22.8	4
军用车辆事故	23.0	5	26.2	6	23.5	5	NR	NR
工具和机器	NR	NR	21.0	9	21.5	6	21.8	5

注：SPT，运动；PT，体育训练；POV，私家车；MIL，军用；NR，未排序。
[a] 陆军将运动与军体训练分别评分；其他军兵种对运动和军体训练进行了综合评分。

基于这些数据，作者对防伤干预提出了建议[34]，包括：①评估环境、行为、指导或法规等干预措施，预防与运动和军体训练相关的特定损伤；②由预防军体训练相关损伤的系统评价所得出的循证建议都应该支持，包括但不限于跳伞的踝护具、护齿托、垒球分离垒，以及足踝损伤高危运动（如足球和篮球）的踝关节护具；③为已确定的最大、最可预防的问题提供资源和优先政策倾斜，包括但不限于运动和军体训练、摔伤和私家车事故；④支持"联合军兵种军体训练伤预防工作组"关于预防与军体训练伤的建议[29]。

Ruscio 等人[28] 还就防伤研究重点提出了几项建议，并指出，处理这些战略研究重点可以大大加强整个 DoD 的预防工作。确定的首要研究重点包括：①在作战单位进行跌倒和军体训练伤的流行病学研究；②对运动、锻炼和娱乐相关肌肉骨骼损伤等数据的获取方法加以改良；③评估主要损伤致残和医疗退伍的影响；④评估目前的方法和结果，以确保在部署地域可用。后者特别重要，因为非战斗外伤是军事部署期间从战区医疗后送的主要原因，而运动和军体训练是造成这些损伤的主要原因[30]。本书第三章中详细综述了部署期间非战斗骨骼肌肉伤病所产生的负担。

公共卫生模式在军队防伤中的应用不断发展。与系统方法和循证决策过程相结合，军队防伤工作得到持续推动，并引起了军方高层和决策者的更多关注，但仍然存在明显不足，尤其是在防伤研究方面。缺乏专门的军事损伤预防研究目标或方案仍然是推进防伤工作的重要障碍。尽管在过去的十年中，通过"国会指导的医学研究计划"获得的研究资金大量增加，但几乎没有资金将研究重点放在重要防伤目标或防伤干预措施及前述的重点工作上。

将健康行为纳入防伤干预：公共健康模式的应用

一直以来，公共卫生研究都显示，与环境相结合的被动防伤干预措施比主动干预措施效果更好，后者需要个人或组织有意识地改变其行为。不幸的是，许多防伤干预的理想效力和实际效力都依赖于组织中多个层面的健康相关行为，才能启动有临床意义的行为改变，并维持下去[31]。尽管部队有自己的固有结构，但其防伤工作也存在类似情况。因此，防伤研究和实践必须纳入健康行为改变理论，这在设计和执行防伤干预措施时尤其重要[32]。实践科学是公共卫生的新兴领域，可以为防伤实践和研究提供信息。美国国立卫生研究院（NIH）Fogarty 国际中心指出，实践科学是一些研究方法，可将研究结果和证据更好地整合入公共卫生政策和执行之中[33]。实践科学的目标是将患者、医疗保健专业人员和其他重要参与者的行为，看作真实环境中持续采纳、利用和执行循证干预措施的关键变量[33]。尽管军队在防伤领域有进步，但将健康行为改变或实践科学理论融入防伤研究和实践中的工作并不多[20]。

目前已经开发了一些概念性框架和模式，可以帮助设计、实施和评估提升健康水平的循证干预措施[32]。这些模式纳入了健康行为理论，可直接应用于防伤干预。已开发的两个最全面的模式是 PRECEDE/PROCEED 规划模式[22] 和创新推广模式[34]。"参与、效力、采纳、实施和长期执行"（RE-AIM）框架也提供了一个理论模式，适于防伤干预[32]。所有这些模式都与实践科学的目标直接吻合[33]。本节将简述如何将健康行为理论和实践科学新兴领域用于改善防伤干预措施的实际效力和结果，特别是在部队环境中。

干预计划和实施是一个迭代过程，PRECEDE/PROCEED 模式非常适合于规划和评估那些依赖于健康行为改变的防伤干预措施。PRECEDE/PROCEED 框架是一个循证模式，用于制定和实施全面的行为干预措施，以减少损伤，降低风险，效果良好[22]。该框架的主要目的是在规划、执行和评估行为改变干预措施的过程中，提供一个系统应用健康行为理论和概念的架构。PRECEDE/PROCEED 框架还提供了一个模式，可将关键的理论构造融入行为干预的计划和评估中[22]。Gielen 等人报道[22]，PRECEDE/PROCEED 框架可用于构建综合性防伤方案，这些方案取决于"适应，设计，收集现状和补充"所促发的行为改变。该模式的 PRECEDE 部分中有四个阶段，与规划、开发干预措施相吻合，即：①干预背景的社会评估、参与性规划和情景分析；②流行病学、行为和环境评估；③教育和生态评估；④管理和政策评估与干预调整[22]。Gielen 等人[22] 就如何将相应的健康行为理论融入上述各规划阶段提出了指导和建议。例如，社会认知理论可用来评估和处理潜在个人、行为和环境决定因素，这些因素与成功干预行为改变有关。

四个阶段还包括 PROCEDE 部分，该部分与执行和评估干预措施一致。这四个阶段包括：①执行；②流程评估；③影响评估；④结果评估[22]。流程评估着重于方案完成的程度，这是根据计划判定的；其相关因素包括干预的精准度和依从/遵从性。干预精准度是干预措施按照计划制定者预估而执行的程度[35]。干预的遵从性或依从性是精确度的基准指标。例如，干预依从性主要指个体在应该进行干预时是否进行了干预（如改善神经肌肉控制的锻炼），而更广泛意义的干预精确度还关注锻炼是否按规定正确执行。影响评估主要评估行为和环境因素的变化，以及影响行为干预结果的易感、强化和促成因素[32]。结果评估关注的是，重要的健康和生活质量测量结果是否因干预而改变（例如损伤率降低，自然减员减少等）。总体而言，PRECEDE/PROCEDE 框架可用于规划、执行和评估由多层级组织行为变化决定的防伤干预措施，该模式可直接应用于军事环境下的防伤工作。如果读者需要此模式的更多信息，可参阅 Gielen 等人[32] 提供的 PRECEDE/PROCEDE 框架详细说明，及用于干预规划和评估的示例。

将循证干预措施吸收、转化为防伤实践工作可能受到一些因素的促进和/或抑制，这些因素是创新推广模式涉及的主要问题[36]。Oldenburg 和 Glanz[34] 详细描述了该模式，但我们在这里只进行概述。在该模式中，"推广"定义为随着时间的推移，某种创新（例如防伤干预）在社会系统内的关键参与者之间传播或采纳的过程[34]。本节中，"创新"和"干预"这两个词是可以互换使用的。创新推广模式依赖于两大类关键概念，包括：①推广的基本概念和阶段；②决定推广的干预措施的特征[34]。推广的主要阶段包括干预措施的制定、采纳、实施、长期执行、可持续性和制度化[34]。干预措施的特征如关键问题和属性会影响推广。这些问题包括：①干预效果比以前好吗？（属性：相对优势）；②干预是否适合预定受众，是否适合预定干预背景？（属性：适合性）；③干预容易执行吗？（属性：复杂性）；④是否可以在决定采用之前对干预进行测试？（属性：可试验性）；⑤干预的结果是否显而易见、容易测量、且在临床上很重要？（属性：可观察性）[34]。总体而言，创新推广模式应用广泛，可将需要行为改变的循证干预措施转入公共卫生实践阶段。虽然所有模式都有明显不足，但创新推广模式可直接用于军队的防伤工作，可能有助于提升干预措施的推广和传播水平。

本章还介绍了其他理论模型和概念框架，可以为制定、执行和评估防伤干预措施提供信息[20,21,32,37]。其中一些模型可直接用于类似部队的年轻、大运动量人群。在评估依赖行为改变的防伤干预计划时，RE-AIM 框架列出了应解决的重要维度和关键问题[32]。本书第十六章详细说明了 RE-AIM 框架，以及如何使用该框架克服部队实施循证防伤干预措施的障碍。文献中还有 RE-AIM 框架的其他信息[32,38]。

Finch 及其同事[21,38-42] 在将实践科学融入大运动量人群的防伤干预中发挥了带头作用。特别是，Finch[21] 描述的"将研究转化为防伤实践"（TRIPP）模式，不仅强调理想效力，还关注干预措施的实际效力，并在项目开发和实施方面提出了可能影响研究成果向实践转化的一些重要问题。最近，Padua 等人描述了对制定和执行干预措施至关重要的 7 个步骤，这些步骤在军事训练环境下特别重要[20]。这些步骤包括：①获得行政和领导支持；②建立一个包括关键参与者在内的跨学科团队；③找出有效执行的潜在后勤障碍并找到解决方法；④制定与参与者目标，以及与语义限定相吻合的循证防伤计划；⑤培训干预人员；⑥通过流程评估来评价干预准确度；⑥制定能提升可持续性和制度建设的退出和过渡机制。总体而言，有几个现成的理论模式可以很容易地改善部队防伤策略的实施、可持续性和制度建设。这些模式直接与公卫方法和系统循证决策过程吻合，已在处理军人群体的骨骼肌肉损伤问题的过程中得到应用。

摘　要

防伤公共卫生模式与系统循证决策过程相结合，可以显著提升军队的损伤预防实践、政策和研究水平。此外，该框架可用于确定损伤预防的重要优先事项，并按这些优先事项分配资源。许多军队防伤干预措施的成功都依赖于个人或组织层面的行为改变，因此应将既定的健康行为理论融入计划、执行和评估干预措施中。现有一些更全面的模式包括 ROCEDE/PRECEDE 模式、创新推广模式和 RE-AIM 框架。虽然这些模式各有优缺点，但其提供的具有理论基础的概念性框架，可能会提升防伤结果。新兴的实践科学也将对军队防伤干预的成功发挥关键作用。

免责声明　作者是美国联邦政府和陆军部门的雇员。本文中的观点或主张是作者的私人观点，不得解释为官方观点，也不反映美国政府、国防部、陆军医疗部（AMEDD）、Keller 陆军医院的观点。

〔宋方正　译〕

参考文献

[1] Withers BG, Craig SC. The historical impact of preventive medicine in war. In: Kelley PW, editor. Textbook of military medicine: military preventive medicine, mobilization, and deployment. Vol. 1. Washington, D. C. : Office of the Surgeon General at TMM Publications; 2003, pp. 21 – 57.

[2] Withers BG, Erickson RL, Petruccelli BP, Hanson RK, Kadlec RP. Preventing disease and nonbattle injury in deployed units. Mil Med. 1994;159(1):39 – 43.

[3] Llewellyn CH. Preventive medicine and command authority: Leviticus to Schwarzkopf. Textbook of military medicine: military preventive medicine, mobilization, and deployment. Vol. 1. Washington, D. C. : Office of the Surgeon General at TMM Publications; 2003, p. 3 – 19.

[4] Jones BH, Canham-Chervak M, Sleet DA. An evidence-based public health approach to injury priorities and prevention recommendations for the U. S. Military. Am J Prev Med. 2010;38(1 Suppl):1 – 10.

[5] Sleet DA, Baldwin G. It wouldn't hurt to create a safer military. Am J Prev Med. 2010;38(1 Suppl):218 – 21.

[6] Sleet DA, Jones BH, Amoroso PJ. Military injuries and public health. An introduction. Am J Prev Med. 2000;18(3 Suppl):1 – 3.

[7] US Army Public Health Command. US Army public health command history. US Army public health command. http://phc. amedd. army. mil/Documents/CIS002_USAPHC_History_ro. pdf. Accessed 11 March 2015.

[8] Jones BH, Hansen BC. An armed forces epidemiological board evaluation of injuries in the military. Am J Prev Med. 2000;18(3 Suppl):14 – 25.

[9] Peake JB. Reflections on injuries in the military: the hidden epidemic. Am J Prev Med. 2000;18(3 Suppl):4 – 5.

[10] Hauret KG, Jones BH, Bullock SH, Canham-Chervak M, Canada S. Musculoskeletal injuries description of an under-recognized injury problem among military personnel. Am J Prev Med. 2010;38(1 Suppl):61 – 70.

[11] Jones BH, Hansen BC. Injuries in the military: a hidden epidemic. Aberdeen proving ground, MD: department of defense: U. S. Army center for health promotion and preventive medicine; 1996;5 – 1 to 5 – 15.

[12] Jones BH, Perrotta DM, Canham-Chervak ML, Nee MA, Brundage JF. Injuries in the military: a review and commentary focused on prevention. Am J Prev Med. 2000;18(3 Suppl):71 – 84.

[13] US Army Public Health Command. US Army public health command. US Army public health command. http://phc. amedd. Army. mil/Documents/CIS001_USAPHC_ro. pdf. Accessed 11 March 2015.

[14] Knapik J, Darakjy S, Scott SJ, et al. Evaluation of a standardized physical training program for basic combat training. J Strength Cond Res. 2005;19(2):246 – 53.

[15] Knapik JJ, Scott SJ, Sharp MA, et al. The basis for prescribed ability group run speeds and distances in U. S. Army basic combat training. Mil Med. 2006;171(7):669 – 77.

[16] Knapik JJ, Rieger W, Palkoska F, Van Camp S, Darakjy S. United States Army physical readiness training: rationale and evaluation of the physical training doctrine. J Strength Cond Res. 2009;23(4):1353 – 62.

[17] Amoroso PJ, Ryan JB, Bickley B, Leitschuh P, Taylor DC, Jones BH. Braced for impact: reducing military paratroopers' ankle sprains using outside-the-boot braces. J Trauma. 1998;45(3):575 – 80.

[18] Knapik JJ, Spiess A, Swedler DI, Grier TL, Darakjy SS, Jones BH. Systematic review of the parachute ankle brace: injury risk reduction and cost effectiveness. Am J Prev Med. 2010;38(1 Suppl):182 – 8.

[19] Gardner LI, Jr. , Dziados JE, Jones BH, et al. Prevention of lower extremity stress fractures: a controlled trial of a shock absorbent insole. Am J Public Health. 1988;78(12):1563 – 7.

[20] Padua DA, Frank B, Donaldson A, et al. Seven steps for developing and implementing a preventive training program: lessons learned from JUMP-ACL and beyond. Clin Sports Med. 2014;33(4):615 – 32.

[21] Finch C. A new framework for research leading to sports injury prevention. J Sci Med Sport. 2006;9(1 – 2):3 – 9. (Discussion 10)

[22] Gielen AC, McDonald EM, Gary TL, Bone LR. Using the PRECEDE-PROCEED model to apply health behavior theories. In: Glanz K, Rimer BK, Viswanath K, editors. Health behavior and health education: theory, research, and practice. 4th ed. San Francisco: Jossey-Bass; 2008, p. 405 - 29.

[23] Rubertone MV, Brundage JF. The defense medical surveillance system and the department of defense serum repository: glimpses of the future of public health surveillance. Am J Public Health. 2002;92(12):1900 - 4.

[24] Hauret KG, Jones BH, Canham-Chervak M, Bullock SH, Canada S, Knapik JJ. Frequencies and characteristics of medical evacuations of soldiers by air (with emphasis on non-battle injuries), Operations Enduring Freedom/Iraqi Freedom (OEF/OIF). Med Surveill Mon Rep (MSMR). 2004;10(3):8 - 12.

[25] Gunlicks JB, Patton JT, Miller SF, Atkins MG. Public health and risk management a hybridized approach to military injury prevention. Am J Prev Med. 2010;38(1 Suppl):214 - 6.

[26] Schoomaker LE. The U. S. Army medical department commitment to injury reduction. Am J Prev Med. 2010;38(1 Suppl):S217.

[27] Canham-Chervak M, Hooper TI, Brennan FH, Jr. , et al. A systematic process to prioritize prevention activities sustaining progress toward the reduction of military injuries. Am J Prev Med. 2010;38(1 Suppl):11 - 8.

[28] Ruscio BA, Jones BH, Bullock SH, et al. A process to identify military injury prevention priorities based on injury type and limited duty days. Am J Prev Med. 2010;38(1 Suppl):19 - 33.

[29] Bullock SH, Jones BH, Gilchrist J, Marshall SW. Prevention of physical training-related injuries recommendations for the military and other active populations based on expedited systematic reviews. Am J Prev Med. 2010;38(1 Suppl):156 - 81.

[30] Hauret KG, Taylor BJ, Clemmons NS, Block SR, Jones BH. Frequency and causes of nonbattle injuries air evacuated from operations Iraqi freedom and enduring freedom, U. S. Army, 2001—2006. Am J Prev Med. 2010;38(1 Suppl):94 - 107.

[31] Glanz K, Rimer BK, Viswanath K. The scope of health behavior and health education. In: Glanz K, Rimer BK, Viswanath K, ed. Health behavior and health education: theory, research, and practice. 4th ed. San Francisco: Jossey-Bass; 2008, p. 3 - 22.

[32] Glasgow RE, Linnan LA. Evaluation of theory-based interventions. In: Glanz K, Rimer BK, Viswanath K, editors. Health behavior and health education: theory, research, and practice. 4th ed. San Francisco: Jossey-Bass; 2008, p. 487 - 508.

[33] National Institutes of Health Fogarty International Center. Implementation science information and resources National Institutes of Health Fogarty International Center. http://www. fic. nih. gov/researchtopics/pages/implementationscience. aspx. Accessed 14 April 2015.

[34] Oldenburg B, Glanz K. Diffusion of innovations. In: Glanz K, Rimer BK, Viswanath K, editors. Health behavior and health education: theory, research, and practice. 4th ed. San Francisco: Jossey-Bass; 2008, p. 313 - 33.

[35] Carroll C, Patterson M, Wood S, Booth A, Rick J, Balain S. A conceptual framework for implementation fidelity. Implement Sci. 2007;2:40.

[36] Poulos RG, Donaldson A. Improving the diffusion of safety initiatives in community sport. J Sci Med Sport. 2014;18(2):139 - 44.

[37] van Mechelen W, Hlobil H, Kemper HC. Incidence, severity, aetiology and prevention of sports injuries. A review of concepts. Sports Med. 1992;14(2):82 - 99.

[38] O'Brien J, Finch CF. The implementation of musculoskeletal injury-prevention exercise programmes in team ball sports: a systematic review employing the RE-AIM framework. Sports Med. 2014;44(9):1305 - 18.

[39] Donaldson A, Finch CF. Applying implementation science to sports injury prevention. Br J Sports Med. 2013;47(8):473 - 5.

[40] Donaldson A, Cook J, Gabbe B, Lloyd DG, Young W, Finch CF. Bridging the gap between content and context: establishing expert consensus on the content of an exercise training program to prevent lower-limb injuries. Clin J Sport Med. 2015;25(3):221 - 229.

[41] O'Brien J, Finch CF. A systematic review of core implementation components in team ball sport injury prevention

trials. Inj Prev. 2014;20(5):357 - 62.

[42]　Verhagen E，Voogt N，Bruinsma A，Finch CF. A knowledge transfer scheme to bridge the gap between science and practice：an integration of existing research frameworks into a tool for practice. Br J Sports Med. 2013;48(8):698 - 701.

第十五章　有效的防伤措施

前　言

部队肌肉骨骼损伤（Musculoskeletal injury，MSK-I）造成的缺勤天数和财务负担超过了其他所有伤病[1]。为解决这个问题，多年来，部队已成功实施了许多干预措施，这主要得益于部队封闭的医疗系统和结构化社区。多年来已证明，用公卫方法（第十三章）设计的这些干预措施特别有效。系统采取这些措施后，各种军事环境中的特定部队人群发生的 MSK-I 数量有所减少。本章概述了成功防伤的历程，并讨论了未来在部队预防 MSK-I 的干预步骤。

有效防伤

成功防伤从研究到实操通常按四步骤模型进行（图 15‐1）。部队不同于其他人群，其训练、领导和医疗等多组织部门有能力协同将预防作为重点工作来抓，如此才可能有效防伤。多年来，部队防伤干预措施持续出现重大改进。有多个流行病学数据库存储着现役人员的相关信息，可用于开发数据驱动的防伤方法。准确描述困难程度（步骤 1）并确定危险因素、伤因和损伤机制（步骤 2）之后，要按照六条主要原则来制定干预措施（步骤 3）：①方案/政策与任务一致；②重要；③可预防；④可行；⑤及时；⑥可评估[2]。在这种定量框架下，部队专用的 MSK-I 预防干预方案里已经建立起有效且可持续的策略和系统来解决问题。抓住这六条主要原则后，许多有效的防伤方案已得到成功实施并长期执行。首先，只有在某项计划或政策与该组织任务相一致（在军队条件下即战备状态）时，才应制订该计划或政策。接下来，必须有足够的证据显示，要解决的问题（MSK-I）很重要并且可预防（可变危险因素），进一步判断该方案和/或政策的需求和潜在有效性。防伤干预措施的可行性和及时性对于实施和长期执行的政治意愿至关重要。最后，一定要确保能成功评估计划和政策的有效性，且如果成功执行了防伤措施，其政策收益（减少损伤和减轻财务负担）应超过成本（财政和缺勤天数）。

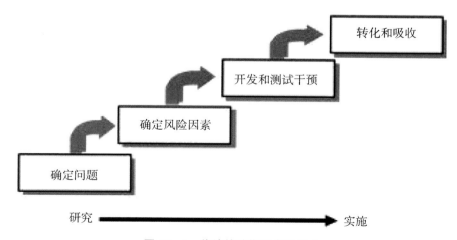

图 15‐1　传统的防伤四步骤模式

部队防伤方案成功的基本要素

2004 年，国防安全监督委员会的军事训练特别小组成立了军兵种联合军体训练防伤工作组，建立证据库，确定重点工作，并向国防部部长推荐切实有效的防伤计划[3]。此外，该工作组另一项任务是明确是否有必要进一步研究和评估干预措施和方案，以减少军体训练相关损伤（即 MSK-I）。经过快速系统回顾，该小组确定了成功防伤的 4 个要素：教育、监测、领导支持以及充足的研究和项目评估资源。

教育

成功防伤应对参与军事训练方方面面的人员进行信息通报和教育。有教育内容的防伤计划依从性更好，容易成功[4]。教育内容应包括宣传有效防伤策略，并对制订军体训练计划及部队各级别的组训的人员进行教育。最重要一点，有效的教育是使部队主官支持循证防伤干预措施的关键，这与其保护现役军人的职责是一致的[3]。

监测

没有充分且广泛的监测，就很难理解部队 MSK-I 问题的严重性，也就很难决定该从何处干预。监测报告特定损伤（如应力性骨折）和训练事件（如角力棒）是确定问题范围并告知改进策略的基础。整合按单位一级的外伤发生率和培训情况、训练周期、财政年度或日历年度、改进目标等信息，可以全面评估目标干预措施，并以循证方式提出建议。

国防部（DoD）下设了许多监测系统，包括由武装军队健康监测中心（AFHSC）管理的国防医疗监测系统（DMSS）和军队健康系统数据存储库（MDR）。但更重要的是，大多数训练单位应认真跟踪各自结果，包括脱训人数、单位体测成绩，并与卫生干部共同追踪内部损伤率。单位水平的外伤和体能例行监测结果，能够也应该用作判断军体训练计划成功或失败的指标，它也是获得领导支持的宝贵工具。本地外伤监测基础设施和数据可分别在战略、战役和战术层面，向部队领导提供及时且可操作的数据，这一点也很重要。

领导支持

从最高级别的军事主官到班长，军队各级别领导对 MSK-I 的发生率及防伤措施成功与否影响巨大。让领导层简单了解某些外伤的现状、致伤因素、设定目标去改善现状并监测干预效果，是促使领导支持防伤计划的有效方法。受伤率较高表明需要修改现有的训练计划，而领导的决定会对其产生深远的影响。定期逐级上报伤情数据可使领导对单位的健康状况，包括 MSK-I，产生更大责任感。但最重要的是，近期研究显示只有领导完全认可并支持，才有可能成功实施短期防伤计划，并长期坚持下去[5]。获得支持的关键是使防伤目标与军事主官的总体任务（即战备状态）保持一致。主官和主要参与者的认可和支持，对成功实施防伤计划并最终长期执行至关重要[5]。

研究和任务评估

虽然目前已经报告了许多成功的防伤方案，但还有许多方案缺乏足够执行证据。在部队各分支及军兵种层面，对各类型的防伤策略有很强的研究和任务评估需求。更重要的是，这项工作非常需要领导有意愿并渴望将资源投入到实施、宣传、追踪和评估防伤新策略中去。下面是对成功的预防军事训练伤策略进行的最新研究和方案评估。

有效的防伤策略

尽管有许多干预措施，但最有效的是三大类：①防止过度训练；②踝关节支具保护；③进行多轴、神经肌肉、本体感受和敏捷性的训练。

找出风险因素

目前已明确找出了 MSK-I 的训练相关危险因素[6-8]。传统上，将危险因素分为内在和外在危险因素。内在危险因素是个体固有的因素，而外在危险因素是干扰个体的环境因素。内在危险因素可进一步分为人口因素（年龄，性别，种族，吸烟史，既往 MSK-I 病史）、解剖因素（高足弓和膝外翻）和体能因素（低有氧适应性、耐力和强度，见表 15 - 1）。外部危险因素因训练环境而异。在基本战斗训练（BCT）中，跑步里程过长、某些训练伙伴、旧跑鞋和夏季已确定为过度训练伤的危险因素[9]。而训练伤的预防策略即努力减少内在和外在危险因素。

但最近，危险因素概念发生范式转变后，人们已开始关注 MSK-I 的危险因素是"可变"还是"不可变"。内在和外在危险因素可能相互关联并彼此影响，但按照可变或不可变危险因素区分，可以直接识别易于改变（即可变）的特定危险因素[10,11]。为了预防 MSK-I，至关重要的是找出并聚焦于与受伤相关的可变危险因素，这些因素可能更易于干预。因此，从临床和防伤角度看，根据危险因素是可变还是不可变来分类更有价值。不可变危险因素对于找出最易受伤的人群至关重要，据此可将预防措施合理应用于这些人群。但是，由于许多内在和外在危险因素在本质上都是可变的，因此防伤干预想要真正成功，应将这些因素作为靶点。表 15 - 1 描述了各组别中已确定的训练相关 MSK-I 危险因素，以及这些危险因素是可变（M）还是不可变（N）。

表 15 - 1　　训练相关危险因素

人员因素	解剖因素	体能因素
年龄＞24 岁（N）	膝外翻（N）	训练前未充分热身（M）
高加索人（N）	Q 角＞15°（N）	低有氧适应（M）
女性（N）	踝关节背伸受限（M）	身体灵活度欠佳（M）
既往肌肉骨骼伤病史（N）	后足过度旋前（M）	肌肉力量和耐力不足（M）
吸烟史（M）	足弓形态异常（高弓足和扁平足）（M）	BMI 和人体成分失衡（M）

注：N，不可变外伤危险因素；M，可变外伤危险因素；BMI，体质指数。

防止过度训练

训练调整——减少跑步里程

部队过度训练已确定为军事训练人群 MSK-I 的主要原因。过度训练定义为"运动或军体训练引起的肌肉-骨骼在生理上过度使用"[3]。除了过度使用损伤，过度训练还会导致运动能力下降、疲劳和免疫功能失调。据估计，在基础训练中，多达 80％ 的下肢损伤属于过度使用类型，这可能是由于新兵体能基线水平较低[3]。尽管军体训练属于军事训练和演习的基础部分，但大量亚健康个体加入现役后，基础训练中应力性骨折发病率急剧增加［见第五章首次接受训练（IET）外伤］，这促使我们建立了分级训练和间歇训练等干预措施，旨在提升基础体能，同时防止过度训练和 MSK-I[12-15]。

调查和流行病学研究证据表明，高跑步量与过度训练和下肢损伤密切相关。一些研究已经证实，改变跑步量可以防止部队训练中出现 MSK-I，而不会对体能产生负面影响。Shaffer 等人[16] 对海军陆战队受训人员进行研究后发现，基础训练跑步里程减少 40％，应力性骨折发生率减少 50％ 以上，最重要的是，不影响体能测试成绩[17]（见表 15 - 2）。仅仅是减少跑步里程数就能显著降低应力性骨折发生率，据估计可每年近节省 450 万美元的医疗成本及 15 000 个训练天数。

同样，一项对陆军步兵新兵的研究发现，在基础训练中减少跑步里程可以减少下肢外伤。Jones 等人（1993 年）在 12 周的新兵训练[18] 中，比较了不同步兵连的两种不同训练方式。两个单位都花了 5～

表 15 - 2   按里程和跑步时间计算应力性骨折发生率

海军陆战队（n）	总跑步里程/km	应力性骨折发生率（n/100）	3 英里测试时间/min
1136	89	3.7	20.3
1117	66	2.7	20.7
1097	53	1.7	20.9

6 天的时间进行军体训练，花在徒手体操、拉伸、列操上的时间差不多，每天还完成约 40 分钟的拉练和跑步。然而，低跑步量组在 40 分钟中只跑了 8 分钟，而高跑步量组跑了 18 分钟。在 12 周的训练期结束时，低跑步量组总共跑了 56 英里，行走了 121 英里，而高跑步量组跑了 130 英里，行走了 68 英里。总体看，高跑步量组下肢损伤的发生率更高（风险比，RR = 1.3，95％可信区间，CI = 1.0～1.7）。然而，当比较其他训练因素时，如年龄、吸烟、既往受伤史、作业活动、体育运动和灵活性，该效应有所降低（优势比，OR = 1.6，95％可信区间，CI = 0.9～2.7）。然而，值得注意的是，在不影响整体体能评分[1] 的情况下，减少 57％的跑步里程与降低下肢损伤发生率相关（高里程组 41.8％，低里程组 32.5％）。

美国海军男性新兵的另一项前瞻性队列研究调查了自我选择训练负荷所产生的影响，上级将训练里程交给教导师决定。25 个教导师经过 8 周训练，跑最多英里数的师受伤率明显更高（22.4％ vs 17.2％；$P < 0.02$），而 1.5 英里测试的总耗时没有任何差异[19]。这两项研究的结果都支持将训练里程数、量和强度标准化，可以有效减少军事训练人群中 MSK-I。

其他国家的类似研究也显示调整训练方法会有正面效果。澳大利亚的一些军事研究已证明，随着跑步里程的减少，受伤类型也会减少。Rudzki 等人（1997 年）[20] 研究了 350 名男性新兵，他们随机分到负重训练组与常规标准训练组。负重组初始负重为 16.2 kg，从第 5 周开始逐渐增加 2.5 kg。在 12 周的训练中，与负重训练组相比，常规标准训练组下肢损伤（RR = 1.65，95％ CI = 1.21～2.25）和膝关节损伤（RR = 2.14，95％ CI = 1.21～3.79）风险更高。另一项澳大利亚军事研究在陆军新兵训练计划调整后，前瞻性地跟踪了 1634 名男性和 318 名女性新兵。新计划用间隔跑（400～800 m）取代了公路跑，测试跑从 5 km 减少到 2.4 km，拉练也进行了标准化，并引入了深水跑。新计划实施后，受伤率下降至 46.6％（$\chi^2 = 14.31$，$P < 0.001$）[21]。最后，一个针对澳大利亚女性新兵骨盆应力性骨折的研究显示，与干预前一年相比，实施多项减少跑步里程和拉练速度的干预措施后，骨盆应力性骨折的发生率降低了 91％（11.2％～0.6％）[22]。

训练调整——实施体能储备训练

其他调整训练的研究还发现对心血管和减少受伤具有积极作用。Fort Benning 的美国陆军 BCT 将体能储备训练（PRT）调整计划与传统的体能训练方案进行了比较，观察了受伤率和陆军体能测试（APFT）分数[23]。新 PRT 逐渐增加跑步里程，但减少了总跑步里程。PRT 计划将基础训练热身和军体训练标准化，并新加入了有循证依据的徒手体操、哑铃训练、运动训练、间歇训练和灵活性训练，逐步增加重复次数和强度。9 周的 BCT 结束时，PRT 组的第一次 APFT 通过率更高，失败次数更少。此外，尽管 PRT 组编队跑的英里数减少了 54％（17.1 英里比 37.2 英里），但 APFT 跑步时间未受影响，且男性过度使用外伤率减少了 52％，女性减少了 46％。即使控制了其他危险因素，PRT 组男性和女性因过度使用外伤造成缺勤也显著减少。与新 PRT 组相比，传统训练组中男性过度使用外伤造成的缺勤风险增加了 52％（RR = 1.52，95％ CI = 1.12～2.07），女性增加了 46％（RR = 1.46，95％ CI = 1.19～1.80）[23]。

研究同样证实，新 PRT 方法可减少部队初次进阶训练（AIT）或中级训练外伤。和 BCT 类似，传统训练组与新 PRT 组[24] 相比，外伤缺勤风险更高（RR = 1.5，95％ CI = 1.2～1.8），而 APFT 评分无任何差异。2004 年，上述及其他研究形成的证据强烈建议在全军范围内采用新的 PRT。与 BCT/AIT 训练调整前相比，调整后的受伤率下降了 21％。

踝关节支具——运动和训练活动

部队踝关节扭伤的发生率为 35/（1 000 人·年）——是一般人群 5 倍[25]。因此，预防踝关节扭伤已成为当务之急。几项精心设计的研究表明，踝关节支具可以有效预防踝关节损伤，特别是对那些有踝关节扭伤的人。Sitler 等人对美国西点军校 1 601 名学员进行了随机对照研究，发现在校内组织的篮球比赛中，使用踝关节支具明显减少了踝关节损伤[26]。学员随机分为半刚性踝关节支具组和对照组，再进一步随机分为无外伤组和既往受伤组，随访 2 年。2 年后，共出现 46 例踝关节扭伤，其中踝关节支具组 11 例，对照组 35 例（$\chi^2 = 12.29$；$P < 0.01$）。踝关节支具组扭伤的发生率明显低于对照组（分别为每 1 000 次运动员暴露出现 1.6 例和每 1 000 次 5.2 例）。尽管一直有运动员对佩戴踝关节支具后机能减退和舒适度有所担忧，但最近一项对军校学员的研究发现，与无支具相比，在障碍跑时间和动态下肢伸展方面使用支具对训练效果没有影响[27]。

踝关节支具——跳伞

踝关节支具也被证明可以防止跳伞相关的踝关节损伤。Shumaker 等人[28] 的一项研究发现，在跳伞行动中，穿着靴外支具者每 1 000 次跳伞发生踝关节内翻损伤 0.6 次，而未穿者为每跳 1 000 次发生 3.8 次损伤。这意味着佩戴支具的游骑兵团踝外伤人数减少了 3 倍[28]。根据最近对跳伞踝支具（PAB）整体有效性的系统回顾，不戴 PAB 的踝关节损伤、扭伤或骨折的发生率翻倍。此外，计算 PAB 成本效益显示，支具上每花费 1 美元，会节约 7～9 美元的医疗和缺勤费用，效益显著[29]。总的来说，在空降训练与行动中，特别是对有踝关节既往损伤的参训人员，预防性支具在踝关节防伤方面效益显著。

多轴、神经肌肉、本体感受和敏捷性训练预防部队外伤

研究证明，在军事训练中有一些特定项目增加了神经肌肉控制、本体感受和敏捷性训练内容，可以减少膝前痛、应力性骨折和其他下肢 MSK-I 的发生率[8,12,30]。膝前痛，或髌股关节疼痛综合征（PFPS）是军队中常见的过度使用损伤。在美国海军学院，学员刚入学时 PFPS 的患病率在女性高达 15%，男性为 12%。女性学员 PFPS 的发生率为 33/（1 000 人·年）（95% CI = 20～45/（1 000 人·年）），而男性为 15/（1 000 人·年）（95% CI = 7～22/（1 000 人·年））[31]。在英国新兵中，拉伸和力量训练可以减少初级训练中的 PFPS[30]。该随机对照研究将拉伸及力量训练（$n = 759$）和标准热身（$n = 743$）进行了比较。在 14 周的基础训练周期中，常规军体训练包括 8 个干预训练内容：站立靠墙等距髋外展、前弓步、单腿下台阶、单腿下蹲、股四头肌拉伸、髂胫束拉伸、腘绳肌拉伸和小腿拉伸。最重要的是要强调姿势标准。这项研究共报道了 46 例诊断为膝前痛的患者：对照组 36 例（4.8%），干预组 10 例（1.3%）（$P < 0.01$）。令人惊讶的是，没有发现性别差异。该研究最重要的发现在于，尽管两组都存在 PFPS，但干预组患者的训练完成率为 90%，而对照组 PFPS 患者只有 44% 成功完成了训练[30]。

最近另一项对芬兰士兵的研究着眼于神经肌肉的训练，希望可以降低整体受伤率。神经肌肉（NM）干预训练的目标是核心稳定性和耐力，改善平衡、姿势、协调性和灵活性，腰部控制和柔韧性，以及腘绳肌和下肢的移动速度。与标准训练组[32] 相比，随机分入 NM 组的踝关节损伤风险显著降低（HR = 0.34，95% CI = 0.15～0.78；$P = 0.01$）。而且，即使纳入所有其他因素[32]，NM 组因 MSK-I 损失的训练时间也比对照组少。

最近美国也在进行类似的神经肌肉训练工作，研究者依据前瞻性研究中找出的下肢损伤危险因素，制订了动态综合运动增强（DIME）计划，目前已在美国西点军校实施了 3 年[5]。DIME 练习持续时间约为 10 分钟，主要强调在 9 个动态热身练习中进行正确的运动控制和调整。2 490 名新生学员按群组随机对照设计法进行随机分配，分别接受 DIME 热身或传统的军队 PRT 主动热身（AWU）。在为期 6 周的夏季训练中，在常规军体活动之前要先进行 2～3 次热身/周。正确的技巧和动作很重要，因此一部分参与者由理疗师或运动教练（AT）等 DIME 专家进行补充指导（DES）。所有 MSK-I 数据都是在夏季

培训和接下来 9 个月期间的电子病历系统中获取的。尽管在基础训练期间，各组之间的总体受伤率没有差异，但在接下来的学年中，DES 组的下肢损伤比没有专家指导者减少了 41%（RR = 0.59，95%CI = 0.38～0.93），与 AWU 组相比下降了 25%[33]。该研究在发表时仍在进行，但总体而言，DIME 训练结合专家监督有助于成功防伤。

成功的防伤系统

运动医学和康复团队中心——SMART 中心

在部队驻地进行的传统 MSK-I 治疗一般包括在基地诊所和/或医院预约的 20 分钟门诊，通常由未充分培训过 MSK-I 内容的医务人员进行诊断或转诊[34]。2008 年，美国海军陆战队基地列尊营开始在指定的肌肉骨骼专科诊所实行 SMART 计划。SMART 诊所的目标是：①尽快重返工作/履行职责；②提高医疗保健满意度；③降低现役军人减员数。应通过改善 MSK-I 治疗路径、早期精确诊断和快速康复来实现上述目标。

SMART 中心由接受过运动医学初级治疗培训的内科医生、AT 和理疗师组成，可提供开放式的团队治疗。这种配置能看更多的患者，其自身也能更好地协调 MSK-I 的治疗。与传统模式相比，这种中心还可通过早期诊断和治疗减少骨科会诊次数。

比较 SMART 中心展开前后 2 年电子病历，可以发现 SMART 中心展开后，接诊患者次数平均增加了 41%[34]。在后续 2 年内，由此发出的骨科会诊减少了 20%。更重要的是，在所有需要体格评估委员会处理的执勤受限时间中，虽然 MSK-I 占了 64%，但在 SMART 中心展开后，此类时间减少了 9%。总之，基于开放运动医学的观念可以改善治疗路径，并减少前往体格评估委员会的现役人员数量，其成功促使全球大多数海军和海军陆战队基地建立了 SMART 中心[34]。

美国海军陆战队的运动医学防伤措施

在 1997—2001 年，每年约有 1 100 名海军陆战队员在基础训练中因 MSK-I 退役，而女性的 MSK-I 相关退役人数可能比男性多 2 倍以上。基于这一点，各方联合开展了运动医学损伤预防（SMIP）项目，以解决海军陆战队基础训练中的难题。SMIP 首先于 2003 年 6 月在 Parris 岛启动，重点关注 MSK-I 的预防、评估和治疗计划，并由 AT 将其整合到营级新兵训练环境中。从那时起，该项目便应用到 San Diego 海军陆战队新兵训练营和中级训练基地。

SMIP 成功的核心是一个防伤方案，该方案已经整合到海军陆战队军体训练指导课程中。该课程目标人群是新兵军体训练跑步项目的关键训练教官，并强调课程目标是预防初级训练损伤。SMIP 和军事训练特别小组都认为，教育和指挥部门的参与是成功防伤的关键，SMIP 已经实现了这一点，可以和常规训练环境无缝对接，成为其一部分。

部队基础训练中减少应力性骨折的系统措施

基础训练（BCT）中的应力性骨折是一个大问题（见第五章）。最近一项针对美国新兵基础训练中应力性骨折的研究发现，每 1 000 名男性新兵中，应力性骨折发生率为 19.3 例，每 1 000 名女性新兵为 79.9 例[35]。近期，越来越多的人认识到，下肢应力性骨折问题很严重，股骨颈骨折和骨盆显性应力性骨折等难题在新兵基础训练中越来越常见，也越发受到关注[14]。一般来说，在 BCT 期间遭受下肢损伤（包括应力性骨折）的新兵即被安排进行躯体训练和康复计划（PTRP），给时间让其痊愈并保留他们的训练期。如果可能，PTRP 的新兵在体检合格后，即可重新开始其病休时的训练阶段。多达 75% 的 PTRP 新兵患有下肢应力性损伤。尽管 PTRP 治疗后有多达 70% 的人能够重新进行 BCT，但浪费了大量的成本和时间[14]。

从 2009 年开始，Jackson 堡卫勤指挥部展开了一种多层面防伤系统，以解决应力性骨折问题[14]。Jackson 堡是陆军最大的训练基地，每年有超过 4 万名新兵在此完成 BCT 训练。该项目旨在减少下肢应力性损伤，并降低接受 PTRP 的人数。多层面干预系统包括：①使领导理解并支持防伤概念；②领导推行新的应力性骨折临床管理指南（图 15 - 2）；③执行陆军 PRT；④损伤监测并将信息通报单位负责人和基地安全办公室。与前几年相比，通过上述多重干预，男性股骨颈应力性损伤的发生率降低了58%，女性降低了 50%。转诊到 PTRP 的比率也降低了——男性为 64%，女性为 57%。总的来说，干预后减少了 75 例股骨颈应力性损伤病例。据估计，仅此种外伤就为陆军节省了 530 万美元。

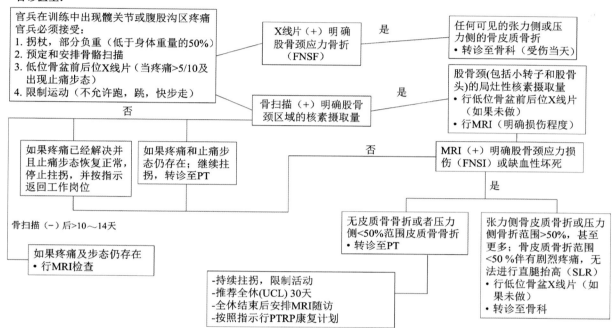

图 15 - 2　南卡罗来纳州的 Jackson 堡的髋关节疼痛的临床管理指南

未来的建议

尽管防伤方案已经取得了良好效果，但 MSK-I 仍然是当今影响部队的最大健康问题。为更好解决MSK-I，一些部队开展了新的防伤工作，主要着眼于另外一些危险因素，如生物标记识别、运动模式识别和运动再训练。

生物标志物

作为 MSK-I 可能的早期风险指标，生物标志物（包括生物化学和影像学）已经成为一个热门研究领域。生物标志物是一些可测量的特征，可用于指示某种生物学状态或疾病。以前认为软骨退行性变的标志物与创伤性损伤［如前交叉韧带（ACL）撕裂］后骨关节炎的发生率和进展有关。但新证据表明，在美国军事学院的学员中，较高水平的软骨退变生物标记物可能在 ACL 损伤之前就存在。受伤前发现高水平的生物标志物可以作为一种筛查工具，用于找出有 ACL 和其他下肢损伤风险的部队人员[36]。

使用运动筛查

如果在训练和继发外伤前能迅速、可靠地找出 MSK-I 高危个体，那么 MSK-I 所带来的经济负担和影响可能会大大减少。新的数据表明，除了先前确认的躯体危险因素外，核心区域稳定性不足和不良运动方式也是许多大运动量人群发生 MSK-I（如 PFPS、下肢应力性骨折和急性创伤性 ACL 损伤）的主要危险因素[37-39]。最近，一些快速、可靠的筛选方法已开发出来，目的是在军事环境中有效筛查上述危险因素。功能性运动筛查（FMS）、着陆误差评分系统（LESS）和 Y-Balance 测试等筛查方法已被证明可以预测运动人群的受伤风险，目前已在一些部队单位中使用[37,39-43]。

FMS 工具可通过姿态筛查、运动范围、肌肉功能、肌力控制和平衡等七步来评估敏捷性和核心力量。我们之前对海军高级干部学员进行了研究，FMS 得分≤14 分（除了可能的 21 分）与得分＞14 分相比，因 MSK-I 而无法毕业人数要高 2 倍[44]。LESS 是一种可靠、客观的临床筛查法，已经过验证，用于实时检测高风险跳跃/着地时的生物力学[39]。我们先前的研究表明，LESS 得分异常的运动员更有可能出现严重的踝关节和膝关节损伤以及应力性骨折[45]。Y-Balance 测试包括传统的星形偏移平衡测试的前、后内侧和后外侧方向移动范围，并评估动态平衡。已证明在大运动人群中，Y-Balance 测试出现范围不足是下肢损伤的预测因素[46]。在切实有效的外伤筛查措施中，选择使用预测性最好的指标，可以开发出一种全面、稳健、可反复训练的筛查工具，在基础训练开始前筛查，以成功预测受试者发生 MSK-I 的总体风险。在基础训练前对 MSK-I 高危人群进行有效筛查，可以让那些被确定为高危的受训人员在发生 MSK-I 之前接受"训前康复"。新出现的数据表明，这些筛选和干预措施很有希望降低参训人员的 MSK-I 受伤风险，但仍需进一步研究其干预效果[33]。

向左转移资源

正如本章所概述的，MSK-I 的预防已经在一些军事群体中表现出明显成效。尽管取得了这些成功，基础训练中因伤退役的危险因素仍持续存在[47]。也就是说，入伍时体能水平较低仍然是各种训练中发生 MSK-I 的最高风险预测因子之一[47-49]。虽然预防措施将重点放在防止过度训练、减轻 MSK-I 的负担上，但事实证明，由于传统的基础训练要求和时间线的限制，很难找到提高低素质新兵体能的方法。许多单位允许未通过初次体能测试的新兵留在基础训练点，但会把他们放到一个单独的组里。虽然可以让不合格新兵在正式开始基础训练之前有时间适应严格的训练标准，但管理这些小组需要大量的人员和财务成本。此外，除了基础训练，MSK-I 还不断出现在中级训练和部署展开的现役军人中，并已成为各级军人缺勤、医疗花费和伤残津贴的头号原因（图 15 - 3）[1,50-52]。为提高新兵体能，最近提出新兵入伍

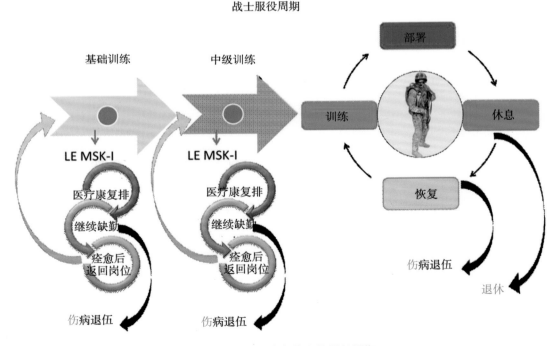

图 15 - 3　现代战争战士的服役周期

标准要将身体素质要求"向左"调整，即在入伍之前就要符合标准。这种转变要求具有参军意向的人员在正式服役之前，即入伍过渡期进行预适应。

考虑执行——部队优势

最近，MSK-I预防工作强调应采用实践科学方法，执行计划时要考虑各种实际背景（图15-4）[54,54]。实施科学研究牵涉问题很多，包括临床医生、政策制定者、研究人员和领导之间的合作，这些都是成功实施防伤计划的关键。相对于平民和竞技体育人群，军队组织防伤研究和系统有一些优势，如有能力在自上而下的军队系统中调整政策，并自下而上强制采用新做法；然而，正如下一章所讨论的，这也可能会阻碍方案的实施和长期执行。本章中概述的防伤研究均致力于如何执行成功的循证干预措施，以及其他诸多政策转移和/或变更，并确保干预措施或计划能被采纳。上述研究还努力在人群水平上实施防伤干预措施。虽然罕有文献报道其结果，但在制定干预措施的同时，上述方案也找出并解决了其吸收和执行过程中遇到的障碍。JUMP-ACL小组有制订和实施DIME（见上文）的经验，并据此向防伤训练计划的设计和执行者提出，应补充考虑七个步骤[5]。正如作者所建议的，在制定防伤干预措施之前，建立一个跨学科团队，找出困难点和可能的解决方案，是成功实施的关键[5]。找出并克服为制订计划提供信息时遇到的障碍，便可最终吸收和采用旨在改变环境和行为因素的干预措施，这对成功防伤至关重要（图15-5）[55,54]。本章具体论述了在部队环境中克服MSK-I预防干预措施执行障碍的框架和战略。

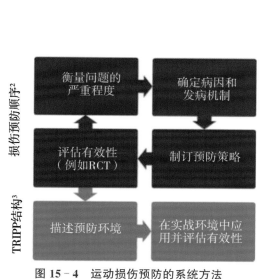

图 15-4　运动损伤预防的系统方法

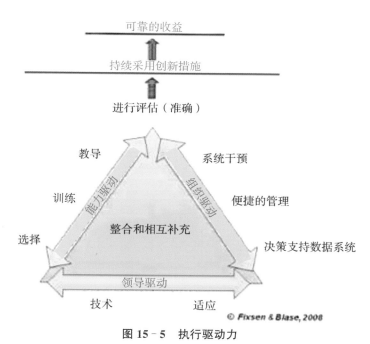

图 15-5　执行驱动力

结　　论

多年来，部队的训练伤预防取得了许多成功，从中也所学甚多。在军队群体中，预防MSK-I的具体措施集中于特定策略和/或系统，调整政策也有助于成功预防。关注六个主要原则之后，基础训练和其他军事人群MSK-I的发生率有所降低。通过执行二级预防和系统方法成功预防部队MSK-I，可使战斗力倍增。在一些单位，已证明避免过度训练、穿戴踝部支具和有针对性的神经肌肉训练均可有效预防训练伤。尽管各种军事训练环境都已经能有效执行上述计划，但上述计划在实战环境中的有效性仍未可知。未来研究包括：能指示高受伤风险的生物标志物、利用运动筛查策略并将资源向左调整。最后，军队架构也可能有利于执行各种防伤干预措施，但仍需要获得领导支持，以便成功实施防伤方案并长期执行。此外，应在目标人群中想办法鼓励人们自愿进行行为干预，以便计划能够持续执行下去。

  免责声明 所有作者均为美国联邦政府和美国军队的雇员。本文中的观点或主张是作者的个人意见，不得解释为官方观点，也不反映美国国防部、陆军部或美军健康科学大学的意见。

〔孙嘉锴 译〕

参考文献

[1] Hauret KG，Jones BH，Bullock SH，Canham-Chervak M，Canada S. Musculoskeletal injuries description of an under-recognized injury problem among military personnel. Am J Prev Med. 2010;38:S61-70.

[2] Jones BH，Canham-Chervak M，Sleet DA. An evidence-based public health approach to injury priorities and prevention recommendations for the U. S. Military. Am J Prev Med. 2010;38:S1-10.

[3] Bullock SH，Jones BH，Gilchrist J，Marshall SW. Prevention of physical training-related injuries recommendations for the military and other active populations based on expedited systematic reviews. Am J Prev Med. 2010;38:S156-81.

[4] Steffen K，Meeuwisse WH，Romiti M，et al. Evaluation of how different implementation strategies of an injury prevention programme (FIFA 11+) impact team adherence and injury risk in Canadian female youth football players: a cluster-randomised trial. Br J Sports Med. 2013;47:480-7.

[5] Padua DA，Frank B，Donaldson A，et al. Seven steps for developing and implementing a preventive training program: lessons learned from JUMP-ACL and beyond. Clin Sports Med. 2014;33:615-632.

[6] Altarac M，Gardner JW，Popovich RM，Potter R，Knapik JJ，Jones BH. Cigarette smoking and exercise-related injuries among young men and women. Am J Prev Med. 2000;18:96-102.

[7] Jones BH，Knapik JJ. Physical training and exercise-related injuries. Surveillance，research and injury prevention in military populations. Sports Med. 1999;27:111-25.

[8] Molloy JM，Feltwell DN，Scott SJ，Niebuhr DW. Physical training injuries and interventions for military recruits. Mil Med. 2012;177:553-8.

[9] Knapik JJ，Hauret KG，Jones BH. Primary prevention of injuries in initial entry training. In: DeKoning B, editor. Recruit medicine. Washington，DC: Office of The Surgeon General，Department of the Army;2006:125-46.

[10] Bahr R，Holme I. Risk factors for sports injuries-a methodological approach. Br J Sports Med. 2003;37:384-92.

[11] Cameron KL. Commentary: time for a paradigm shift in conceptualizing risk factors in sports injury research. J Athl Train. 2010;45:58-60.

[12] Brushoj C，Larsen K，Albrecht-Beste E，Nielsen MB，Loye F，Holmich P. Prevention of overuse injuries by a concurrent exercise program in subjects exposed to an increase in training load: a randomized controlled trial of 1020 Army recruits. Am J Sports Med. 2008;36:663-70.

[13] Knapik JJ，Darakjy S，Hauret KG，et al. Increasing the physical fitness of low-fit recruits before basic combat training: an evaluation of fitness，injuries，and training outcomes. Mil Med. 2006;171:45-54.

[14] Scott SJ，Feltwell DN，Knapik JJ，et al. A multiple intervention strategy for reducing femoral neck stress injuries and other serious overuse injuries in U. S. Army basic combat training. Mil Med. 2012;177:1081-9.

[15] Sherrard J，Lenne M，Cassell E，Stokes M，Ozanne-Smith J. Injury prevention during physical activity in the Australian Defence Force. J Sci Med Sport. 2004;7:106-17.

[16] Shaffer RA. Musculoskeletal injury project. Paper presented at: American College of Sports Medicine; 1996，1996; Cincinnati，OH.

[17] Knapik J，Hauret KG，Jones BH. Primary prevention of injuries in initial entry training. In: Lenhart M，Institute

B, editor. Recruit medicine. Washington, DC: Office of The Surgeon General at TMM Publications; 2006.

［18］ Jones BH, Cowan DN, Tomlinson JP, Robinson JR, Polly DW, Frykman PN. Epidemiology of injuries associated with physical training among young men in the Army. Med Sci Sports Exerc. 1993;25:197 - 203.

［19］ Capacchione JF, Muldoon SM. The relationship between exertional heat illness, exertional rhabdomyolysis, and malignant hyperthermia. Anesth Analg. 2009;109:1065 - 9.

［20］ Rudzki SJ. Injuries in Australian Army recruits. Part Ⅰ. Decreased incidence and severity of injury seen with reduced running distance. Mil Med. 1997;162:472 - 6.

［21］ Rudzki SJ, Cunningham MJ. The effect of a modified physical training program in reducing injury and medical discharge rates in Australian Army recruits. Mil Med. 1999;164:648 - 52.

［22］ Pope RP. Prevention of pelvic stress fractures in female Army recruits. Mil Med. 1999;164:370 - 3.

［23］ Knapik JJ, Hauret KG, Arnold S, et al. Injury and fitness outcomes during implementation of physical readiness training. Int J Sports Med. 2003;24:372 - 81.

［24］ Knapik JJ, Bullock SH, Canada S, et al. Influence of an injury reduction program on injury and fitness outcomes among soldiers. Inj Prev. 2004;10:37 - 42.

［25］ Cameron KL, Owens BD, DeBerardino TM. Incidence of ankle sprains among active-duty members of the United States Armed Services from 1998 through 2006. J Athl Train. 2010;45:29 - 38.

［26］ Sitler M, Ryan J, Wheeler B, et al. The efficacy of a semirigid ankle stabilizer to reduce acute ankle injuries in basketball. A randomized clinical study at West Point. Am J Sports Med. 1994;22:454 - 61.

［27］ Newman T, Croy T, Hart J, Saliba S. The effects of prophylactic ankle bracing on dynamic reach distance and obstacle course performance in military cadets. Mil Med. 2012;177:567 - 72.

［28］ Schumacher JT Jr, Creedon JF, Pope RW. The effectiveness of the parachutist ankle brace in reducing ankle injuries in an airborne ranger battalion. Mil Med. 2000;165:944 - 8.

［29］ Knapik JJ, Spiess A, Swedler DI, Grier TL, Darakjy SS, Jones BH. Systematic review of the parachute ankle brace: injury risk reduction and cost effectiveness. Am J Prev Med. 2010;38:S182 - 8.

［30］ Coppack RJ, Etherington J, Wills AK. The effects of exercise for the prevention of overuse anterior knee pain: a randomized controlled trial. Am J Sports Med. 2011;39:940 - 8.

［31］ Boling M, Padua D, Marshall S, Guskiewicz K, Pyne S, Beutler A. Gender differences in the incidence and prevalence of patellofemoral pain syndrome. Scand J Med Sci Sports. 2010;20:725 - 30.

［32］ Parkkari J, Taanila H, Suni J, et al. Neuromuscular training with injury prevention counselling to decrease the risk of acute musculoskeletal injury in young men during military service: a population-based, randomised study. BMC Med. 2011;9:35.

［33］ Carow S, Haniuk E, Cameron K, et al. Risk of lower extremity injury in a military cadet population after a supervised injury-prevention program. J Athl Train. 2014;49. doi:10.9085/1062 - 6050 - 49.522.

［34］ Brawley S, Fairbanks K, Nguyen W, Blivin S, Frantz E. Sports medicine training room clinic model for the military. Mil Med. 2012;177:135 - 8.

［35］ Knapik J, Montain SJ, McGraw S, Grier T, Ely M, Jones BH. Stress fracture risk factors in basic combat training. Int J Sports Med. 2012;33:940 - 6.

［36］ Svoboda SJ, Harvey TM, Owens BD, Brechue WF, Tarwater PM, Cameron KL. Changes in serum biomarkers of cartilage turnover after anterior cruciate ligament injury. Am J Sports Med. 2013;41:2108 - 16.

［37］ Boling MC, Padua DA, Marshall SW, Guskiewicz K, Pyne S, Beutler A. A prospective investigation of biomechanical risk factors for patellofemoral pain syndrome: the joint undertaking to monitor and prevent ACL injury (JUMP-ACL) cohort. Am J Sports Med. 2009;37:2108 - 16.

［38］ Kiesel K, Plisky PJ, Voight ML. Can serious injury in professional football be predicted by a preseason functional movement screen? N Am J Sports Phys Ther. 2007;2:147 - 58.

［39］ Padua DA, Marshall SW, Boling MC, Thigpen CA, Garrett WE Jr, Beutler AI. The landing error scoring system (LESS) is a valid and reliable clinical assessment tool of jump-landing biomechanics: the JUMP-ACL study. Am J Sports Med. 2009;37:1996 - 2002.

［40］ Kiesel K，Plisky P，Butler R. Functional movement test scores improve following a standardized off-season intervention program in professional football players. Scand J Med Sci Sports. 2009;21:287 - 292.

［41］ Shaffer SW，Teyhen DS，Lorenson CL，et al. Y-balance test: a reliability study involving multiple raters. Mil Med. 2013;178:1264 - 70.

［42］ Teyhen DS，Shaffer SW，Lorenson CL，et al. The Functional Movement Screen: a reliability study. J Orthop Sports Phys Ther. 2012;42:530 - 40.

［43］ Teyhen DS，Shaffer SW，Lorenson CL，et al. Reliability of lower quarter physical performance measures in healthy service members. US Army Med Dep J. 2011:37 - 49.

［44］ O'Connor F，Deuster P. Functional movement screening (FMS) in Marine Corps officer candidate school training: is there a correlation between FMS scores and musculoskeletal injury? Med Sci Sports Exerc. 2011;43:2224 - 2230.

［45］ Cameron KL. Utility of the landing error scoring system (LESS) in screening for lower extremity stress fracture risk. Paper presented at: Society of Military Orthopaedic Surgeons; December 8 - 10, 2013; Vail, CO.

［46］ Plisky PJ，Rauh MJ，Kaminski TW，Underwood FB. Star Excursion Balance Test as a predictor of lower extremity injury in high school basketball players. J Orthop Sports Phys Ther. 2006;36:911 - 9.

［47］ Swedler DI，Knapik JJ，Williams KW，Grier TL，Jones BH. Risk factors for medical discharge from United States Army Basic Combat Training. Mil Med. 2011;176:1104 - 10.

［48］ Trank TV，Ryman DH，Minagawa RY，Trone DW，Shaffer RA. Running mileage, movement mileage, and fitness in male U. S. Navy recruits. Med Sci Sports Exerc. 2001;33:1033 - 8.

［49］ Trone DW，Cipriani DJ，Raman R，Wingard DL，Shaffer RA，Macera CA. The association of self-reported measures with poor training outcomes among male and female U. S. Navy recruits. Mil Med. 2013;178:43 - 9.

［50］ Grier TL，Knapik JJ，Canada S，Canham-Chervak M，Jones BH. Risk factors associated with self-reported training-related injury before arrival at the US Army ordnance school. Public Health. 2010;124:417 - 23.

［51］ Hauret KG，Taylor BJ，Clemmons NS，Block SR，Jones BH. Frequency and causes of nonbattle injuries air evacuated from operations Iraqi freedom and enduring freedom, U. S. Army, 2001—2006. Am J Prev Med. 2010;38:S94 - 107.

［52］ Rivera JC，Wenke JC，Buckwalter JA，Ficke JR，Johnson AE. Posttraumatic osteoarthritis caused by battlefield injuries: the primary source of disability in warriors. J Am Acad Orthop Surg. 2012;20(Suppl 1):S64 - 9.

［53］ Donaldson A，Finch CF. Applying implementation science to sports injury prevention. Br J Sports Med. 2013;47:473 - 5.

［54］ Finch CF. No longer lost in translation: the art and science of sports injury prevention implementation research. Br J Sports Med. 2011;45:1253 - 7.

第十六章　军队如何克服防伤障碍

引　言

　　"健康人群 2020"项目已找出威胁美国人的诸多公共健康问题[1,2]，其中最主要的问题有肥胖、糖尿病、缺乏体育活动、肌肉骨骼损伤、心理健康问题，以及睡眠卫生不良。为此，保健专家制定了一系列循证干预措施，以便在多种环境下协助预防和/或减轻上述问题。虽然许多干预项目在临床研究中证明了其理想效力，但在社区、州和全国范围内难以成功实施[3,4]。

　　肌肉骨骼损伤会对身体机能及个人和单位战备产生不利影响，所以部队环境下应特别关注这个问题。肌肉骨骼健康问题及继发的长期残疾消耗掉国防部（DoD）数十亿美元的医疗保健资金[5]。为逆转这一趋势，国防部和军事医学部门应协同推进有效的损伤监测、损伤预测筛选、循证军体训练和其他干预措施，以减少肌肉骨骼损伤并提升个体机能与健康。如果我们想长期减少外伤产生的不利影响，那么，在正确时间采取正确干预措施，为正确的人群提供行之有效的防伤和健康促进措施至关重要[6]。

　　尽快提升健康水平，并将防伤研究转化为实践应用，以提高战备、减少伤害并优化身体机能，非常重要。一些标准研究工作是在受控环境中完成的，这些研究的内部效度较高，产生有价值的结果后会被吹捧为"金标准"[7]。然而，将研究得出的有理想效力的防伤原则和极佳的实践方法，转用到现实军事战场上或不同部队中（现役、预备役或国民警卫队），情况就非常复杂，由于外部效度有限，这些项目不一定那么有效[8]。"研究成果转化为防伤实践的框架"（TRIPP）提出，完成上述过程需要七个步骤：①了解伤因；②制订处理损伤机制的方案；③研究如何在受控环境中（内部有效性）产生理想效力；④理解目标受众的行为和环境；⑤改变干预措施，解决目标受众的需求；⑥制定执行和安全策略，便于在实际环境中应用；⑦测量项目在现实环境中的实际有效性（外部有效性）[9]。

　　最终，要解决在较复杂环境中实施防伤计划所面临的现实问题，需要一个可行的、可获得的、可持续的多方面防伤策略。1999 年，Russell E Glasgow 博士及其同事首次指出了成功实施健康促进和防伤方案的常见障碍[3,8]。RE-AIM 模型从五个方面评估公共健康干预措施：①参与度；②实际效力/理想效力；③采纳水平；④实施；⑤持续执行（图 16-1）。因此，为了评估公共健康政策、计划或干预的潜在障碍和影响，必须评估上述各方面内容。"如不能在全部五个方面对项目进行充分评估，可能导致资源浪费，研究阶段中断，也不能将公共健康提升至我们所能做到的最佳水平"[8]。

　　在部队环境中还存在着其他一些障碍，可能妨碍大范围采纳那些已证明可长期产生实际有效性并已广泛实施的防伤和健康促进措施。这些障碍存在于：①大单位或战略层面（决策者、高级官员等）；②组织或战役层面（医疗单位、实施单位等）；③个人或战术层面（医疗保健机构、军人、家庭成员、战术单位等）。因此，本章将在这 3 个层次上就 RE-AIM 模式探讨妨碍防伤的问题。

RE-AIM 模型概述

　　1999 年，Glasgow 等人[4,8] 对参与度、实际效力/理想效力、采纳水平、实施和持续执行（RE-AIM）模型进行了描述，试图说明健康促进工作成功或失败所造成的影响有多大。他们认为，如果超出之前研究的控制范围，大量对受试者、环境和/或向建议方向偏倚的干预措施所进行的理想效力研究，注定都会失败。他们还强调，干预建议应将 RE-AIM 模型的全部 5 个主要内容计划包括在内。上述内容

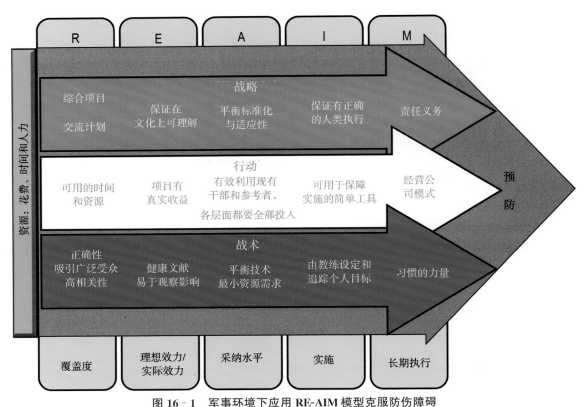

图 16－1   军事环境下应用 RE-AIM 模型克服防伤障碍

的特殊性使得 RE-AIM 模型成为一个有针对性的框架，应围绕该框架，在健康促进和防伤方案应包含分析和评估内容。

RE-AIM 模型纳入了在微观或个体层面评价项目成功水平的参数：参与度和理想效力/实际效力，以及关注实施的组织或环境的参数：采纳水平、实施和持续执行。Glasgow 等人将参与度定义为参与干预的所有适用个体的数量/百分比，同时将其用作参与者在整个群体中代表性（如年龄、性别、社会经济地位、文化程度、病情严重程度）的评判标准[8]。作者强调准确找出适用群体真实规模，以正确衡量参与的程度，这一点很重要。正如高质量证据所体现的，理想效力/实际效力标准指的是，对高质量证据选用的结果衡量指标所产生的可测度影响。这两个标准和其他标准有乘法效应，相互作用后会显著地影响预期结果。例如，一项旨在减少儿童肥胖的健康促进计划，在一项受控/资助的研究中证明，降低体质指数（BMI）的实际有效性为 80％，但在一项社区工作中，该方案在 1 000 名潜在受益者中仅覆盖了 15％，即仅在 120 人身上取得成功。同样，一项较低效（40％）干预措施覆盖了 80％的潜在受益者，最终会在 320 名患者中获得成功[8]。

采纳水平是第一个组织层面的标准，其定义为挑选出来执行所选项目的"环境"的数量/百分比[8]。这一标准还将那些参加干预与挑选出来不参加的环境进行比较，并将对前者代表性评论纳入其中。上述比较应包括对人员、资金和设施的评论，以便准确查明推广实施的障碍所在。实施是指按照确定好的计划，使目标受众执行所选方案的程度。实施内容包括成功接触参与者、准确执行的次数百分比或者各种环境下选择参与的人员数量/百分比。与其他标准类似，重要的是找出那些依从性好并能持续执行方案内容或参与项目的人员的特征。参加者是全体人员的代表吗？他们与已公布的结果或标准相比如何？

RE-AIM 模型的最后一个标准是持续执行。该标准在个人和组织（环境）的层面都具有适用范围。在组织上，持续执行是指在最初的实施期之后，将干预长期（超过 6 个月）纳入日常工作、文化和组织的政策中[4]。在个人层面则用损耗百分比来报告长期（6 个月）实施改进行为的情况。

RE-AIM 模型的分析具有一定广度和深度，为克服防伤和健康促进项目成功实施的障碍提供了坚实基础。使用这个模型来审查美国军方和同盟国家实施的健康促进和防伤工作，有助于找出影响公共健康的障碍所在（如精神健康受损、肥胖、肌肉骨骼损伤、睡眠卫生不良、自杀）。本章的其余部分将 RE-AIM 框架作为一种评估工具，目的是审查在部队环境下各种促进健康和预防外伤的工作。我们将在战略、战役和战术层面找出个人和组织的障碍所在，并就制定和实施远期计划提出建议，以优化现有的结果。

R：目标群体的参与度

参与度是 RE-AIM 模型的第一步，定义为参与的个人度量[8]。参与度是指目标受众以及了解该计划并愿意参与该计划的代表性个人的绝对数量或百分比[8]。表面上看，在部队里，参与似乎很容易，单位领导可以命令下属参加已批准的项目。然而，强制性参与经常会破坏参与度，以及持续执行方案所需的长期行为改变。例如，为了帮助现役军人保持战备状态，经常要求他们参加体能项目，包括维持身体机能和身高/体重标准。尽管多年来计划依从性不错，但退伍军人的平均增重率仍高于现役军人。具体来说，在退伍前后，男性和女性的平均体重分别增加了 12.6 磅和 13.9 磅[10]。从军队退伍后，不再强制锻炼，不运动、吸烟、饮酒和糖尿病的比例都更高[11]。此外，在部队里，由于对驻地环境的可用项目和资源了解不全面，参与度往往受到限制。高行动节奏以及竞争等因素会导致执行方案时间有限，而且一些方案缺乏领导支持，上述情况愈发复杂。军人通常每 3～4 年就会换岗，也使得部队环境下的参与度变得更加复杂。应努力确保不同单位能获得相似资源，还要最大程度提高参与意识，最终能参与到防伤计划中去。有鉴于此，能否成功地将项目实施至目标群体，取决于能否更好地了解目标群体的特点，特别是社会心理和医疗史。例如，肌肉骨骼既往损伤史是导致后期外伤的最重要危险因素之一，但当军人调整工作地点后，这种信息很少传达给部队主官，这就限制了防伤措施的实施。

战略层面的障碍

一个综合的防伤方案，应包括外伤监测、外伤预防、早期干预、重返社会和个体机能优化，并可以通过快速识别和风险缓解战略，最大限度地提升参与度。最近，陆军制订了"肌肉骨骼行动计划"（MAP）[12]。该计划的目标是提供一个战略框架，以评估外伤对部队的影响并加以处理，并将循证干预措施转化为部队各大单位的标准化方案。通过将部队医疗工作标准化，该计划还将一个公司运营模型框架引入部队[13]。这个框架使整个组织能保持一致，清晰地说明了标准内容以及应如何支持这些标准，还说明了组织效能与结果/目标之间的联系。要在美国军方这样的组织中全面开展标准化工作，一个关键点是构建良好的沟通策略。沟通策略应提高认知度，并就如何获取资源，接受全部防伤、身体功能优化和健康促进计划提供指导。

战役层面的障碍

一个方案在组织/战役层面的成功取决于医疗机构和单位领导之间的合作。各级领导者愿意投入时间和资源，支持并集中精力改善医疗条件，这对减少受伤和优化身体机能至关重要。成功组织是个循序渐进的过程。第一步是实施监测计划，对问题规模进行彻底分析，同时预测外伤发展趋势。外伤监测结果可应用于驻地一级（即部队单位），是形成精准、有效防伤计划的关键。第二步是确定差异，要对组织内全体人群进行需求评估，特别要注意风险最大的子群体。各单位都有指定的医疗资源，可协助这项工作。特别是，作战旅有理疗师，要教会他们如何监测、制订防伤/人体机能优化方案，以及找出并治疗肌肉骨骼损伤。旅理疗师固然可以协助领导防伤工作，但一个设计良好的项目应该利用好整个医疗团队的知识、技术和特质——包括医生、医生助理、理疗师、卫生兵、健康行为专家和护士。在医疗和单位领导的支持下，这种部队独有的支援团队可以最大限度地利用时间、最小限度地使用外部资源来实施项目，最终减少损伤，优化身体机能，提高单位的整体医疗战备水平。

用于损伤预测的工具多种多样，成功率各不相同[14-17]。目前，陆军正在基层单位一级开展实地研究，希望能找出预测外伤风险所需的最简便测试方案[18]。除了找出个体损伤风险因素，一个基层单位主导的外伤预测筛选方案还可提供信息，协助减轻组织层面的外伤风险。由于上述内容将针对高风险个人和活动的防伤运动与技术纳入其中，因此可为单位领导修改和优化体能训练计划提供指导，其功效颇为强大。

外伤发生后，早期干预对于减少缺勤天数和长期残疾至关重要[5]。因此，本层面的领导应鼓励军人主动就医治疗并给予便利，有针对性的干预和康复措施必须在正确的时间，由正确的受伤群体参与其中，这样才能获得预期结果。行动层面的标准化是这些方案成功的关键，可帮助伤者快速回归所在单位。

军人受伤后，通常在身体上无法达到健康人群的水平。如果在治疗方案和恢复参加单位正常活动之间没有可行的过渡计划，伤者将面临再次受伤的风险[19,20]。因此，单位应制订康复计划来满足这些运动弱势群体的需求。无论选择何种方案，都必须在尽可能大的范围通过各种媒介引起人们注意，以满足受伤和非受伤人员的需求。

战术层面的障碍

任何方案正确与否都取决于能否在正确的时间、正确的环境中找出正确的个体，并用正确的媒介宣传项目，以实现预期结果。这项工作颇具挑战，特别是基层单位倾向于做有组织的体能训练，可能不会对不同能力水平作出区分。此外，大多数单位不允许军人在"单位"体能训练时间进行个人训练。在专项"军事专业岗位"（MOS）规定范围内制订体能需求评估计划，然后设计出满足这些要求的训练方案，可以缓解这一矛盾。加拿大军方已经试行了一个在线项目，根据 MOS 体能要求，允许驻点相对独立的军人进行个体化训练。如果方案既标准化又适合个人需求，便可在多种军人群体（现役、预备役和国民警卫队）中提升其参与度，进一步增强防伤和人体机能优化的工作水平（www. DFit. ca）。

在制订满足全部军人群体（特别是那些受伤风险最高的群体）需求的方案时，一定要确定正确的参与度。过去，国防部设计的集体项目，目标人群为普通健康军人，经常忽略防伤或优化体能方案。能综合解决战略、战役和战术层面障碍的计划，可用于优化防伤方案的参与度。表 16-1 总结了提升防伤和机能优化参与度可能遇到的障碍和解决方案。

表 16-1   提升部队目标人群防伤计划参与度可能遇到的障碍和解决方案[21]

潜在障碍	解决方案
对计划了解不充分	构建一种有效的沟通策略，确保能有效传递所需信息。在不同营区间采用公司运营模式，使方案标准化，每个营区都能参与进去，提升参与度。
正确设计方案，满足总体需求	完整的项目包括监测、利用分层系统正确区分：①损伤/可能受伤；②伤后恢复；③健康这 3 种人群。无论何时，防止外伤或再次外伤都非常重要。
尽量减少时间要求	将方案纳入现有训练中，可减少额外的时间要求。在部队体能训练、班长组织训练和士兵个人训练中，可以纳入防伤方案，以减少时间成本，提高参与度。
化解日程安排的冲突	已颁布的计划表应允许军人根据其需求使用适当的场地：健身房、游泳池等。
单位领导的支持和认识	通过专业发展计划和宣传讲义，获得单位领导对计划的支持。发给领导的训练材料应明确强调参与的益处。
选择合适的单位领导并进行培训	找到起关键作用的单位领导，整个计划从预防到恢复再到机能优化会很便利，同时结合预防策略，避免受伤或再受伤，最终使参与度达到最优。确保关键部门领导已正确培训，目的是成功执行计划，这样无论项目是刚开始还是持续进行中，都将提升其最终影响力。
找出正确的目标受众	制订流程，找出外伤风险较高者，这对于确定防伤计划的准确基数至关重要。针对所有个体的防伤计划可能效果有限，因为参与者外伤风险本就较低，故而对参与和利用该项目不会太投入。

E：理想效力/实际效力

实际效力指的是方案在健康和防伤方面产生适当的正面变化的能力，这种能力可对生活质量、身体机能和部队战备产生积极影响。Abraham 等用方案参与度及其实际效力（$I = R \times E$）来描述预防计划的影响力[22]。尽管在受控环境下，循证干预措施对特定目标人群的防伤会产生理想效力，但在实际环境和更广泛人群中的实际执行效力，可能达不到同样效果。有实际效力的方案必然会显示出理想效力，但方案有理想效力并不足以说明其在实际环境中能产生实际效力。具体来说，有实际效力的防伤干预措施应该在多个亚组和环境中产生稳定效果。此外，一个有实际效力的方案，其不良后果应该很小或者没有。个人制订防伤计划应考虑意外的负面效应，这种效应可能令其受伤风险增加，或要额外或补救性训练[23,24]。

战略层面的障碍

让目标人群执行循证、有实际效力的方案是基本战略要务之一[8]。制订效能评估（MOPs）和实际有效性评估方法（MOEs）可以在战略层面上优化项目实际有效性。MOPs 包括方案如何实施以及个人对方案的反应。MOPs 通常可帮助确定方案是否能在知识、态度或信念上改变参与者。MOEs 则包括与生活质量、身体功能、受伤率、残疾和战备有关的结果测量。

历史上，军队的大多数防伤项目都集中在"美国陆军训练和条令司令部"（TRA-DOC）所规定的训练环境上[25-27]。虽然这些训练计划已显示出理想效力，但 TRA-DOC 是严格控制训练环境的，训练方案往往是强制规定好的。因此，当主官们将从行动环境（陆军司令部，FORSCOM）中的防伤方案所获得的经验教训付诸实施时，需要正确的 MOPs 和 MOEs 来协助确保方案在新环境中能够实际有效实施。正确制订和实施 MOPs 和 MOEs，可以吸取经验教训，提高项目的长期实际有效性。此外，标准化的 MOPs 和 MOEs 允许在多种条件下评估方案的相对有效性。最后，损伤风险受多方面因素影响（环境、生理、心理弹性、神经肌肉控制、力量/耐力、压力、睡眠和营养）[28,29]。有效的 MOPs 和 MOEs 可帮助战略、战役和战术层面的领导者克服障碍，加强这种能力可以最大限度地提高方案实际有效性。

战役层面的障碍

在战役层面，主官需要证据证明方案有实际效力，以便在后面一段时间内实施和长期执行。主官必须认识到方案的价值，并且认为其值得花费时间、组织投入实施。这里有个问题，大多数防伤项目都在短期内（6 个月到 1 年）对非常具体及明确的人群进行评估[30-32]。如果时间更长，受众更广泛[3]，其结果可能就不那么明显。因此，从行动层面上讲，有理想效力的防伤方案最终需要在较少控制条件和更为实际的环境下，在不同人群中证明其实际效力。

战术层面的障碍

已证实，防伤和人体机能优化方案在个人和战术层面上难以取得成功，因其在参与度和实际效力两方面均面临一个潜在问题，就是目标受众的健康素养。健康素养指"获得、处理和理解基本健康信息和服务的能力，并根据这些信息和服务做出正确的健康决定"。参考 RE-AIM 模式，健康素养在两方面影响参与度，一是"获取"健康信息的能力，二是通过"处理和理解"直接影响方案的理想效力和实际效力。

美国教育部 2003 年开展的"全国成人识字率评估（NAAL）"确认了所有识字美国人的健康素养问题[34]。该项目直接评估了 19 000 名美国人的阅读、理解和完成健康相关读写任务的能力，报告显示，超过 36% 的被测试者表现出基础或低于基础的读写能力。实际上，从不懂英语到能够阅读和理解"简短、普通的文本信息"的人均包括此测试水平人群之中。另一种说法是，36%的受测者无法"对照将身高、体重与体质指数（BMI）挂钩的图表，确定一个特定身高的人的健康体重范围"[34]。有超过 1/3 普通受试者低于上述健康素养水平，这样很难提升参与度。但考虑到自愿参与 NAAL 之类研究的群体存在选择性偏差，其结果可能低估了基础或低于基础健康素养者在总人口的比例。

由于入伍会有识字和语言技能要求，因此测出的军人健康素养略高于平均水平：33%的军人处于基础或低于基础水平[34]。尽管如此，享受部队待遇的其他亚群体，如 65 岁以上退休人员和没有任何大学或职业教育的部队人员，健康素养更有可能处于基础或低于基础水平，分别为 59% 和 44%。此外，上学前主要语言并非英语的人士，其健康素养平均得分低于基本水平。此类素养问题严重阻碍提升健康水平、预防外伤和优化身体机能等方案的参与度，也难以达到已报道的实际效力水平。

在部队和社区环境中，要克服提升健康水平、预防外伤和身体机能优化中遇到的健康素养问题，要多管齐下。撰写宣讲材料应尽量考虑较低的阅读水平，可以用多种语言撰写，并辅以简单的图片，帮助阅读者有效理解。PlainLanguage.gov（美国政府写作网）是一个信息组织交流网站，旨在提升政府信息发展水平，从而更有效地传达所要传达的信息。鼓励使用适合读者阅读水平的简短、主动语态的句子和简短段落，附以描述性标题，传达清晰、准确的信息。（www.plainlanguage.gov/howto/guidelines/FederalPLGuidelines/FederalPLGuidelines.pdf）

还可以用多媒体手段传递信息，用补充动画或视频进一步说明简单的文本，处理上述问题。国防部各部门正在利用交互式门户网站传播各种健康促进信息和补充材料（如 https：//armyfit.army.mil 和 http：//hprc-online.org）。该方法通常适用于会上网的军人，但对于老年人和社会经济地位较低的人来说，这种防伤方式方法可能并不适用。此类群体的健康状况通常很低，因此最需要这方面的信息[34]。

实施的第一步通常是选择循证防伤方案，但并无法保证该方案具有充分的理想效力和实际效力。战略领导者需要制订有效的 MOPs/MOEs，保证正确实施并吸取经验教训，还要根据不同的亚人群和环境进行适当的修改和调整。战略和组织领导者可以利用这些 MOPs/MOEs 来验证维持方案长期实际效力所需的成本、时间和人员（表 16-2）。最后，在战术层面，循证方案需要解决目标人群的健康素养问题，以保证方案的理想效力和实际效力。如果某计划可解决战略、战役和战术层面的障碍，应用其优化损伤预防、提升健康水平和身体功能的方案。表 16-2 为提高部队防伤方案的实际效力和理想效力可能遇到的障碍和解决方法。

表 16-2   提升军队防伤方案理想效力和实际效力可能遇到的障碍及解决方法

潜在障碍	潜在解决方案
知识，态度及信念	身体功能评估（MOPs）使领导者能够明确该项目是否有效地改变了目标人群的知识、态度和信念。此种变化往往先于行为变化和健康数据变化。
正确选择和测量健康结果	实际效力评估（MOEs）使领导者能够确定该项目对健康和战备工作产生了积极还是消极的影响
可持续性	缺乏 MOPs/MOEs 可能会使一些有实际效力的项目被取消。这也说明了长期预防的困难。正确的 MOPs/MOEs 使领导者可以切实评估理想效力和实际效力，即使领导者发生变更也应进行 MOPs/MOEs。
不同的环境和亚群体	正确使用 MOPs/MOEs，可以在多种环境、不同亚人群中执行标准化、循证方案。总结经验教训可使方案适应目标人群和环境
健康素养	要确保方案的目标群体具备一定健康素养水平，这样可提高方案的理想效力和实际效力。

A：从目标设定、制度建立及执行人员角度提升项目的采纳水平

采纳水平是指采用防伤方案的个人或组织的比例，还要明确未采纳的个人和组织的问题所在[7,8]。

为了解决低采纳率问题，领导在制订防伤、健康促进和身体功能优化方案时，应考虑多种可能影响采纳新型创意方案的问题。应该设计易于各种部队群体（如现役、预备役和国民警卫队）采纳的防伤、健康促进或身体机能优化方案。为最大限度地采用该方案，应适应目标受众（特种作战部队、作战部队、作战支援部队和作战保障支援部队）的具体需求。此外，该方案还必须适应各种气候：炎热、寒冷、潮湿以及高海拔地区。在典型的资源受限环境下，高危人群是否可以采用该方案？单位是否具有人力资源（例如医务人员、健身教练、心理韧性训练师）来确保正确采用该方案？该方案是否与其他方案契合，易于调整，并能与其他需求和重点工作产生相互促进的作用？为了最大限度地实现采纳[3]，方案开发团队必须计划好方案成本、所需的资源和专业知识水平。Padua 等人认为提升防伤方案的采纳率有以下几个步骤：①考虑好如何支持方案，由关键参与者确认实施的问题所在，并有策略克服这些障碍；②在现有的最佳证据基础上制订方案，克服上述障碍；③确保领导该项目的培训师既有能力又有自信；④要给培训师常规反馈和指导，保证项目不打折扣；⑤根据培训师有效执行计划的能力，减少对培训师的反馈（包括数量和频率）。[35]

战略层面的障碍

理想情况下，战略层面的领导者应该制订和推广循证防伤、健康促进和身体功能优化方案。如前所述，以往在循证防伤方案转化为实践的过程中，研究往往关注方案的理想效力。理想效力研究倾向于在单一环境下评估防伤方案，以减少可变性。这些研究通常会利用更多的资源（财务、人力和专业知识），在更大范围人群中实施时难以充分获得此类资源。虽然对初始研究来说，关注内在效度以体现防伤计划的理想效力很重要，但其很少能满足更广泛受众群体的需求，这会影响其参与度。如何在多种环境下实施该方案以及如何调整以满足不同亚群体需求，即发挥方案的实际效力，目前仍缺乏此类研究[35]。

方案的关键要素之一是培训战略领导者去思考如何保留方案的循证要素，同时允许战役和战术领导者有能力调整特定要素，根据其环境和条件最大限度提升采纳水平[3]。因此，战略领导者要解决一个关键计划因素，即在制订防伤、健康促进和身体机能优化方案时，要让方案既标准化、又能适应不同组织和不同风险水平目标受众的需求。例如，创建"游骑兵、运动员、勇士"（RAW）项目是为了优化人体机能，同时将受伤风险降至最低[36]。该方案有许多标准化的组成部分，既关注运动类型（如心血管、力量、耐力、力量、灵活性、平衡等），同时也保证运动量（频率、强度）适当。该计划也允许在战术层面上执行时具有一定灵活性，并就此提供了指导，允许个体体能训练师根据单位的需要在主要类别下选择具体的训练内容。为了尽可能提升采纳水平，战略领导者应该制定政策和条令，允许单位根据自身任务和需要调整计划，但要保持核心特征的一致性，保证计划的实际效力和采纳度。

战役层面的障碍

Glasgow 等人从成功采纳和实施两方面，描述了防伤项目在组织层面上影响（OI）[3]。本层面的领导应关注影响成功采纳和实施防伤计划的组织障碍（在下一节讨论），最大限度地提升其组织影响。成功采纳的关键变量通常包括：关键领导的支持、时间、资金支持和人员配置。优先竞争策略可以消除冲突，帮助项目优化采纳度[21]。

计划开始执行后，领导应该评估方案的采纳情况，以确定可能影响方案成功的组织障碍。领导应该评估重要采纳者在多种环境下成功适应并采纳该项目的意愿。关键评估指标包括参与环境的代表性、组织的参与率和参与率下降的原因（人员、资源、时间等）。在追踪项目采纳水平时，确定一个准确和适当的采纳标准至关重要[3]。从成功采用该方案的组织那里获得的经验可用于提升组织内不同单位的整体采纳水平。

战术层面的障碍

在战术层面上，基于采纳对象的潜在数量，可追踪实际采纳该项目的个体数量[8]。首先明确同行意见领袖是否采纳该计划，这可以作为计划成功的早期指标。为了最大限度地提高采纳率，方案应易于整合入日常日程中，同时还要解决军人时间上的优先竞争问题。所提供的培训应该与先前的知识和观念相结合，以此提升采纳率。成功的采纳方案，要允许根据个人的受伤风险或机能水平进行方案调整。这可以像单位按能力分级组织体能训练一样简单，也可能像按特定风险水平修订计划一样复杂（绿色 = 低风险，红色 = 高风险）[18]。

　　采纳防伤、健康促进和功能优化方案的诸多障碍，可利用技术手段来解决，从而了解健康变化并持续观察（表 16 - 3）。例如，提供网络资源，对军人进行教育并提供信息。应用程序（基于网络和智能手机）可作为数字日记来跟踪关键参数（如营养和液体摄入）。生物传感器可用来自动跟踪体育运动和睡眠。生物传感器和移动应用程序的结合可用来提高自我意识、激励个人，并通过其社交媒体培养竞争动力，从而促进行为改变。目前，超过 50% 的智能手机用户在手机上搜索健康信息，1/5 的手机上至少有一个健康应用程序[37]。播客、每天阅读与健康有关的推特、每天在社交网络上发布更新，这些内容都能有效地减轻体重。具体来说，参与者每发布 10 条关于饮食和减肥的日常推文，就能减掉 0.5% 的体重[38]。社交网络推广的锻炼可督促人们强化核心肌力（72% 参与 1 个月，47% 参与 2 个月）[39]。总的来说，与不使用手机应用的人相比，手机应用用户在 6 个月内可增加体育活动，减少热量摄入，并减轻体重[40-42]。但我们仍然要记住，尽管技术可以帮助解决影响采纳水平的问题，但此类方法也可能受到目标人口的技术和健康素养的影响。

表 16 - 3   利用技术克服健康障碍

健康障碍	相关技术手段
了解如何追踪摄入、消耗的卡路里和睡眠量	膳食、锻炼和睡眠数字日记，轻松获取在线健康资源。
规划项目	自动用餐和锻炼计划
目标和追踪进度	自动追踪，图表和趋势线，每天提醒应实现的目标。
时间	自动生物传感器采集数据，自动追踪的数据库。
社会支持	社交网络、群组和竞赛
激励	分数，徽章，比赛和奖励。

　　综合性计划可以找出并解决采纳过程中遇到的战略、战役和战术障碍，并可用其提升防伤、健康促进和功能优化方案的采纳水平。表 16 - 4 总结了提高防伤方案采纳水平可能遇到的障碍和解决方法。

表 16 - 4   部队防伤方案中，提高目标人群采纳水平可能遇到的障碍和解决方法[3,8,21,43,44]

潜在障碍	潜在解决方法
文化	方案应该标准化，体现循证防伤、健康促进和机能优化关键原则。应该根据不同组织和单位的文化来实施项目，以最大限度地提高采纳率。
积极性	防伤、健康促进或机能优化方案应该得到领导和用户的支持。将这些方案与身体机能和单位战备联系起来可以增强积极性，也有助于最大限度地提高采纳率。该方案应解决可能在组织和个人层面限制采纳水平的积极性问题。
领导对方案的认识和支持	在方案实施之前，应向领导者提供关于防伤、健康促进和机能优化方案在需求和实际效力方面的最新专业进展。关键领导尽早采用方案将有助于最大限度地提高采纳率。
模块化/定制	设计能适应多种环境而不是特定环境的培训方案
使用者和组织方面的需求	设计由组织运行、而不是从外部"强加"的方案往往会更成功。应着眼于最普遍的实践、奖励或规章制度，而后者是与创新和改变相对立的。
花费	应该根据已知的财政限额制订计划并投入资源
时间	培训方案应该解决和其他任务竞争时间的问题，设法将培训纳入现有计划。

续表

潜在障碍	潜在解决方法
专业知识要求	培训模块应根据单位中特定的专业知识来开发，便于后面采用。应制定培训手册，便于单位领导采纳该方案。
学习上的困难	项目应适合参与人员的水平。见健康素养一节。此类培训材料应该进行预实验，以确保其满足最终用户的需求。

Ⅰ：实施（执行干预措施的一致性和成本）

实施对防伤、健康促进或机能优化方案的成功至关重要。我们的目标是确保整个部队的目标受众能按计划一致实施方案[8]。这在单一驻点就颇具挑战，如果部队包括多个驻点，且资源各异，甚至跨越国界时，其难度为指数级——这是现役军人、预备役军人和国民警卫队共同面临的挑战。任何在美军范围实施的项目都有局部修改的可能，这可能会改变项目的效应和结果。有效实施需要标准化的方案或干预建议[45]。然而，部队领导在其单位内习惯于自我管理[46]，并且很可能修改其中一个方案的关键内容，这样就无意中给方案引入了降低实际效力的变量。正确实施应该控制方案中关键元素变量，以确保执行一致性，并获得预期结果。从战略到战术层面，在不同层次实施方案均可能引入此类变量，每个变量都会给正确实施带来困难。

战略层面的障碍

在各种大型组织中，实施防伤、健康促进或功能优化方案的困难在于，方案太过庞大且变数很多，足以影响所有目标人群。美国军方也不例外。美国各军种（陆军、空军、海军、海军陆战队和海岸警卫队）都应保持战备状态，因此必须减少肌肉骨骼损伤。他们不仅对减少损伤感兴趣，同时也对改善身体功能感兴趣。然而，各军兵种的差异——从军兵种领导层到各种战略任务——使得单一方案无法对所有美军现役人员产生同等影响。

即使在某一军兵种中，制订涵盖整个组织的防伤方案也很困难。在这一点上，美国陆军就是一个很好的例子。美国陆军有 3 个组成部分（现役、预备役和国民警卫队）；每一个部分都是根据多种岗位任务组织起来的，这些任务被分配到各单位，单位按部署执行直接作战、作战支援（对作战部队的火力和行动支援）或作战保障支援（对作战部队的后勤支援）。正如这些岗位和任务的角色各不相同——从步兵到厨师——其功能需求也各不相同——从在办公室分析情报数据到在战场上执行特种作战任务。国防部试图实施适用于所有岗位的方案，但困难很大。方案不仅要在不同军兵种之间保持标准化，还要有足够的灵活性，能按照大量彼此各异的职业和岗位的固有特点和风险进行修改。

美国武装部队各军兵种在努力实现其防伤、健康促进和功能优化方案的标准化时，还必须平衡实施这些方案的成本与实现的利益——从美元和人力角度综合考虑。由于方案是在战略层面上制订的，每个军兵种应该明确所需的总体消耗，包括设备、设施和供给。对于注重成本的部队来说，即使方案对装备或供给要求不高，也可能束之高阁。此外，方案制订过程中，军兵种应该考虑培训的需求，以便于整个组织中开展新项目。他们应自问，该方案是否可以用现有的人力来实施，是否需要更多人力来实施、培训和监控？领导者还应该考虑成本效益分析问题，在能产生更大成效但成本更高的方案和成本较低但潜在防伤影响较小的方案间做出选择。

战役层面的障碍

在战役层面上，单位经常要将防伤和身体机能优化方案结合起来。除非各军种提供战略层面的指令，否则大多数战役层面的方案都由负责几百到几千名军人的单位主官来决定。这些方案可能是根据先前研究结果制订的，但也可能是根据当前选择最流行的方案（可能有也可能没有数据说明其对战备、防伤和个人/单位身体功能的影响）制订的。新任主官进入部队后，一般在充分评估现有计划在减少外伤或提高身体机能方面的实际有效性之前，就会制订新方案。这种循环执行方案的工作方法，令战略和战役层面的领导很难追踪方案的成功结果，也难以对其下属单位提出最佳的实施建议。

追踪防伤、健康促进和机能优化方案的影响力至关重要。任何设计方案如果希望能产生变化，都要从良好的基线数据开始。人们常常在没有完全了解当前状态的情况下，就匆匆忙忙执行新方案。领导者必须搞清楚其部队当前的医疗战备情况，搞清楚肌肉骨骼损伤造成了多大程度的影响。防伤、健康促进或机能优化方案的领导者和实施者应了解其单位的外伤率，这有助于选择适当的跟踪指标。即使执行相同类型的方案，在本层面上选出的指标也可能因单位而异。正如战略层面上所讨论的，由于各单位及其任务存在差异，可能需要监测不同的外伤和身体功能指标，以确定该单位的医疗战备情况。无论选择何种指标，都必须能在所有相关单位进行追踪，而且必须与防伤和人体功能优化方案相关联，这些指标必须能向单位领导说明整个方案的来龙去脉。防伤项目监测指标如果能证明医疗战备状况得到改善，就更有可能得到单位领导的认可和支持，从而确保其得到长期应用。同样，如果方案利用新型或现有技术来跟踪进展，则更有可能得到执行。

美军官兵在部队医疗单位就诊，会使用电子病历，这在个体和单位层面为监测外伤提供了丰富的信息。电子病历可记录外伤日期、外伤类型、外伤处理方法和外伤持续时间。问题在于，获取信息并不容易，取决于医疗专业人员能否在电子病历的正确数据域中记录信息。

最后，本层面的单位还面临着在战略层面的指导下，能否正确执行方案的问题。军兵种的防伤、健康促进和机能优化方案在执行时应标准化。大多数方案都附有政策指南，以及有详细说明的行动命令。单位便可制订标准化程序，来执行上级布置的方案。如前所述，由于单位类型不同，以及各单位组训自主权级别不同，在整个大单位中方案实际有效性有可能不一致。如战略指导内容包括特定培训包、课程，甚至派遣培训团队来指导方案执行，则可在一定程度上减少上述差异。

战术层面的障碍

在战术层面上，防伤、健康促进和机能优化方案会与军人和部队较小单位直接接触。这一级别领导所面临的问题是要保证每个军人和团队都能"认可"方案。当一个方案取代另一个更主流的方案或与其竞争资源时，困难显而易见。这时，利用个人和团队层级的竞争，就很有效。军人就像运动员（个人和团队），在与战友和其他基层单位竞争时经常会激发斗志。理解这种竞争的特质对于成功实施方案很有帮助。方案实施过程中，广泛宣传其成功之处可以提高采纳水平。同样，基层单位领导得知兄弟单位的医疗战备率和方案成功后，可能更愿意实施新方案。

成功实施防伤方案的另一个挑战是，军人倾向于掩盖或隐瞒肌肉骨骼损伤。如果军人认为外伤使其无法参加训练、演习或执行任务，他们通常不会向其领导或医务人员透露外伤情况。轻伤更有可能出现这种情况，他们总想"挺一挺"，认为可用实际行动将影响降到最低。早期未经治疗的肌肉骨骼损伤往往会恶化，并可能对个人和单位的医疗战备造成更严重的负面后果[47-50]。随着新方案的实施，对肌肉骨骼损伤的检查也更严格，军人可能更倾向于"隐藏"自己的损伤，避免引起关注。那些正在实施的新防伤方案应该鉴别军人的这些细微变化，努力减轻新发或轻微肌肉骨骼损伤带来的潜在羞耻感。

最后，在基层单位展开防伤和人体机能优化方案时，可能会选一些人执行该方案。部队最基层单位本就人员少，任务重。选中执行此类方案的军人通常有很多任务在身，而执行该方案仅仅是其众多任务中的一个额外工作，被选中执行防伤方案的军人被迫在众多需求中挤时间来执行防伤方案。在此层级，防伤方案有可能滑落到优先级底部，或者仅给予很少的关注或投入。此时，可能出现执行不正确、心理不能完全接受和不能充分发挥方案潜力等问题。领导者认同并将项目实施作为其重点工作，通常可以克服实施中遇到的上述障碍。

一个完整的计划应当从战略、战役和战术三个层面克服困难，优化防伤方案。表 16 - 5 总结了提升防伤方案实施水平的潜在障碍和解决方案。

表 16 - 5 提升部队目标人群防伤方案实施水平的潜在障碍和解决方案[21]

潜在障碍	解决方案
方案要为多种岗位任务和单位服务	根据不同单位/专业特点制订方案，并在多个单位进行测试。
方案成本	创造性地合作制订方案，使其使用最少设备，并可以在多个驻点（包括海外）实施。
多军兵种间没有一致的方案	在军兵种水平使方案标准化，确保高层领导认可。将制订依从性指标作为实施的一部分内容。
在没有指标成功的情况下实施方案	与主官会面，确定其战备需求，寻求其帮助，制定符合其需求的指标。
跨单位方案执行不一致	在实施方案之前，开发培训包、教育材料并追踪指标，然后在实施过程中推动培训教育的开展。
在基层单位获得"认可"	从医疗战备和方案成功率两个方面比较本单位方案与其他基层单位的方案。
军人为了继续"执行任务"而隐藏或不透露受伤的全部细节，以便能继续执行任务	帮助军人及其单位，最大限度地保障其安全参与训练/任务，宣传方案对完成任务的正面影响。

M：对个人和环境的持续干预的效应

想要持续执行重要的防伤方案，需要不间断进行关键性长期评估，并将最佳作法在战略、战役和战术层面整合起来。具体来说，如果当前防伤方案和政策已经整合到全军日常工作中，国防部和单位领导则可通过持续执行方案，评估其是否会引发个人行为改变。此外，在持续执行阶段，单位领导和个人可对防伤干预的长期（6 个月或更长）效果进行评估，从而进行持续且必要的修改，以促进项目的持续成功推进[4]。尽管持续执行对长期分析和最终结果至关重要，但最近的证据表明，健康促进和防伤方案的持续执行阶段往往没有得到评估，这会造成单位和个人层面上的问题。以下部分和表 16 - 6 阐述了从既往文献中获得的经验教训，并概述了在战略、战役和战术层面上持续执行部队专项防伤方案可能遇到的障碍和解决方法。

战略层面的障碍

文职和军事战略领导者在持续执行防伤和健康促进政策时面临的问题类似。对 RE-AIM 模型的关键分析表明，由于无法长期（6 个月或更长）追踪和报告方案的采纳水平，通常会在战略上影响其寿命。特别是有文献报告，不到一半（41.2%）健康促进和防伤方案追踪了长期（6 个月或更长）持续执行情况[4]。虽然国防部提供了防伤干预最佳作法的整合框架，但没法保证方案可从政策转化为全系统采纳，国防部应该继续追踪和解决长期执行和参与防伤方案可能遇到的问题和障碍。"单位现状报告"在全系统内提供了一个可行机制，来追踪在用防伤方案的使用及相关障碍。年度"定期健康评估"（PHA）也可用于评估防伤依从性（如骑自行车时戴头盔、正规体育训练课程之外的日常锻炼），以及对在岗和休息时间防伤建议的满意度。

表 16 - 6 持续执行部队目标人群防伤方案可能遇到的障碍和解决方法

潜在障碍	解决方案
无法跟踪方案使用、损耗和依从性	①通过"单位状态报告"对防伤方案的使用进行标准化报告；②通过 PHA 报告在岗和休息时间的方案依从性。
主要结果测量只关注外伤率和严重程度	涵纳广泛的指标，整合战备、人体理想机能、减少长期残疾、患者满意度和生活质量（生活空间）等内容。

续表

潜在障碍	解决方案
应报告项目缺乏可接受的结果和清晰度	①战略领导者和学科专家通力合作，用最佳证据确定预期和可接受的外伤率；②对应报告的高风险肌肉骨骼外伤达成一致意见。
单位资源（时间、金钱和专业知识）	联合单位、部队医疗机构、驻军资源和专家，用最佳作法实施防伤计划。
在单位层级，对防伤方案的资源和专业知识进行关键性评估和修改	①与"武装部队健康监测服务中心数据库"进行比较；②在营区运行的防伤委员会，应满足营区和单位层面的需求，并调整项目。
人体理想功能和防伤之间的平衡	①增加结果指标以满足特定的单位需求；②评估机能和防伤指标。
职业和个人差异	①未来模型可能需要解决个人/职业差异；②确定最优 MOS 机能和可接受外伤风险的特征。
行为改变： 内部障碍/人际障碍/环境障碍	①找出影响个人行为改变的问题；②利用身边同事和相关技术手段来提醒；③增加教育时间，用多种研究来提高认识水平；④找出阻碍项目完成的障碍；⑤提供设备和交通工具，协助解决环境需求。

MOS 军事职业岗位，PHA，周期健康评估

　　持续执行方案在战略层级上会因为缺乏标准化的结果指标，或结果指标多样而受到影响。Gaglio 等人最近的一项系统回顾发现，在 RE-AIM 健康促进和防伤项目中，只有 32.6% 采用了多个长期（6 个月或更长）结果指标[4]。研究者特别指出，在政策和方案的长期执行阶段，所分析的指标覆盖面不够，未涉及非预期结果、生活质量、损耗、与军事任务的一致性和可持续性等内容[4]。国防部防伤部门的领导最近强调，在评估防伤方案时，除了典型外伤频率和严重程度等数据，指标的多样性也很重要[4,51]。要覆盖多种指标，评估战备情况、最佳人体机能、长期残疾、非预期结果、参与者满意度、生活质量、项目成本和长期潜在成本节约，这些指标可为政策制定者和战略领导者提供更多的项目分析数据。此外，关注结果指标对战役和战术层面的领导者来说也很重要，可能会提升项目在此层面上的采纳度和持续执行水平。

　　在大单位和基层水平报告的防伤结果指标必须标准化，并且需要军事医学专家、地方合作人员和单位领导之间的持续协作。国防部的高级领导人和学科专家还应关注回答下列困难但关键的问题：①顶级战略的防伤目标和计划是什么？②在各军兵种及其下属单位内可接受的肌肉骨骼损伤率是多少？③就肌肉骨骼健康问题和特定身体部位而言，何种残疾水平可以接受？④哪些特定指标和高风险疾病应上报国防部？如果不细致到这个程度，单位领导和军人会缺少具体指导和指标，而这些是评估单位训练，以及健康功能优化和防伤举措的影响所需的。

战役方面的障碍

　　在此水平上，持续执行有效的防伤方案要一以贯之，并整合单位、医疗机构和驻军资源，包括时间、设备、空间、资金和人员。如果防伤计划将各方面内容平衡得很好，则持续执行几乎不需要外部资源。此外，对持续执行当前防伤项目和正在进行的长期结果评估的资源需求，单位领导和分配到旅级外科医疗室的人员或同等级别的医务人员要在整体上保持一致。单位主官和旅外科医生也可寻找专家，完成训练监督、数据收集、数据分析和向"单位状态报告"进行数据通报等工作。某些驻点也可能需要驻军资源，包括健身房空间、设备和人员（营房安全员），最终有助于整合全营区的最佳工作方法，并完成数据收集。单位主官还应定期与部队（如旅外科医生、旅物理治疗师）和当地医疗机构（预防医学主任、物理治疗主任、资源管理主任）的相关专家进行定期防伤方案评估，目标是评估方案结果（如外伤率、外伤类型、健康服务利用情况、体能储备和残疾数据），解决方案依从性方面的问题，为高风险人

群制定战略，并整合整个营区的资源。

最终，单位主官和分配至该单位的医务人员会评估防伤方案的行动需求及其绩效。尽管国防部要求的防伤干预方案和具体可报告指标可用于战略指导，但最终决定各单位健康、福利和战备水平的还是驻地主官和医疗团队。不应过度解读此层级可操作数据的重要性。单位主官和医务人员应集体对其单位的外伤率和防伤干预效能以及身体功能筛查手段进行关键性评估。"武装部队健康监测服务中心"网站（http：//www.afhsc.mil/injuryReports）为不同部队驻地和军种（陆军、海军、海军陆战队和空军）的健康工作人员及领导提供了监测外伤发生趋势、严重外伤的伤因、身体各部位外伤情况的专项指标。

各单位领导一直在外伤风险和军人训练需求之间寻找平衡，以获得所需的身体功能特性，成功完成任务。先前研究显示，根据单位的专项任务和训练水平，外伤率会有所不同[52,53]。主官应确认在标准单位体能测试之外，是否需要纳入本单位特有的身体机能指标。比如"RAW 体能评估"就是个定制的长期结果指标，用于评估陆军某下属单位战士的身体功能和任务完成能力。单位领导和医务人员应仔细考虑是否需要其他指标，如果纳入其他指标，应显示出可靠的心理测量学特性，并用于研究特定群体。

战术方面的障碍

持续执行防伤计划最终需要个人行为改变，并定期对健康行为进行长期评估和修正。在不同运动员中可观察到机能差异，与其类似[54]，军人的身体功能因职业需求和环境相关因素也存在很大差异[19,20,55]。事实上，Hollander 和 Bell 的研究表明，军事职业应该与工作的体能要求相匹配[55]。不幸的是，并不是每种军事工作都有清晰明确的定义，或特定体能规定。有必要对特定军事职业的外伤预测和身体功能进行更多研究，这样可能形成更有效的外伤预测模型、筛选标准和定制的防伤干预措施。

在战术层面持续执行防伤方案也与个体行为的改变密切相关。阻碍个人接受健康促进和疾病管理变革的问题包括内部因素、人际关系和环境因素[56]。内在因素如动机、缺乏时间、缺乏知识、自信心等都可能导致无法改变健康行为，并可能最终影响接受防伤干预措施，如矫正训练法等[56,57]。人际关系也可能转移参与者的注意力，对整合防伤干预的成功做法不再加以关注。最后，环境因素，如设备或空间不足，可能会限制防伤依从性。内部、人际关系、环境问题的潜在解决方案包括在培训和项目完成期间安排更具个性化或个人化的时间、合作伙伴（如来自战友的鼓励），以小程序或短信息互动提醒，或在设备和空间等环境方面，帮助满足满足运输或设备的要求[56-58]。

结　　论

由于肌肉骨骼损伤会影响个人和部队战备状态，对身体功能产生不利影响，美军的肌肉骨骼损伤问题很受关注。在可能的情况下，防伤是国防部所有部门的共同目标。在一个跨越多种职业、地理区域、任务、能力和战备水平的组织中，开发、实施和跟踪外伤预测方案是一项复杂的任务。Glasgow 提出的RE-AIM 模型提供了有效的评估方法来处理包括防伤在内的公共健康项目所面临的障碍。RE-AIM 模型关注五个维度，参与度、理想效力/实际效力、采纳水平、实施和持续执行。RE-AIM 模型为制订和评估防伤计划提供了一个框架。不能正确评估防伤计划及其在实施过程中所面临的障碍，可能导致方案失败，并在工作中丧失宝贵资源。我们已经使用 RE-AIM 模型来检视军队中的防伤工作，重点是各军种在制订此类方案时面临的障碍。此外，我们已经从三个组织层次——战略、战役和战术——的视角研究了各个维度。希望本章内容能提供一个框架和策略，以制订和实施更有效的防伤方案，减轻部队肌肉骨骼损伤所产生的一系列不利影响。

利益冲突说明　作者声明没有利益冲突，也没有任何财务信息披露。

免责声明　本文表达的观点并不反映美国的官方政策，也不反映美国政府、国防部、陆军部、美国陆军外科医生的办公室、美国陆军医疗部、美国陆军医疗指挥中心和学校、军队医学研究和装备司令部的意见。

〔刘　畅　译〕

参考文献

[1]　Koh HK. A 2020 vision for healthy people. N Engl J Med. 2010;362(18):1653-6.

[2]　Fielding J, Kumanyika S. Recommendations for the concepts and form of Healthy People 2020. Am J Prev Med. 2009;37(3):255-7.

[3]　Glasgow RE, Lichtenstein E, Marcus AC. Why don't we see more translation of health promotion research to practice? Rethinking the efficacy-to-effectiveness transition. Am J Public Health. 2003;93(8):1261-7.

[4]　Gaglio B, Shoup JA, Glasgow RE. The RE-AIM framework: a systematic review of use over time. Am J Public Health. 2013;103(6):e38-e46.

[5]　Nindl B, et al. Strategies for optimizing physical readiness and preventing musculoskeletal injury in the 21st Century. US Army Medical Department Journal, 2013: p. 5-13.

[6]　Green LW. From research to "best practices" in other settings and populations. Am J Health Behav. 2001;25(3):165-78.

[7]　Akers JD, Estabrooks PA, Davy BM. Translational research: bridging the gap between longterm weight loss maintenance research and practice. J Am Diet Assoc. 2010;110(10):1511-22, 1522 e1-3.

[8]　Glasgow RE, Vogt TM, Boles SM. Evaluating the public health impact of health promotion interventions: the RE-AIM framework. Am J Public Health. 1999;89(9):1322-7.

[9]　Finch C. A new framework for research leading to sports injury prevention. J Sci Med Sport. 2006;9(1-2):3-9 (discussion 10).

[10]　Littman AJ, et al. Weight change following US military service. Int J Obes (Lond). 2013;37(2):244-53.

[11]　Hoerster KD, et al. Health and health behavior differences: U. S. Military, veteran, and civilian men. Am J Prev Med. 2012;43(5):483-9.

[12]　Yancosek KE, Roy T, Erickson M. Rehabilitation programs for musculoskeletal injuries in military personnel. Curr Opin Rheumatol. 2012;24(2):232-6.

[13]　Ross J, Weill P, Robertson D. Define your operating model: designing a foundation for execution, in Harvard Business Press Chapters. 2006, Harvard Business Review: Harvard. p. 1-24.

[14]　Lisman P, et al. Functional movement screen and aerobic fitness predict injuries in military training. Med Sci Sports Exerc. 2013;45(4):636-43.

[15]　Gribble PA, Hertel J, Plisky P. Using the Star Excursion Balance Test to assess dynamic postural-control deficits and outcomes in lower extremity injury: a literature and systematic review. J Athl Train. 2012;47(3):339-57.

[16]　Plisky PJ, et al. Star excursion balance test as a predictor of lower extremity injury in high school basketball players. J Orthop Sports Phys Ther. 2006;36(12):911-9.

[17]　Kiesel K, Plisky PJ, Voight ML. Can serious injury in professional football be predicted by a preseason functional movement screen? N Am J Sports Phys Ther. 2007;2(3):147-58.

[18]　Teyhen DS, et al., Automation to improve efficiency of field expedient injury prediction screening. J Strength Cond Res. 2012;26(Suppl 2):61-72.

[19]　Hill OT, et al. Risk factors for soft tissue knee injuries in active duty U. S. Army soldiers, 2000—2005. Mil Med. 2013;178(6):676-82.

[20]　Roy TC, et al. Risk factors for musculoskeletal injuries for soldiers deployed to Afghanistan. Aviat Space Environ Med. 2012;83(11):1060-6.

[21] Jenkinson KA, Naughton G, Benson AC. The GLAMA (Girls! Lead! Achieve! Mentor! Activate!) physical activity and peer leadership intervention pilot project: a process evaluation using the RE-AIM framework. BMC Public Health. 2012;12:55.

[22] Abrams DB, et al. Integrating individual and public health perspectives for treatment of tobacco dependence under managed health care: a combined stepped-care and matching model. Ann Behav Med. 1996;18(4):290-304.

[23] Bloom JR, Monterossa S. Hypertension labeling and sense of well-being. Am J Public Health. 1981;71(11):1228-32.

[24] Downs WR, Robertson JF, Harrison LR. Control theory, labeling theory, and the delivery of services for drug abuse to adolescents. Adolescence. 1997;32(125):1-24.

[25] Knapik JJ, et al. A prospective investigation of injury incidence and injury risk factors among Army recruits in military police training. BMC Musculoskelet Disord. 2013;14:32.

[26] dela Cruz GG Knapik JJ Birk MG. Evaluation of mouthguards for the prevention of orofacial injuries during United States Army basic military training. Dent Traumatol. 2008;24(1):86-90.

[27] Knapik JJ, et al. Injury and fitness outcomes during implementation of physical readiness training. Int J Sports Med. 2003;24(5):372-81.

[28] Bahr R, Holme I. Risk factors for sports injuries-a methodological approach. Br J Sports Med. 2003;37(5):384-92.

[29] Edmonds JN, Vinson DC. Three measures of sleep, sleepiness, and sleep deprivation and the risk of injury: a case-control and case-crossover study. J Am Board Fam Med. 2007;20(1):16-22.

[30] Soligard T, et al. Compliance with a comprehensive warm-up programme to prevent injuries in youth football. Br J Sports Med. 2010;44(11):787-93.

[31] Emery CA, Meeuwisse WH. The effectiveness of a neuromuscular prevention strategy to reduce injuries in youth soccer: a cluster-randomised controlled trial. Br J Sports Med. 2010;44(8):555-62.

[32] Ortiz A, et al. Effectiveness of a 6-week injury prevention program on kinematics and kinetic variables in adolescent female soccer players: a pilot study. P R Health Sci J. 2010;29(1):40-8.

[33] Ratzan S, Parker R. Health literacy, in national library of medicine current bibliographies in medicine. In: Seldon C, et al., Editors. National institutes of health, U. S. Washington D. C.: Deaprtment of Health and Human Services; 2000.

[34] Kutner M, et al. The health literacy of America's adults: Results from the 2003 National Assessment of Adult Literacy. NCES 2006—483. National Center for Education Statistics; 2006. p. 1-76.

[35] Padua D, et al. Seven steps for developing and implementing a preventive training program: lessons learned from JUMP-ACL and beyond. Clin Sports Med. 2014;33(4):615-32.

[36] McMillian D. Ranger-Athlete-Warrior: A systematic approach to conditioning. Infantry; 2007;96(3):5-8.

[37] Fox S, Duggan M. Mobile Health 2012: Pew Research Center's Internet and American Life Project. Pew Research Center. 2012;1-29.

[38] Turner-McGrievy GM, et al. Comparison of traditional versus mobile app self-monitoring of physical activity and dietary intake among overweight adults participating in an mHealth weight loss program. J Am Med Inform Assoc. 2013;20(3):513-8.

[39] Pagoto SL, et al., The adoption and spread of a core-strengthening exercise through an online social network. J Phys Act Health. 2014;11(3):648-53.

[40] Newton RL Jr, et al. Efficacy of a pilot Internet-based weight management program (H. E. A. L. T. H.) and longitudinal physical fitness data in Army Reserve soldiers. J Diabetes Sci Technol. 2011;5(5):1255-62.

[41] Stewart T, et al. H. E. A. L. T. H.: efficacy of an internet/population-based behavioral weight management program for the U. S. Army. J Diabetes Sci Technol. 2011;5(1):178-87.

[42] Stewart T, et al. Development of an internet/population-based weight management program for the U. S. Army. J Diabetes Sci Technol. 2008;2(1):116-26.

[43] Hrysomallis C. Injury incidence, risk factors and prevention in Australian rules football. Sports Med. 2013;43(5):

339 - 54.

[44] Gianotti S, Hume PA, Tunstall H. Efficacy of injury prevention related coach education within netball and soccer. J Sci Med Sport. 2010;13(1):32 - 5.

[45] Glasgow RE, et al. Evaluating the impact of health promotion programs: using the RE-AIM framework to form summary measures for decision making involving complex issues. Health Educ Res. 2006;21(5):688 - 94.

[46] Huntington S. The soldier and the State. Cambridge: Harvard University Press;1957.

[47] Buckwalter JA. Articular cartilage injuries. Clin Orthop Relat Res. 2002;402:21 - 37.

[48] Ballas MT, Tytko J, Mannarino F. Commonly missed orthopedic problems. Am Fam Physician. 1998;57(2):267 - 74.

[49] Heckman DS, Gluck GS, Parekh SG. Tendon disorders of the foot and ankle, part 2: achilles tendon disorders. Am J Sports Med. 2009;37(6):1223 - 34.

[50] Heckman DS, Gluck GS, Parekh SG. Tendon disorders of the foot and ankle, part 1: peroneal tendon disorders. Am J Sports Med. 2009;37(3):614 - 25.

[51] Canham-Chervak M, et al. A systematic process to prioritize prevention activities sustaining progress toward the reduction of military injuries. Am J Prev Med. 2010;38(1 Suppl):11 - 8.

[52] Jones BH, Knapik JJ. Physical training and exercise-related injuries. Surveillance, research and injury prevention in military populations. Sports Med. 1999;27(2):111 - 25.

[53] Kotwal RS, et al. Army Ranger casualty, attrition, and surgery rates for airborne operations in Afghanistan and Iraq. Aviat Space Environ Med. 2004;75(10):833 - 40.

[54] Hrysomallis C, McLaughlin P, Goodman C. Balance and injury in elite Australian footballers. Int J Sports Med. 2007;28(10):844 - 7.

[55] Hollander IE, Bell NS. Physically demanding jobs and occupational injury and disability in the U. S. Army. Mil Med. 2010;175(10):705 - 12.

[56] Timmerman GM. Addressing barriers to health promotion in underserved women. Fam Community Health. 2007; 30(1 Suppl):34 - 42.

[57] Ory MG, et al. The science of sustaining health behavior change: the health maintenance consortium. Am J Health Behav. 2010;34(6):647 - 59.

[58] Lattimore D, et al. Understanding the challenges encountered and adaptations made by community organizations in translation of evidence-based behavior change physical activity interventions: a qualitative study. Am J Health Promot. 2010;24(6):427 - 34.

图书在版编目（ＣＩＰ）数据

军事创伤：肌肉骨骼损伤 / （美）肯尼斯·L.卡梅隆（Kenneth L. Cameron），
（美）布雷特·D.欧文斯(Brett D. Owens) 主编；乔林，王克利，李春宝主译. --长沙：
湖南科学技术出版社，2022.11
　　ISBN 978-7-5710-1745-3

　　Ⅰ．①军… Ⅱ．①肯… ②布… ③乔… ④王… ⑤李…Ⅲ．①训练伤－肌肉损伤－
研究②训练伤－骨损伤－研究 Ⅳ．①R873

　　中国版本图书馆 CIP 数据核字(2022)第 159166 号

First published in English under the title
Musculoskeletal Injuries in the Military
Edited by Kenneth L. Cameron and Brett D. Owens
Copyright ©Springer Science+Business Media New York, 2016
This edition has been translated and published under licence from Springer Science+Business Media, LLC, part of Springer Nature.

著作权登记号：18-2022-226

JUNSHI CHUANGSHANG ——JIROU GUGE SUNSHANG

军事创伤——肌肉骨骼损伤

主　　编：[美] 肯尼斯·L.卡梅隆 [美] 布雷特·D.欧文斯
主　　译：乔　林　王克利　李春宝
出 版 人：潘晓山
责任编辑：李　忠　杨　颖
出版发行：湖南科学技术出版社
社　　址：长沙市芙蓉中路一段 416 号泊富国际金融中心
网　　址：http://www.hnstp.com
邮购联系：0731-84375808
印　　刷：长沙市雅高彩印有限公司
　　　　　（印装质量问题请直接与本厂联系）
厂　　址：长沙市开福区中青路 1255 号
邮　　编：410153
版　　次：2022 年 11 月第 1 版
印　　次：2022 年 11 月第 1 次印刷
开　　本：889mm×1194mm　1/16
印　　张：13.25
字　　数：398 千字
书　　号：ISBN 978-7-5710-1745-3
定　　价：228.00 元